Simeon Todorow / Paul Oldenkott

Praktische Hirntraumatologie

Beurteilung und Behandlung
frischer Schädel-, Hirn und HWS-Verletzungen

Unter Mitarbeit von M. Poremba und D. Petersen
3. erweiterte Auflage

Deutscher Ärzte-Verlag
Köln 1992

Professor Dr. med. Simeon Todorow
Chirurgische Klinik des Kreiskrankenhauses
Reutlingen
Steinenbergstraße 31, D-7410 Reutlingen

Professor Dr. med. Paul Oldenkott
Oberstarzt, Leitender Arzt der
Neurochirurgischen Abteilung
Bundeswehrkrankenhaus Ulm,
Akademisches Krankenhaus der Universität,
D-7900 Ulm/Donau

Mitarbeiter

Dr. med. Michael Poremba
Neurologische Klinik
der Eberhard-Karls-Universität
Auf dem Schnarrenberg,
D-7400 Tübingen

Dr. med. Dirk Petersen
Neuroradiologische Abteilung
der Eberhard-Karls-Universität
Auf dem Schnarrenberg,
D-7400 Tübingen

Mit 51 Abbildungen

ISBN 3-7691-1102-8

Die Dosierungsangaben sind Empfehlungen. Sie müssen dem einzelnen Patienten und seinem Zustand angepaßt werden. Die angegebenen Dosierungen wurden sorgfältig überprüft. Da wir jedoch für die Richtigkeit dieser Angaben keine Gewähr übernehmen können, bitten wir Sie dringend, insbesondere bei seltener verordneten Arzneimitteln, die Dosierungsempfehlung des Herstellers zu beachten Die Wiedergabe von Gebrauchsnamen, Handelsnamen, Warenbezeichnungen usw. in diesem Werk berechtigt auch ohne besondere Kennzeichnung nicht zu der Annahme, daß solche Namen im Sinne der Warenzeichen- oder Markenschutz-Gesetzgebung als frei zu betrachten wären und daher von jedermann benutzt werden dürfen. Das Werk ist urheberrechtlich geschützt.. Jede Verwertung in anderen als den gesetzlich zugelassenen Fällen bedarf deshalb der vorherigen schriftlichen Genehmigung des Verlages.

Copyright © by
Deutscher Ärzte-Verlag GmbH,
Köln 1984, 1992

Gesamtherstellung:
Deutscher Ärzte-Verlag GmbH, Köln

Inhaltsverzeichnis

Vorwort zur 3. Auflage 9
Vorwort zur 1. Auflage 10

Einführung — Grundlagen und Richtlinien für die Untersuchung und Beurteilung von Schädel-Hirn-Verletzungen 13

1	**Syndrome der akuten Hirnverletzung**	25
	Akutes (unmittelbares) Initialsyndrom	25
1.1	Leichtes SHT	25
1.2	Mittelschweres und schweres SHT ohne Hirnstammdysfunktion	28
1.3	Hirnstammsyndrome infolge akuter intrakranieller Drucksteigerung und Hirnmassenverschiebung	35
1.3.1	Prodromales oder frühes Zwischenhirnsyndrom	43
1.3.2	Fortgeschrittenes oder spätes Zwischenhirnsyndrom	46
1.3.3	Mittelhirnsyndrom	48
1.3.4	Pontin-medulläres Syndrom	53
1.3.5	Laterales oder unkales Einklemmungssyndrom (Syndrom der lateralen Hirnstammkompression)	56
1.3.6	Apallisches Syndrom	62
1.3.7	Dissoziierter Hirntod	65
2	**Symptome bei Schädel-Hirn-Verletzungen**	75
2.1	Bewußtseinsstörungen	75
2.2	Atemstörungen	83
2.3	Störungen der Motorik	86
2.4	Pupillenstörungen	92
2.5	Störungen der Augenmotorik	100
2.6	Sehstörungen	104
2.7	Otorhinoneurologische Störungen	106
2.8	Vegetative Störungen	109
2.9	Metabolische und hämatologische Störungen	112

3 Konservative Behandlung und Überwachung des Schädel-Hirn-Verletzten ... 115
3.1 Sofortmaßnahmen am Unfallort und während des Transports ... 115
3.2 Sofortmaßnahmen im Krankenhaus ... 118
3.3 Intensivbehandlung ... 119
3.4 Behandlung des Hirnödems und der intrakraniellen Drucksteigerung ... 126
3.5 Überwachung und Behandlung auf der Allgemeinstation ... 130

4 Verletzungsfolgen und operative Behandlung ... 133
4.1 Offene und penetrierende Verletzungen ... 133
4.1.1 Verletzungen der Kopfschwarte ... 134
4.1.2 Schädeldachfrakturen ... 136
4.1.3 Impressionsfrakturen ... 139
4.1.4 Frontobasale und laterobasale Frakturen ... 144
4.1.5 Schußverletzungen ... 148
4.2 Intrakranielle Hämatome ... 151
4.2.1 Extrazerebrale (epidurale und subdurale) Hämatome ... 156
4.2.2 Intrazerebrale und kombinierte Blutungen ... 159
4.3 Operative Behandlung posttraumatischer Hämatome ... 162
4.3.1 Verlegung in die neurochirurgische Klinik ... 162
4.3.2 Der Sonderfall Nottrepanation ... 164
4.3.3 Operationsverfahren und Komplikationen ... 168

5 SHT bei Mehrfachverletzten ... 171
5.1 Organisation und Behandlung ... 172
5.2 Versorgung am Unfallort und Primärtransport ... 172
5.3 Einteilung nach Schweregraden ... 174
5.4 Stufenplan der intensivmedizinischen und operativen Behandlung ... 175

6 Besonderheiten nach SHT bei Kindern, im höheren Lebensalter und bei Alkoholmißbrauch ... 179
6.1 SHT im Kindesalter ... 179
6.2 SHT im höheren Lebensalter ... 185
6.3 SHT und Alkohol ... 192

7 Verletzungen der HWS ... 197
7.1 Zur Einteilung ... 197

7.2	Untersuchung	201
7.3	Behandlung	204
7.3.1	Rückenmarksverletzung	206
7.3.2	HWS-Frakturen und Luxationen	208
7.3.3	Operative Therapie	211
Literaturhinweise		215
Sachverzeichnis		221

Vorwort zur 3. Auflage

Die erfreuliche Aufnahme unseres Buches und die Entwicklung diagnostischer Methoden hat eine Neuauflage erforderlich gemacht. Die vorliegende 3. Auflage wurde überarbeitet und erweitert. Neu aufgenommen wurde auf vielfache Anregung hin das Kapitel „Verletzungen der Halswirbelsäule".

Das Grundkonzept des Buches wurde beibehalten; für Verlauf und Ausgang einer Schädel-Hirn-Verletzung sind unverändert Frühmaßnahmen und Früherkennung von intrakraniellen Hämatomen ausschlaggebend. Keine noch so aggressive therapeutische Maßnahme vermag später die Versäumnisse der ersten Stunden wettzumachen.

Wir danken allen, die uns durch konstruktive Kritik und Anregung für diese Neuauflage unterstützt haben. Herrn Dr. Gelinsky, Chefarzt der Radiologischen Abteilung, Kreiskrankenhaus Reutlingen, verdanken wir die Röntgenaufnahmen der Halswirbelsäulenverletzungen. Herrn Prof. Dr. J. Kilian, Zentrum für Anästhesiologie der Universität Ulm gilt der Dank für seine erneute kritische Durchsicht der die anästhesiologischen Belange betreffenden Abschnitte des Buches. Die Anregungen aus den Reihen unserer Mitarbeiter haben wir dankbar aufgenommen. Gleichermaßen gilt unser Dank wiederum dem Verlag für die gute und reibungslose Zusammenarbeit.

Tübingen/Reutlingen	Ulm/Donau
Juni 1992	Juni 1992
Simeon Todorow	Paul Oldenkott

Vorwort zur 1. Auflage

Kopfverletzte und insbesondere Bewußtlose erfüllen häufig auch erfahrene Ärzte mit Unbehagen. Dabei kommen ihnen Befundbrocken wie „Anisokorie", „lichtstarre Pupille" und „freies Intervall" in den Sinn, und sie sind erleichtert, den Verletzten weiterleiten und dem Verantwortungsbereich anderer übergeben zu können.

Durch die Einführung der Computertomographie und der intrakraniellen Druckmessung ist zwar die neurotraumatologische Diagnostik wesentlich erleichtert und verfeinert worden, unersetzbar bleibt aber nach wie vor der klinische Befund. Zudem sind Apparate nicht überall vorhanden und sofort verfügbar, das klinische Bild jedoch steht jedem zur Verfügung — man muß es richtig erkennen und interpretieren.

Das Buch behandelt fast ausschließlich die Verletzungsfolgen in der Frühphase, d. h. in den ersten Stunden und Tagen nach einem Schädel-Hirn-Trauma. Die diagnostischen, therapeutischen und prognostischen Probleme sind in dieser ersten Phase andere als später. Abweichend von der gewohnten Darstellungsweise haben wir daher der Beschreibung und Bewertung klinischer Symptome und Syndrome besonders breiten Raum gewidmet und die Besonderheiten von Schädel-Hirn-Verletzungen im Zusammenhang mit anderen Faktoren (Polytrauma, Alter, Alkohol) hervorgehoben.

Wir wollten dabei verdeutlichen, daß die Symptomatik nach einem Schädel-Hirn-Trauma nur scheinbar das chaotische Durcheinander eines Zauberwürfels bietet, und wir waren bemüht, praktische Lösungshilfen zu geben. Dabei mußten wir selbst den tieferen Sinn der Worte von *Horaz* erfahren, die *Jennett* und *Teasdale* ihrem hervorragenden Buch „Management of Head Injuries" vorangestellt haben: „Difficile est proprie communia dicere ..."

Weil die Computertomographie heute von allen instrumentellen diagnostischen Zusatzuntersuchungen die wichtigsten Informationen in jeder Phase einer Schädel-Hirn-Verletzung liefert und sie die anderen diagnostischen Verfahren (Echoenzephalographie, Angiographie) verdrängt hat, stützt sich unser Bildmaterial fast ausschließlich auf computertomographische Befunde von Schädel-Hirn-Verletzungen, aus denen die verschiedenen Verletzungsfolgen erkennbar sind.

Der Absicht des Buches entsprechend haben wir darauf verzichtet, Literaturhinweise in den Text aufzunehmen, dafür eine Auswahl weiterführender Arbeiten an den Schluß des Textes gestellt. Es erschien uns sinnvoller, dem Buch ein ausführliches Sachverzeichnis beizugeben, anstatt den Text mit Querverweisen zu belasten.

Unser Dank gilt dem Deutschen Ärzte-Verlag, der durch sein Entgegenkommen die Verwirklichung dieses Buches ermöglicht hat.

Vor allem danken wir unseren Frauen für ihre Geduld, ihr Verständnis und für ihre Unterstützung.

Tübingen/Reutlingen Ulm
im Oktober 1983

Simeon Todorow Paul Oldenkott

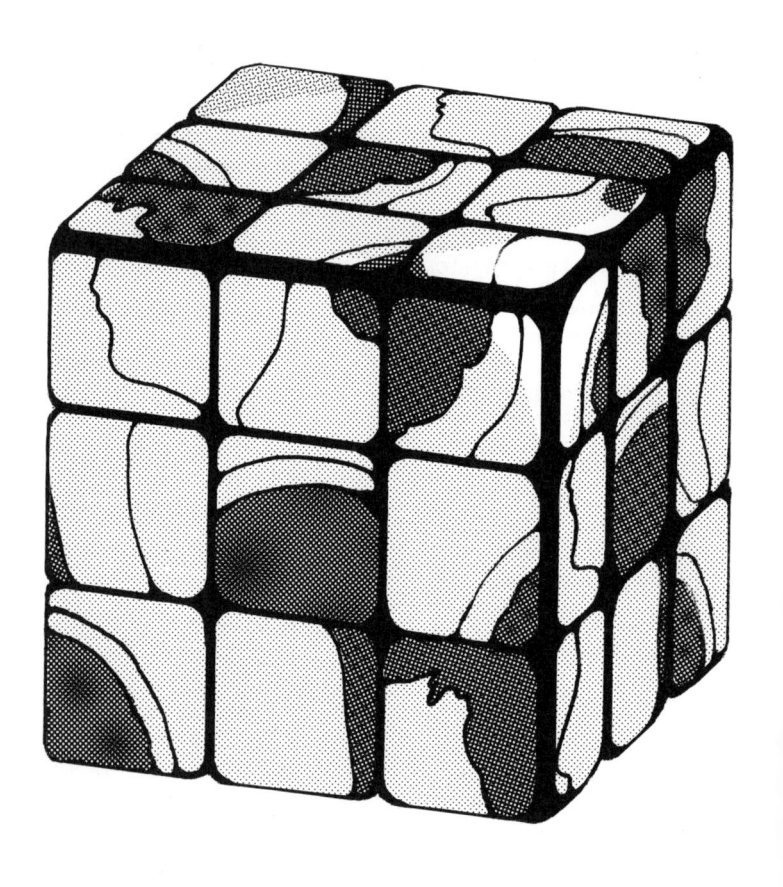

Einführung

Grundlagen und Richtlinien für die Untersuchung und Beurteilung von Schädel-Hirn-Verletzungen*)

Jedes Kopftrauma kann zu lebensbedrohlichen Komplikationen führen. Glücklicherweise sind die Verläufe meist komplikationslos, die Folgen des Traumas klingen rasch ab, und an den Arzt werden keine besonderen Anforderungen gestellt. Nicht selten jedoch sind die zerebralen Funktionen durch das mechanische Trauma schwer und nachhaltig gestört. Oft genug wird man gezwungen, rasch Entscheidungen zu treffen, ja sogar wegen unmittelbarer Lebensbedrohung ohne ausreichende Diagnostik mit der Behandlung zu beginnen. Dadurch kann ein Arzt ohne spezielle neurotraumatologische Kenntnisse in eine schwierige Lage kommen. Durch Beherrschung und Beachtung bestimmter allgemeingültiger Grundlagen und Richtlinien wird die Betreuung der Schädel-Hirn-Verletzten erleichtert.

Verletzungsmechanismus, offene und geschlossene, lokale und diffuse Schädel-Hirn-Verletzung

Die Folgen eines Kopftraumas und ihr klinisches Bild stehen in enger Beziehung zum Verletzungsmechanismus. Es wirkt sich unterschiedlich aus, ob die Verletzung umschrieben durch einen spitzen Gegenstand verursacht wird, ob es sich um eine überwiegend lokale Schädel-Hirn-Verletzung durch eine kleine Masse mit hoher kinetischer Energie (Schußverletzung) handelt oder um ein diffuses Trauma durch stoßartige Übertragung von Bewegungsenergie oder Quetschung des Kopfes.

Verletzungen durch scharfe Gegenstände verursachen vorwiegend umschriebene Läsionen des Kopfes (der Kopfschwarte oder des Schädels) und, bei tieferem Eindringen, der Hirnhäute und des Gehirns. Die Schußverletzungen als perforierende SHV neh-

---

*) Die Begriffe Schädel-Hirn-Verletzung (SHV) oder Schädel-Hirn-Trauma (SHT) werden synonym immer dann gebraucht, wenn eine Hirnbeteiligung bei einer Kopfverletzung vorliegt.

men eine Zwischenstellung ein. Die Projektile von Schußwaffen sind Träger hoher kinetischer Energie. Sie bewirken strukturelle Zerstörungen entlang dem Schußkanal und können zudem beim Durchdringen des Gehirns eine explosionsartige Druckerhöhung innerhalb der geschlossenen Schädelkapsel auslösen. Dadurch entstehen Hirngewebsläsionen über den Schußkanal hinaus und zusätzlich eine diffuse Hirnfunktionsstörung wie bei einem stumpfen Bewegungstrauma.

Ein **diffuses Schädel-Hirn-Trauma** entsteht durch Übertragung von Bewegungsenergie auf den Kopf (Translationstrauma). In Abhängigkeit von Lokalisation und Richtung des Stoßes und der dadurch hervorgerufenen Kopfbeschleunigung werden strukturelle Läsionen an bestimmten Prädilektionsstellen hervorgerufen (Coup- und Contrecoup-Herde; Kontusionen an Frontalhirn-, Temporalhirn- und Okzipitalhirnpolen.) Das Bewegungs- oder Translationstrauma wie auch das Perkussionstrauma (Gewalteinwirkung auf den fixierten Kopf) führen zu einer sofort auftretenden, unterschiedlich lang andauernden Störung mehrerer oder aller zerebraler Funktionssysteme. Es kommt dabei in aller Regel zu einem Bewußtseinsverlust.

Das mechanische Trauma führt zusammen mit einer Verletzung der Hüllstrukturen des Gehirns (Schädel, Weichteildecken) und der unmittelbaren Hirngewebsschädigung zu einem Zusammenbruch physiologischer Mechanismen wie der vasomotorischen Autoregulation und der Blut-Hirn-Schranke, also auch zu einer Störung der Schutzfunktion nach „innen". Im Akutstadium werden die Auswirkungen eines SHT weniger durch die unmittelbaren Hirngewebsläsionen bestimmt als vielmehr von der (potentiell reversiblen) Hemmung der zerebralen Funktionssysteme und von der Störung physiologischer Schutzmechanismen: Die regionale oder globale Veränderung der zerebralen Perfusion und die Störung der Blut-Hirn-Schranke können zum Ödem führen und dadurch zusätzliche funktionelle und strukturelle Ausfälle bewirken.

Die Abgrenzung offener von geschlossenen SHV ist wegen des zusätzlichen Infektionsrisikos erforderlich. Eine **offene Schädel-Hirn-Verletzung** liegt dann vor, wenn infolge einer Duraverletzung eine Verbindung zwischen Liquor- und Luftraum (Außenwelt) entsteht. Der Grenzwall ist die harte Hirnhaut. Die intakte Dura mater gewährleistet Schutz gegenüber Infektionen und verhindert eine bakterielle Kontamination des Liquorraumes und des Gehirns.

Die Schädel-Hirn-Verletzung kann geschlossen oder offen sein in Abhängigkeit davon, ob neben dem diffusen Translationstrauma eine penetrierende Verletzung oder eine Schädelbasisfraktur mit Durazerreißung und Liquoraustritt hinzugekommen ist. Bei penetrierenden Verletzungen mit Eindringen von Fremdkörpern, Knochen, Haaren oder von Haut ist die Gefahr einer Infektion besonders groß.

Bei **geschlossenen (gedeckten) Schädel-Hirn-Verletzungen** besteht keine Verbindung zwischen intraduralem Raum und Außenwelt. Durazerreißungen unter klaffenden oder imprimierten Schädeldachfrakturen gehören bei unverletzter Kopfhaut zu den geschlossenen Schädel-Hirn-Verletzungen.

Die Mehrzahl der Kopfverletzten erleidet ein diffuses, das ganze Hirn betreffendes Trauma. Einer Klassifikation der Schädel-Hirn-Verletzungen in verschiedene **Schweregrade der Hirnfunktionsstörung** kommt deswegen neben der Einteilung in „offen — geschlossen" eine besondere Bedeutung zu.

Die Klassifikation der SHV nach Schweregraden muß viele Anforderungen erfüllen: Sie sollte zu jedem Zeitpunkt die Einschätzung des aktuellen Zustandes des Verletzten und des zu erwartenden Verlaufes ermöglichen; sie sollte einfach sein, um in der Praxis ohne besondere neurologische Vorkenntnisse angewandt werden zu können; die Einteilung der SHV sollte nicht nur diagnostische oder prognostische Schlüsse zulassen, sondern später die Beurteilung der Schwere einer Schädel-Hirn-Verletzung erlauben und geeignet sein, statistischen und wissenschaftlichen Zwecken zu dienen.

Eine Klassifikation des Schädel-Hirn-Traumas nach Schweregraden, die alle Anforderungen gleich gut erfüllt, gibt es nicht. Daraus wird verständlich, warum viele Einteilungen von Schädel-Hirn-Verletzungen bestehen und immer neue Korrekturen bereits vorliegender Klassifikationen vorgenommen werden. Hinsichtlich der Beurteilung und Behandlung diffuser Schädel-Hirn-Verletzungen im Akutstadium haben sich jene Einteilungen nach Schweregraden bewährt, die von der Dauer des Bewußtseinsverlustes und vom Vorliegen oder Fehlen einer Hirnstammfunktionsstörung ausgehen. Nach diesen Kriterien wird von uns folgende Einteilung der SHV in drei Schweregrade bevorzugt:

Leichte SHV	= Kurzdauernde Bewußtlosigkeit und Bewußtseinstrübung bis zu 1 Stunde Dauer mit völliger funktioneller Wiederherstellung
Mittelschwere SHV	= Bewußtlosigkeit und Bewußtseinstrübung bis zu 24 Stunden Dauer
Schwere SHV	= Bewußtlosigkeit über 24 Stunden Dauer *ohne* oder über 6 Stunden Dauer *mit* Zeichen einer Hirnstammdysfunktion.

Diese Klassifikation bezieht sich ausschließlich auf die allgemeinen traumatischen Hirnfunktionsstörungen, nicht aber auf eventuelle fokale Störungen (z. B. Paresen oder epileptische Anfälle), die durch eine begleitende umschriebene Hirnverletzung verursacht werden.

Eine SHV wird außer nach Schweregraden immer nach weiteren Merkmalskategorien klassifiziert: Per definitionem ist es ausgeschlossen, daß eine SHV zugleich offen und geschlossen ist; ein diffuses Hirntrauma wird häufig auch von lokalen Läsionen begleitet.

In dieser Klassifikation werden die unmittelbaren Folgen des Traumas erfaßt, die **primäre Hirnverletzung.** Posttraumatische Komplikationen (traumatisches Hirnödem, intrakranielle Blutungen, Infektionen) können die primäre Hirnschädigung beeinflussen, potenzieren oder überdecken oder von sich aus zu einer **sekundären Hirnschädigung** führen.

Die Unterscheidung zwischen primärer und sekundärer Hirnschädigung ist in der Praxis nicht immer leicht; besonders schwierig ist sie bei Verletzten mit anhaltender Bewußtlosigkeit. Im Hinblick auf die Diagnose und die Behandlung ist es jedoch notwendig, diese Trennung vorzunehmen. Im frischen Stadium ist die Schwere der primären Hirnverletzung für die Überlebenschancen eines Verletzten ausschlaggebend. Therapeutische Maßnahmen können die direkt durch die traumatische Einwirkung verursachten strukturellen Hirnläsionen nicht beeinflussen. Daher ist es das Ziel ärztlichen Handelns, durch geeignete Maßnahmen die Voraussetzungen zu schaffen, daß die Folgen der initial verursachten Hirnschädigung überlebt, die spontane Erholung gewährleistet und die Entwicklung sekundärer Läsionen des Gehirns verhindert werden.

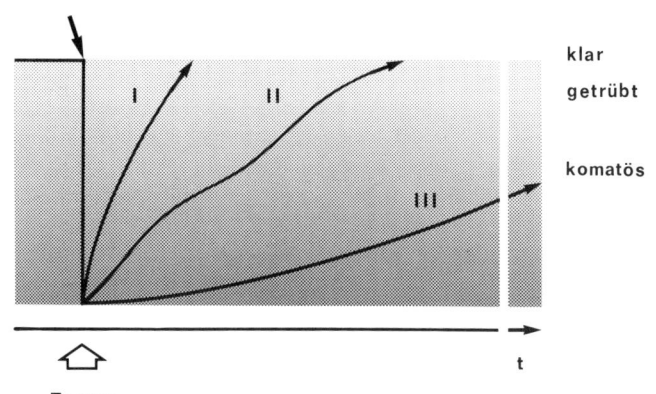

Abb. 1:
a) **Typische Verläufe unkomplizierter SHT, dargestellt am führenden Symptom „Bewußtseinstrübung".**
I. leichtes SHT: Rasche und vollständige Wiederkehr des Bewußtseins
II. mittelschweres SHT: Verzögerte Wiederkehr des Bewußtseins
III. schweres SHT: Langanhaltende Störung des Bewußtseins mit Besserungstendenz.

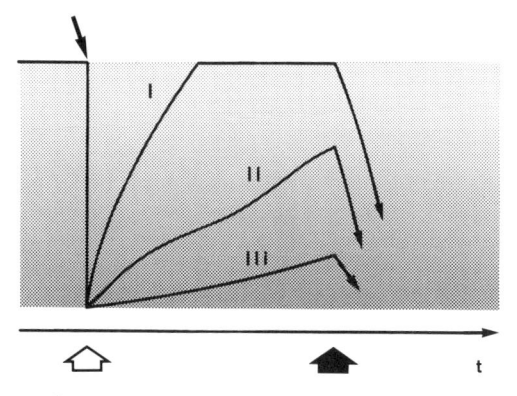

b) **Typische Verläufe von SHT unterschiedlicher Schweregrade (I–III), die durch raumfordernde Hämatome kompliziert werden.**
Der schwarze Pfeil auf der Zeitachse markiert den Beginn der sekundären klinischen Verschlechterung nach dem sog. freien Intervall.

Eine Schädel-Hirn-Verletzung nimmt einen **charakteristischen Verlauf**. Dabei sind die Hirnfunktionsstörungen unmittelbar nach dem Trauma und in der darauffolgenden Zeit am schwersten ausgeprägt. Mit zunehmendem zeitlichen Abstand zum Verletzungsereignis tritt eine Erholung der geschädigten Hirnstrukturen mit allmählicher Rückkehr ihrer Funktionstüchtigkeit ein. Der Zeitraum, in dem die Wiederherstellung erfolgt, spiegelt die Schwere des Traumas wider. Die **Abweichung** von der kontinuierlichen funktionellen Besserung in Form einer Stagnation oder einer Zunahme der pathologischen Symptomatik gibt als wichtigstes Indiz eine klinische Handhabe, um sekundäre traumatische Komplikationen zu erkennen und diese von primären Verletzungsfolgen zu unterscheiden.

> Die unmittelbaren primären Traumafolgen sind kausal nicht behandelbar. Die sekundären Traumafolgen (Hämatome, Hirnödem) dagegen können und müssen behandelt werden.

Untersuchung und Beurteilung

Die Erstuntersuchung eines Verletzten muß zweckmäßig, systematisch und rasch erfolgen. Die Sicherstellung von **Atmung und Kreislauf** sowie die Erkennung akut lebensbedrohlicher Zustände hat zu diesem Zeitpunkt absolute Priorität (Reanimationsphase). Die Untersuchung wird erst fortgesetzt, wenn die Behandlung vitaler Funktionsstörungen eingeleitet ist.

Die **Bewußtseinslage** des Patienten wird durch Ansprechen, Anrufen oder durch Setzen symmetrischer Schmerzreize festgestellt: Der Patient ist bewußtseinsklar, ansprechbar, anrufbar, durch Schmerzreize erweckbar (bewußtseinsgetrübt) oder bewußtlos.

Die Prüfung der **Motorik** erfaßt beim Bewußtseinsgetrübten die Art der spontanen, auf Aufforderung (verbale Reize) ausgeführten oder durch Schmerzreize provozierten Bewegungen. Schmerzreize müssen am Gesicht, auf der linken und der rechten Körperseite (Arme und Beine!) gesetzt werden; dadurch werden die Tiefe der Bewußtseinsstörung erfaßt und zugleich etwaige Paresen (z. B. zerebrale, spinale und/oder periphere Lähmungen) erkannt.

Das Babinski-Zeichen kann fehlen, einseitig oder doppelseitig auslösbar sein oder spontan auftreten.

Die **Pupillengröße und Pupillenreaktion** sowie die Stellung der **Bulbi** werden registriert. Bei Bewußtlosen wird der **Kornealreflex** (beidseits!) geprüft.

Diese Untersuchung erfordert 2—4 Minuten.

Da gleichzeitig Verletzungen des Thorax, des Abdomens und der Extremitäten vorliegen können, ist jeder Kopfverletzte zunächst als mehrfachverletzt anzusehen.

Bei Inspektion und Palpation des entkleideten Verletzten ist auf die Lokalisation von Schürfwunden und Prellmarken zu achten (Milz-/Leberruptur!). Verletzungsspuren am Kopf geben Hinweise auf die Art und Schwere des erlittenen Traumas (Monokel-/Brillenhämatome, Austritt von Blut, Liquor und/oder Hirndetritus aus Kopfschwartenwunden, Nase und Ohren; Blutungen aus dem Mund).

Möglichst lückenlose **anamnestische Angaben** über den Zustand des Verletzten seit dem Unfall sind erforderlich, um zwischen **primär vorhandenen** und **sekundär aufgetretenen Symptomen** unterscheiden zu können. Notarzt, Sanitäter und Angehörige sind gezielt nach Bewußtseinslage, Pupillenweite und -reaktion, den motorischen Reaktionen und nach den Atmungs- und Kreislaufparametern des Verletzten zu befragen.

Nach der klinischen Untersuchung und nach Einleitung dringlicher therapeutischer Maßnahmen sollten bei Schädel-Hirn-Verletzten folgende **Röntgen- und Laboruntersuchungen** vorgenommen werden:

Labor: Hb, Hk, Blutzucker und Blutgruppe, ggf. Elektrolyte, Blutgasanalyse, Quick, Thrombozyten.

Röntgen: Thorax, Schädel in 3 Ebenen (a. p., seitlich und halbaxial), HWS (seitlich), ggf. übrige Wirbelsäule, Becken und Extremitäten.

Bei Bewußtlosen können frühzeitig weitere Untersuchungen notwendig werden: Computertomographie, Sonographie (Peritoneal-Lavage), Harnblasenkatheter (Blut? Ausscheidung?). Die Reihenfolge der erforderlichen Zusatzuntersuchungen ergibt sich aus dem Untersuchungsbefund und den apparativen Möglichkeiten.

Die Computertomographie (CT) erfaßt am sichersten Art und Ausmaß der traumatischen Hirnschädigung, ihrer Komplikationen und Folgen.

Die **Indikation zur frühen CT-Untersuchung**, d. h. innerhalb der ersten Stunden nach der Verletzung, liegt dann vor, wenn
— der Verletzte nachträglich eine Verschlechterung des Bewußtseins oder/und des neurologischen Befundes erfährt;
— der bewußtlose oder bewußtseinsgetrübte Verletzte klinisch keine Besserungstendenz zeigt;
— der Zustand des Verletzten klinisch nicht sicher beurteilt werden kann (vorausgegangene starke Sedierung, vor und während Barbiturattherapie oder Hyperventilation mit Relaxation; vorgesehene längerdauernde Narkose zur Versorgung anderer Verletzungen). Bei diesem Patienten können auch frühzeitige Kontrollen innerhalb weniger Stunden erforderlich sein.

Die Indikation zur CT-Wiederholung innerhalb von 6 bis 24 Stunden nach dem ersten CT ist gegeben

— bei Verletzten, bei denen im ersten CT ein pathologischer Befund ohne Operationsindikation vorgelegen hatte (Kontusionseinblutungen, schmale extrazerebrale Blutansammlungen, Pfannkuchenhämatom, intrakranielle Lufteinschlüsse, traumatisches diffuses Hirnödem);
— bei Verletzten mit mittelschwerem oder schwerem SHT, die klinisch noch keine Besserung zeigen, auch wenn die erste CT-Untersuchung unauffällig war (Kontusionsherde und traumatisches diffuses Hirnödem benötigen Zeit, um sich zu entwickeln und kommen oft erst dann in voller Ausprägung im CT zur Darstellung);
— bei Verletzten mit erfolgter operativer Ausräumung einer raumfordernden intrakraniellen Blutung.

Bei **Verdacht auf eine intrakranielle raumfordernde Blutung** hat eine computertomographische Untersuchung, auch eine Wiederholungsuntersuchung, **sofort** zu erfolgen.

Kommt es zu einer sehr raschen Verschlechterung und droht die Gefahr einer Hirnstammeinklemmung, so darf die Überweisung zum CT nur dorthin erfolgen, wo auch eine neurotraumatologische Versorgung möglich ist, falls überhaupt noch Zeit für einen Transport bleibt.

Bedeutung der Kernspintomographie

Die **Kernspintomographie** ist für die Akutdiagnostik des SHT nur bedingt geeignet. Grund dafür sind nicht nur längere Untersuchungszeiten und erschwerte Patientenüberwachung, sondern vor allem die schlechte Darstellbarkeit von sehr frischen Blutungen.

Während die kernspintomographische Diagnostik von Blutungen*) in den ersten Tagen nach dem Trauma schwierig und wenig zuverlässig ist, besteht gegenüber der CT eine deutliche Überlegenheit in der postakuten Phase, da sich auch kleine Kontusionsherde, flache oder im CT isodense Hämatome kontrastreich abbilden lassen. Die freie Wahl zwischen sagittaler, axialer und coronarer Schichtführung ist hilfreich, um die Lagebeziehungen in der mittleren und hinteren Schädelgrube, am Tentorium und kraniozervikalen Übergang zu verdeutlichen.

Wenn die Kernspintomographie in der postakuten Phase auch die besseren Bilder von kleineren Läsionen liefert, so ergeben sich insgesamt doch kaum Zusatzinformationen gegenüber dem CT, die sich auf operative Indikationen auswirken.

---

*) Während die Dichte („Helligkeit") eines Hämatoms im CT vor allem von der Proteinkonzentration abhängt, die bereits unmittelbar nach erfolgter Blutung erhöht ist, sind für die kontrastreiche Darstellung von Blut in der Kernspintomographie verschiedene Abbauprodukte des Hämoglobins verantwortlich, die sich erst später bilden: T1-gewichtete Bilder zeigen frühestens nach einigen Tagen eine Signalanhebung (gelöstes Methämoglobin), die dann allerdings sehr kräftig ist und einige Wochen bestehenbleiben kann. Auf T2-gewichteten Bildern kommt es dagegen nach etwa 24 h zu einer Signalminderung (Desoxyhämoglobin), die nach Lyse des Hämatoms mit Zunahme des Wassergehalts 4−8 Tage später in eine Signalanhebung übergeht. Mit fortschreitender Resorption über Wochen und Monate wird im Randbereich des Hämatoms Hämosiderin abgelagert, das zu einem deutlichen schwarzen Randsaum führt, der auf T2-gewichteten Bildern auch noch nach einem Jahr erkennbar bleiben kann (Abb. 2).

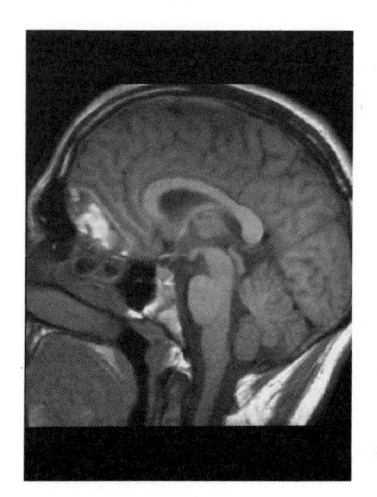

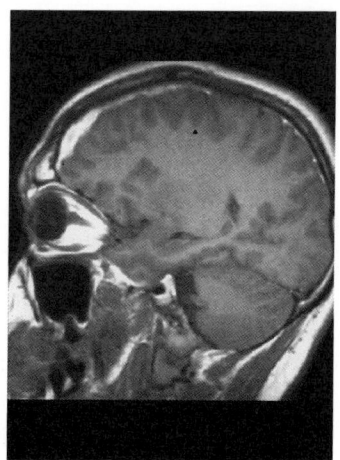

Abb. 2: **Rindenkontusion.** 16 J. Klinisch Kopfschmerzen, wechselnde leichte Bewußtseinstrübung. T1-gewichtete KST 2 Wochen nach leichtem SHT: Hämorrhagische Anteile der frontobasalen Kontusion hell, ebenso ein begleitendes, kleines subdurales Hämatom subkalottär.

Für Verletzungen der HWS dagegen kann die Kernspintomographie auch in der Akutphase nützlich sein, sofern die Untersuchung dem Patienten zumutbar ist; Knöcherne Fehlstellungen, Verlagerungen des Rückenmarks, traumatische Bandscheibenvorfälle und auch intramedulläre Verletzungsfolgen lassen sich vor allem durch die sagittale und coronare Schichtanordnung übersichtlich darstellen. Eine höhere Auflösung für kleinere Knochenverletzungen ist allerdings weiterhin durch konventionelle oder Computertomographie gegeben.

Die **Sonographie** hat das Spektrum der in der Notfallmedizin erforderlichen Sofortdiagnostik nützlich erweitert.

Die **kontinuierliche Hirndruckmessung** mit implantierten intrakraniellen Drucksonden ist indiziert bei Patienten mit schwerem SHT (anhaltendes Koma). Der diagnostische und therapeutische Gewinn durch eine kontinuierliche Messung des intrakraniellen

Drucks kann aber nur dann genutzt werden, wenn man spezielle Erfahrung in ihrer Handhabung und Interpretation besitzt.

Die **Untersuchung und die Beurteilung** eines Verletzten werden erleichtert, wenn nach bestimmten **methodischen Grundsätzen** vorgegangen wird:
— Zuerst vitale vegetative Funktionen beachten und vorhandene Störungen sofort beheben.
— Aus dem komplexen Bild zerebraler Funktionsstörungen diejenigen herausfinden, die auf eine Hirnstammdysfunktion hinweisen und sie dem entsprechenden Hirnstammniveau zuordnen.
— Die klinische Symptomatik immer in ihrer zeitlichen Abfolge ordnen, d. h. in Symptome, die primär vorhanden waren, und in Symptome, die nachträglich hinzugekommen sind.
— Den klinischen Verlauf nach einem Schädel-Hirntrauma stets unter dem Aspekt der möglichen Entwicklung einer raumfordernden intrakraniellen Komplikation bewerten.
— **Wiederholt untersuchen!** Nur aus der Verlaufsdynamik nach einem SHT kann die Entstehung einer intrakraniellen Komplikation rechtzeitig erkannt werden.

Der Befund einer einmaligen klinischen Untersuchung des Verletzten gibt vor allem über das Ausmaß der aktuellen zerebralen Funktionsstörung Auskunft. Ohne Berücksichtigung des klinischen Verlaufs nützt dieser Befund für die Einschätzung der Prognose wenig, für die Erkennung posttraumatischer Komplikationen in der Regel nichts.

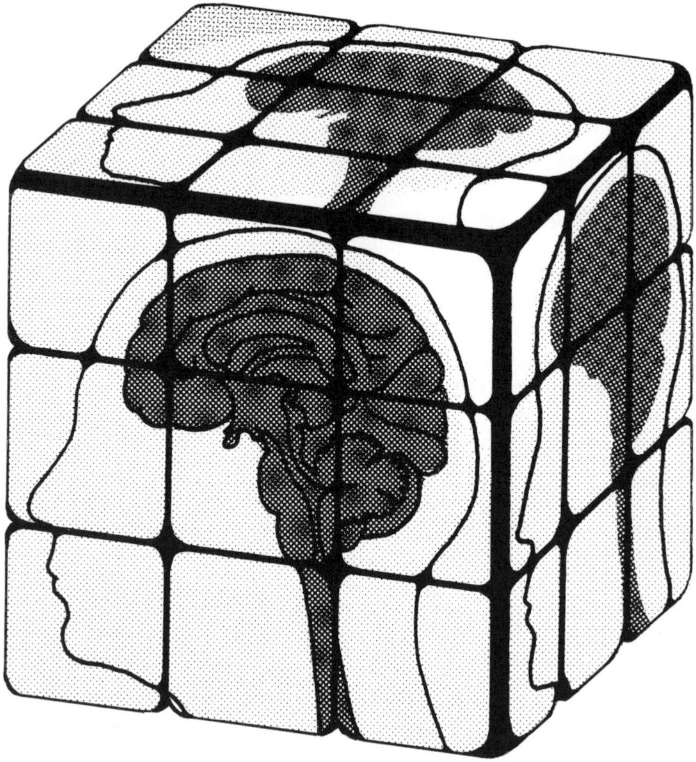

1 Syndrome der akuten Hirnverletzung

Akutes (unmittelbares) Initialsyndrom

Durch die Einwirkung der kinetischen Energie bei einem Beschleunigungstrauma tritt eine sofortige Funktionshemmung (Paralyse) der zerebralen Strukturen ein; es kommt zu einem prompten Verlust des Bewußtseins. **Das Koma unmittelbar nach dem Trauma ist tief.** Die Bulbi sind unbeweglich, die Pupillen erweitert und reaktionslos, spontane und provozierte Bewegungen fehlen, die Muskulatur ist schlaff, und die Reflexe sind nicht auslösbar.

Alle vitalen Funktionen sind unmittelbar nach dem Trauma reduziert.

Der Puls ist langsam, weich, unregelmäßig. Der Blutdruck ist niedrig. Die Atmung ist schnappend und ungleichmäßig mit verminderter Frequenz. Die Haut ist blaß, kühl und häufig feucht.

Die initiale neurale Paralyse nach einem SHT hält in der Regel nur wenige Sekunden bis Minuten an. Die **Komatiefe** unmittelbar nach dem SHT ist kein Maßstab für die Schwere der traumatischen Hirnschädigung. Entscheidend sind hierfür allein die Dauer der Bewußtlosigkeit und die später feststellbare Hirnstammdysfunktion. Hält die beschriebene Symptomatik längere Zeit, d. h. mehrere Minuten oder Stunden an, so liegt eine primäre Hirnstammschädigung vor.

Mit der Verbesserung des Rettungswesens durch Notarztwagen und Hubschrauber kann der Arzt noch am Unfallort mit einem reversiblen Initialsyndrom konfrontiert werden. Man darf sich in diesem Frühstadium vom Zustand des Verletzten nicht verleiten lassen, in jedem Fall eine schwere Schädel-Hirnverletzung zu unterstellen.

1.1 Leichtes SHT

Als leichtes SHT wird eine SHV mit initialer Bewußtlosigkeit bis zu 1 Stunde Dauer bezeichnet. Die Wiederherstellung ist in der Regel vollständig. Die Definition deckt sich weitgehend mit dem klassischen Begriff der Commotio cerebri (Gehirnerschütterung).

Nach experimentellen und bildgebenden Untersuchungen ist bekannt, daß in manchen Fällen auch ein leichtes SHT (eine Commotio cerebri) mit organischen Schäden des Gehirns (Axon-Schäden) verbunden sein kann.

Das leichte SHT ist meist Folge eines direkten Kopftraumas, kann aber auch durch indirekten, auf den Kopf übertragenen Stoß, z. B. beim Sturz auf das Gesäß, verursacht werden. Zum klinischen Bild der Commotio cerebri gehören ein kurzer Bewußtseinsverlust und/oder eine Amnesie sowie vegetative Regulationsstörungen.

> Die Bewußtlosigkeit dauert gewöhnlich Sekunden oder Minuten, selten länger als eine Viertelstunde. Bei einem verifizierbaren Bewußtseinsverlust von mehr als einer Stunde darf nicht mehr von einem leichten SHT gesprochen werden, auch wenn eine vollständige Wiederherstellung erfolgt.*)

Die eigenen Angaben des Verletzten über die Dauer des Bewußtseinsverlustes sollten nur mit Zurückhaltung bewertet werden. Die obligatorische **Erinnerungslücke** für die Zeit nach dem Trauma umfaßt einen längeren Zeitraum als die Periode des Bewußtseinsverlustes bzw. der Bewußtseinstrübung, weshalb der Patient die gesamte Zeit der Amnesie als Bewußtlosigkeit angeben kann.

Die Erinnerungslücke für die Zeit vor dem Unfall — die **retrograde Amnesie** — ist gewöhnlich sehr kurz und schließt häufig nur einige Sekunden vor dem Unfall und das Unfallgeschehen selbst ein. Es muß beachtet werden, daß die amnestische Lücke, d. h. die retrograde und die **anterograde Amnesie** (für die Zeit nach dem Unfall) zunächst einen längeren Zeitraum überschattet. Durch eine partielle Rückkehr des Erinnerungsvermögens im weiteren Verlauf ist die definitive traumatische Amnesie jedoch kürzer; man spricht von einer Schrumpfung der traumatischen Amnesie. Im angelsächsischen Schrifttum wird die Dauer der anterograden Amnesie häufig als ein verläßlicher Maßstab für die Schwere der traumatischen Hirnschädigung herangezogen.

> Vegetative Regulationsstörungen treten bei jedem leichten SHT auf.

---

*) Die Zeitmarken für die maximale Dauer des Bewußtseinsverlustes werden von verschiedenen Autoren unterschiedlich gelegt — bis maximal ¼ oder ½ oder 1 Stunde.

Leichtes SHT

In der Regel ist der Patient während der ersten Stunden nach dem Trauma matt, abgeschlagen, apathisch und schlafbedürftig. Blutdruck und Puls sind häufig labil, es besteht eine **instabile hypotone Kreislauflage** mit **leichter Tachykardie**. Während des Schlafes in der ersten Nacht kann die Pulsfrequenz jedoch auch erheblich vermindert sein (bis zu 40 oder 50/min!).

Die Bradykardie allein, ohne sonstige Zeichen einer Steigerung des intrakraniellen Druckes, insbesondere ohne Bewußtseinstrübung, ist kein Grund zur Beunruhigung.

Manche Beschwerden einer Commotio cerebri treten erst im weiteren posttraumatischen Verlauf in Erscheinung. So kommt es oft erst nach Stunden zu Übelkeit und Erbrechen. Diese wie auch **orthostatische Beschwerden**, Benommenheit und **Kopfschmerzen** sind keine obligaten Symptome der Gehirnerschütterung; Temperaturschwankungen sowie subfebrile Temperatur, Hitze- oder Kältegefühl sind ebenfalls fakultative Erscheinungen.

Flüchtige neurologische Symptome wie Lagerungsnystagmus, Muskelhypotonie, Eigenreflexdifferenzen, Wechsel der Pupillenweite, Verschwommen- oder Doppeltsehen als Ausdruck einer Fusionsschwäche treten einzeln oder in Kombination nicht selten auf.

Die Rückbildung der Störungen und die Wiederherstellung erfolgen nach einem leichten SHT gewöhnlich innerhalb von drei Tagen.

Protrahierte Verläufe sind dennoch nicht ungewöhnlich. EEG-Untersuchungen in den ersten Stunden nach dem SHT haben zwar kaum diagnostische Bedeutung, können aber als Ausgangsbefunde für Längsschnittuntersuchungen wichtig sein. EEG-Veränderungen wie beispielsweise eine Verlangsamung der Grundaktivität bilden sich bei einem leichten SHT nach 24 bis 48 Stunden zurück.

Die **stationäre Beobachtung** für mindestens 24 Stunden sollte nach jedem SHT, auch mit sehr kurzem, nur sekundenlangem Bewußtseinsverlust angestrebt werden. Bei einer Schädelfraktur sollte eine 3tägige stationäre Beobachtung erfolgen, da die Wahrscheinlichkeit eines epiduralen Hämatoms bei Vorliegen einer Schädelfraktur um ein Vielfaches größer ist als bei einem SHT ohne knöcherne Verletzung.

Syndrome

1.2 Mittelschweres und schweres SHT ohne Hirnstammdysfunktion

Jedes mittelschwere oder schwere SHT beruht auf einer substantiellen Hirnläsion. Die klinische Symptomatik, der posttraumatische Verlauf und der Ausgang hängen weitgehend davon ab, wo

Abb. 3: **Schweres SHT mit primärer Hirnstammbeteiligung.** 18 J. CT 3 Stunden (a) und 2 Tage (b) nach schwerem SHT mit primärer Bewußtlosigkeit. Lichtstarre Pupille links, Babinski bds. positiv. Keine Schädelfraktur.

a) globale Hirnschwellung, enge basale Zisternen, multiple hämorrhagische Herde in Rinde, Marklager und Hirnstamm. Galeahämatom.

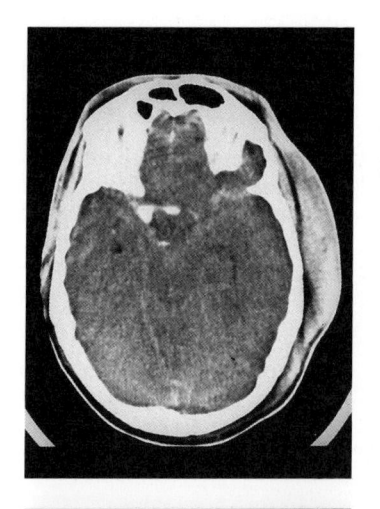

b) Bei Kontrolle nach 2 Tagen klinisch unverändert, Beatmung. Leichte Größenzunahme der Einblutungen und Demarkierung mit beginnendem perifokalem Ödemsaum. Noch keine Entfaltung der Liquorräume. Beachte die primäre pontomesenzephale Läsion (→).

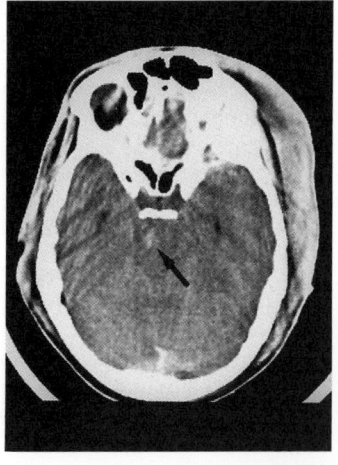

die strukturelle Hirnläsion liegt — in den Großhirnhemisphären, in den Stammganglien oder/und im Hirnstamm. In Abhängigkeit davon entstehen klinisch gut unterscheidbare posttraumatische Zustandsbilder und Krankheitsverläufe, die als verschiedene Syndrome erfaßbar sind.

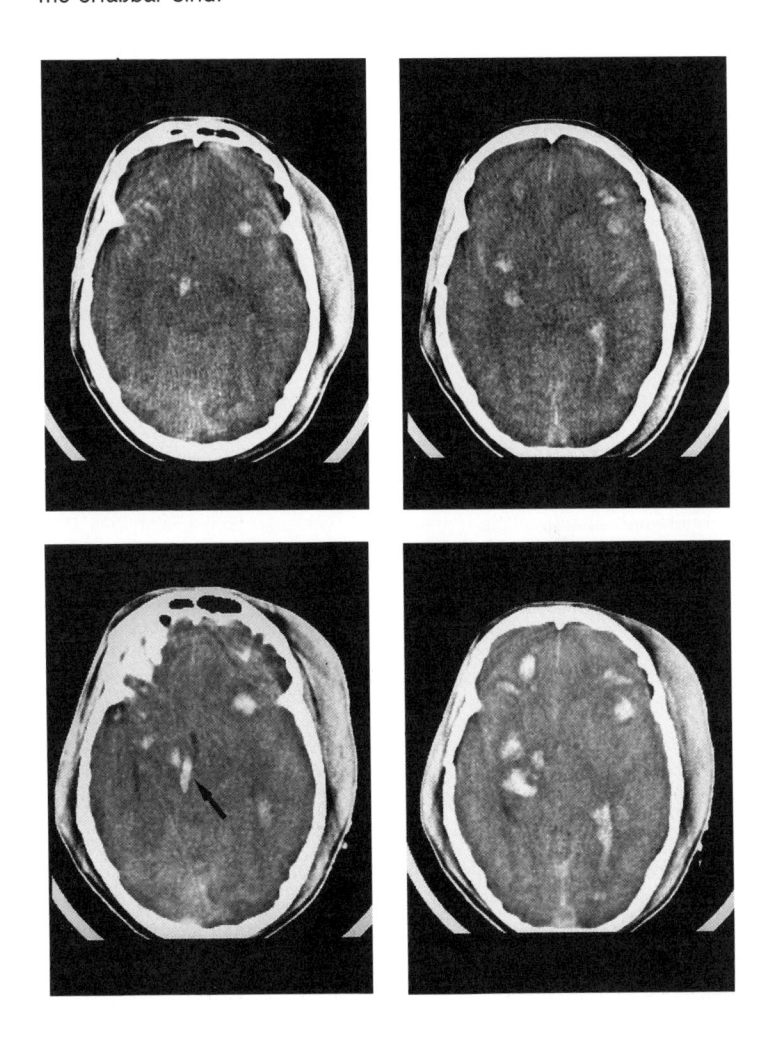

30 Syndrome

Abb. 4: **Traumatische Stammganglienblutung.** 8 J., CT 3 Stunden, 4 Tage und 21 Tage nach SHT mit primärer und anhaltender Bewußtlosigkeit, Strecksynergismen, Mydriasis rechts.
a) 3 Stunden: Kleine Thalamusblutung rechts.
b) 4. Tag: Erweiterung der Liquorräume. Läsionsherd größer, Nachweis eines weiteren, rein hypodensen Herdes in der linken inneren Kapsel (→).
c) 21. Tag: Die Blutung ist resorbiert, die Liquorräume sind erweitert.

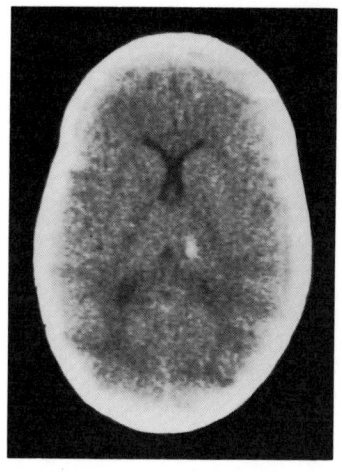

a)

Die klassische Definition der Hirnkontusion als einer akut erfolgten, umschriebenen oder multiplen, anatomisch verifizierbaren Läsion des Gehirns umfaßt so viele verschiedene posttraumatische Zustandsbilder, daß diese Definition allein im klinischen Alltag wenig Hilfe leistet. Dies hat in den letzten Jahrzehnten Anlaß zu verschiedenen Klassifikationen des SHT nach klinischen Gesichtspunkten und nach Verlaufskriterien gegeben. Will man den klassischen Begriff Contusio cerebri beibehalten, so paßt seine Verwendung am besten zu dem Syndrom des mittelschweren oder schweren SHT ohne Hirnstammläsion.

An dieser Stelle werden jene klinischen Syndrome nach einer mittelschweren oder schweren SHV behandelt, die über das klinische Bild eines leichten SHT (Commotio cerebri) hinausgehen, aber Zeichen einer Hirnstammläsion vermissen lassen.

Die **Bewußtlosigkeit** kann — in Abhängigkeit von der Schwere des mechanischen Traumas — Stunden oder Tage dauern, die begleitende neurologische Symptomatik sowie die zentral bedingten Störungen der vegetativen Funktionen können vielgestaltig und wechselnd sein.

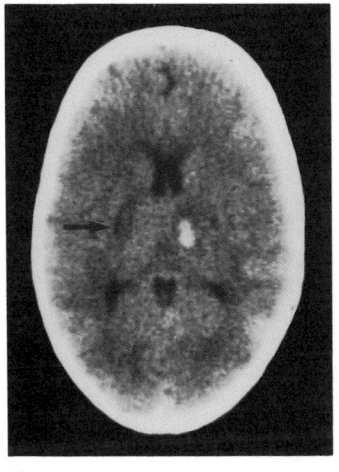

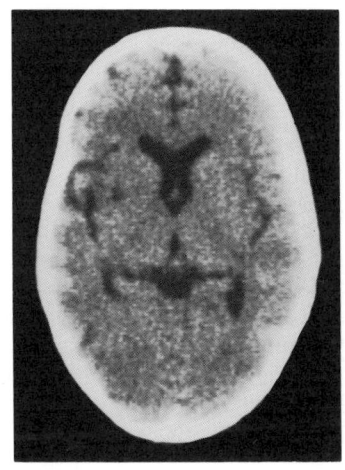

Mittelschweres und schweres SHT

b) c)

> Wegen der längeren Dauer der Bewußtlosigkeit bzw. Bewußtseinstrübung kann der Verletzte unbemerkt, d. h. ohne freies Intervall, von der initialen Bewußtlosigkeit in eine „sekundäre" Bewußtseinsstörung infolge intrakranieller Komplikationen (Hämatom, Ödem) hineingleiten.

Aus dem initialen posttraumatischen Koma kehrt das Bewußtsein langsam zurück, wobei der Patient zunächst kürzere oder längere Perioden der verschiedenen tiefen Bewußtseinstrübung durchmacht.

Während der Wiederkehr des Bewußtseins gehen viele Verletzte durch ein Stadium der Verwirrung, der Desorientiertheit, Angst und Unruhe, welche die Pflege sehr erschweren und die sonst unerwünschte Anwendung von stärker sedierenden Medikamenten erforderlich machen können. In diesem Stadium sollten möglichst keine Medikamente mit stark bewußtseinsbeeinträchtigender Wirkung (z. B. Narkotika oder Diazepampräparate in höheren Dosen) verwandt werden, sondern, wenn überhaupt notwendig, solche mit analgetisch-neuroleptischer Wirkung (z.B. Haldol®, Lytischer Cocktail aus Dolantin®, Atosil® und Hydergin®).

Nach Erlangen des Bewußtseins befindet sich der Schädel-Hirnverletzte in einem Zustand der global verminderten zerebralen Leistungsfähigkeit, einem sog. **Durchgangssyndrom,** dessen Dauer und Ausprägung gewöhnlich mit der Dauer der Bewußtlosigkeit korreliert. Im Vordergrund stehen starke psychomotorische Verlangsamung, Antriebsschwäche, Affektabflachung bis zu Indolenz und Merkfähigkeits- und Gedächtsnisstörungen, die die zeitliche und örtliche Orientierung stark beeinträchtigen können. Die Zeit der Bewußtlosigkeit und Bewußtseinstrübung sowie lange Perioden des Durchgangssyndroms werden von der posttraumatischen Amnesie erfaßt.

Bei einem mittelschweren und schweren SHT ohne Beteiligung des Hirnstammes treten keine wesentlichen Beeinträchtigungen der vitalen vegetativen Funktionen auf. Bei einzelnen Störungen der vitalen Funktionen, z.B. Hyperpyrexie, Atemstörungen oder Blutdruckabfall, muß man daher zunächst nach extrazerebralen Ursachen (Infektionen, pulmonale Komplikationen, Schock) fahnden.

Im Falle einer primären oder sekundären Hirnstammschädigung kommt es dagegen immer zu einem Komplex von neurologischen und vegetativen Störungen, der für den betroffenen Hirnstammabschnitt charakteristisch ist.

Der Blutdruck ist bei einer unkomplizierten Hirnkontusion normal oder leicht erhöht; eine Pulsbeschleunigung ohne oder mit geringer Blutdruckänderung kann während der ersten 24 Stunden nach einem schweren SHT auftreten. Die Temperatur ist in den ersten Tagen auf ca. 38° C erhöht. Fieber über mehr als drei Tage ist gewöhnlich die Folge von Blutbeimischungen im Liquor. Die Atmung bleibt regelmäßig, jedoch sind in manchen Fällen Atemstörungen vom Cheyne-Stokes-Typ zu beobachten.

Für die Beurteilung des neurologischen Befundes bewußtloser Verletzter im Akutstadium nach SHT, vor allem auch für die Verlaufsbeurteilung, hat eine beschränkte Gruppe von Funktionen besondere Bedeutung: dies sind die **Motorik,** die **Augenmotilität**

Mittelschweres und schweres SHT 33

und die **Pupilleninnervation.** (Die Störungen dieser Funktionen und deren klinische Bedeutung werden ausführlich in den folgenden Abschnitten behandelt.)

> Die Pupillen bleiben bei einem SHT ohne Hirnstammdysfunktion seitengleich, mittelweit, mit prompter Lichtreaktion.

Bei flacher Bewußtseinsstörung liegen die Augen gewöhnlich gerade gerichtet oder in leichter Divergenzstellung und vollziehen häufig synchrone Pendelbewegungen von der einen zur anderen Seite (sog. „schwimmende Bulbi"). Bei Schmerzreizen hört das „Augenschwimmen" auf, und die Divergenz der Bulbi kann verschwinden, so als ob der Patient seinen Blick auf etwas richten wolle; die Blickrichtung bleibt jedoch starr geradeaus. Die Reaktion auf abrupte Kopfdrehung (Puppenkopfphänomen) ist lebhaft ausgeprägt. Kornealreflex, Würge- und Hustenreflex sind vorhanden.

Nach der kurzdauernden Hypotonie des unmittelbaren Initialstadiums kehren der Muskeltonus und die Reflexe zurück. Das *Babinski-Zeichen* kann in den ersten Stunden positiv sein, um dann zu verschwinden, nicht selten zunächst nur einseitig. Die tief bewußtlosen Verletzten bleiben in der Lage liegen, in die sie gelegt wurden. Wenn sich ein Patient von der einen zur anderen Seite dreht oder die Extremitäten in eine Gewohnheitspose legt, z. B. die Beine kreuzt oder seinen Arm unter den Kopf legt, befindet er sich bereits im Aufwachstadium.

Hervorzuheben ist, daß infolge der unterschiedlichen Rückbildungsgeschwindigkeit der Funktionshemmung einzelner neuraler Funktionssysteme verschiedene fokale Ausfälle vorkommen können, wie beispielsweise Hemi- oder Monoparesen, Reflexdifferenzen, Schielstellung der Augen oder eine Deviation conjuguée. Diese Symptome sind passager und häufig flüchtig; daher sollten sie nicht voreilig als Zeichen intrakranieller Komplikationen oder einer fokalen traumatischen Hirnläsion gedeutet werden. Solche flüchtigen, „fokalen" Symptome können gelegentlich sogar bei leichtem SHT auftreten und damit zu Fehleinschätzungen Anlaß geben.

Posttraumatische zentrale Paresen wirken zunächst während der Bewußtlosigkeit, der Bewußtseinstrübung und während des Durchgangssyndroms ausgeprägter als nach der Wiederherstellung. Abgesehen von den Paresen werden **herdbezogene neurologische Reiz- oder Ausfallsymptome** bei mittelschwerem und schwerem SHT in der Regel erst nach Wiederkehr des Bewußtseins nachweisbar. Die Symptome können auf die betroffenen Hirnareale hinweisen, z. B. auf eine Stirnhirnläsion (Anosmie, motorische Aphasie, nachhaltige Verwirrtheit) oder auf eine Schädigung des Temporallappens (sensomotorische Aphasie, ausgeprägte Antriebs- und Gedächtnisschwäche). Sensible und/oder motorische Ausfälle sprechen für eine Schädigung der Zentralregion. Eine homonyme Hemianopie kann im Zusammenhang mit einer Kontusion des Okzipital- oder Parietallappens vorkommen. Ausgeprägte Ataxie sowie dysarthrische Sprechstörungen weisen auf eine Kleinhirnkontusion hin. Lokale Reizerscheinungen, wie z. B. lokale klonische Krämpfe (*Jackson*-Anfälle) können schon frühzeitig, bereits während der Bewußtlosigkeit, auftreten und sich zu generalisierten **epileptischen Anfällen** ausbreiten.

Die fokalen klonischen Anfälle entstehen meist als Folge einer Kontusion in der Zentralregion. Andererseits können sie aber auch auf die Entwicklung eines extrazerebralen Hämatoms hinweisen!

In vielen Fällen läßt sich im Frühstadium aufgrund der neurologischen Symptome allein nicht eindeutig sagen, welche Region bei einer Hirnkontusion besonders betroffen ist.

Die computertomographische Untersuchung bringt häufig die umschriebenen Hirnläsionen direkt zur Darstellung. Kleinere Kontusionsherde kommen im CT in der Regel erst nach etwa 24 Stunden zur Darstellung.

Im EEG sind nicht selten neben Allgemeinveränderungen der bioelektrischen Hirntätigkeit auch umschriebene, herdförmige Veränderungen erkennbar, die auch eine Zeitlang nach Verschwinden der Allgemeinveränderungen persistieren.

Blutbeimischungen im Liquor, die bereits computertomographisch mit hoher Treffsicherheit nachweisbar sind, geben ebenfalls Hinweise auf das Vorliegen einer Hirnkontusion.

Die Liquorpunktion zum Nachweis einer Hirnkontusion ist überflüssig; sie ist zudem im akuten Stadium nicht ungefährlich!

1.3 Hirnstammsyndrome infolge akuter intrakranieller Drucksteigerung und Hirnmassenverschiebung

Die akute Erhöhung des intrakraniellen Drucks mit Hirnmassenverschiebung und sukzessiver Kompression von Hirnstammstrukturen ist eine häufige, gefährliche und therapeutisch schwer beherrschbare Folge eines SHT.

Eine schwere, unmittelbar beim Trauma erfolgte primäre Hirnstammläsion wird selten überlebt. Die weit größere klinische Bedeutung haben sekundäre Hirnstammschädigungen.

Für das bessere Verständnis des Entstehungsmechanismus eines Hirnstamm-Kompressionssyndroms mit einer sekundären Hirnstammläsion müssen einige anatomische, physiologische und pathophysiologische Faktoren erwähnt werden, die hierbei eine entscheidende Rolle spielen.

Der Hirnschädel stellt eine geschlossene feste Kapsel dar, deren konstantes Volumen fast ausschließlich von drei Bestandteilen beansprucht wird: vom Gehirn (ca. 88%), dem Liquor (ca. 9%) und dem zirkulierenden Blut (ca. 3%). Jede Zunahme eines dieser drei Kompartimente kann nur durch die Abnahme einer oder der beiden anderen kompensiert werden *(Monro-Kellie-*Doktrin). Jeder raumbeanspruchende Prozeß im Schädelinneren, z.B. Blut als Extravasat oder Gewebsflüssigkeitszunahme in Form eines Ödems, findet Platz nur auf Kosten einer Verringerung der Liquor- und Blutmenge und einer Verlagerung des benachbarten Hirngewebes. Die Geschwindigkeit der Volumenzunahme eines raumfordernden Prozesses spielt dabei eine entscheidende Rolle.

Durch eine Verringerung der Liquor- und Blutmenge (zunächst aus dem venösen Kreislaufschenkel) kann der raumfordernde Prozeß bis zu einer gewissen Größe ohne wesentliche intrakranielle Drucksteigerung abgefangen werden. Nach Erschöpfung dieses **Reserveraumes,** der etwa 6% des intrakraniellen Volumens beträgt, tritt eine zunehmende Steigerung des intrakraniellen Drucks auf. Durch seine weitere Zunahme wird nach Erschöpfung des Reserveraumes die zerebrale Durchblutung gefährdet. Eine zentral ausgelöste Gegenregulation setzt ein, um die zerebrale Durchblutung aufrechtzuerhalten; es erfolgt eine Erweite-

36 Syndrome

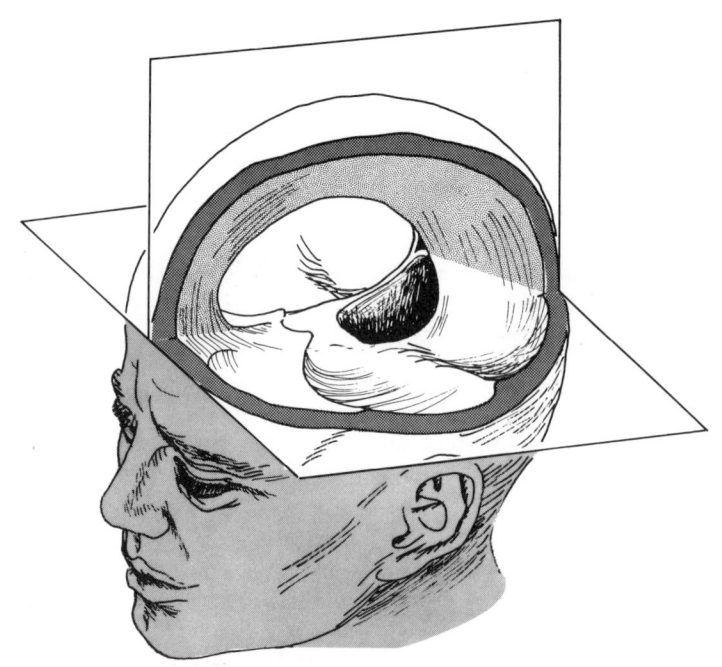

Abb. 5: **Perspektivische Darstellung von Falx und Tentorium**

rung der arteriellen zerebralen Gefäße, wodurch die zerebrale Perfusion trotz des erniedrigten **Perfusionsdruckes** (Differenz zwischen dem mittleren arteriellen Blutdruck und dem intrakraniellen Druck) gesichert wird. In diese Richtung wirkt auch ein zentral ausgelöster Anstieg des systolischen Blutdrucks, der *Cushing*-Reflex. Durch eine zentral ausgelöste Hyperventilation wird der erhöhte Abtransport von CO_2 mit Verringerung der sauren Valenzen bewirkt und dadurch eine Hirngewebsazidose verhindert. Mit dem Fortschreiten der intrakraniellen Drucksteigerung fällt jedoch der Perfusionsdruck zunehmend ab. Bei Perfusionsdrucken unter 60 mm Hg kommt es zu einer Störung und schließlich bei Perfusionsdrucken unter 40 mm Hg zum Ausfall der Autoregulation der zerebralen Gefäße mit Vasoparalyse, Ischämie, Hypoxie und Azidose. Die Folgen sind rasch zunehmendes Hirnödem mit Zunahme des Hirngesamtvolumens, konsekutiver Hirnmassenverschiebung mit Hirnstammeinklemmung.

Hirnstammsyndrome 37

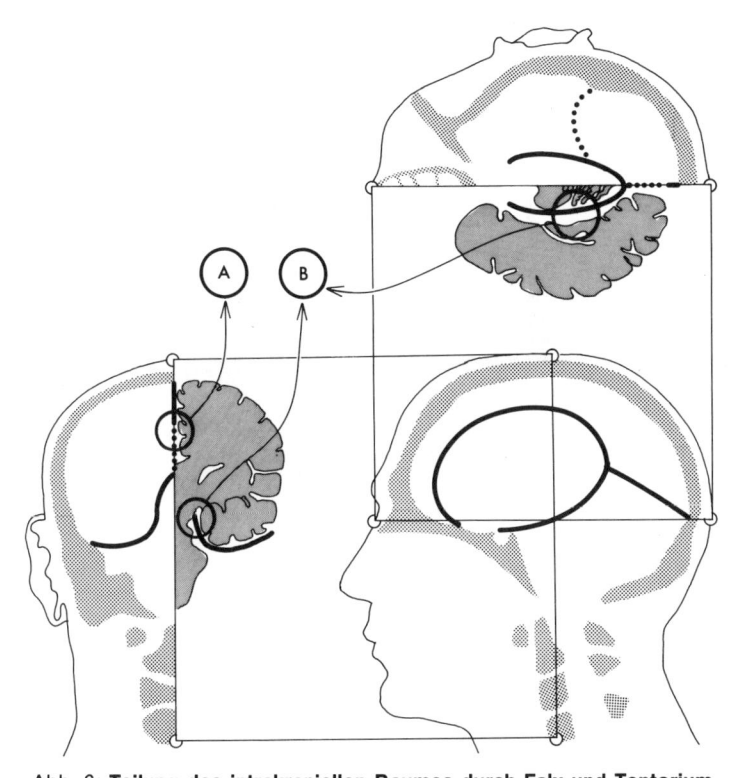

Abb. 6: **Teilung des intrakraniellen Raumes durch Falx und Tentorium.**
Beziehung der freien Falx- und Tentoriumränder zu den benachbarten Hirnstrukturen. Halbschematische Darstellung in den drei Raumebenen; die dicken Linien stellen die Schnittflächen von Falx und Tentorium dar.
A) Lagebeziehung der Falxunterkante zum Gyrus cinguli (Ort der zingulären Herniation).
B) Lagebeziehung des Tentoriumschlitzes in der Cisterna ambiens zum Gyrus parahippocampalis einerseits und zur ponto-mesenzephalen Übergangsregion andererseits (Ort der lateralen unkalen Herniation).

Eine wichtige Rolle für die Entstehung von Hirnstamm-Kompressionssyndromen spielt neben der Unnachgiebigkeit und Starre der Schädelkapsel eine weitere anatomische Besonderheit, nämlich die Unterteilung des intrakraniellen Raumes durch das rigide

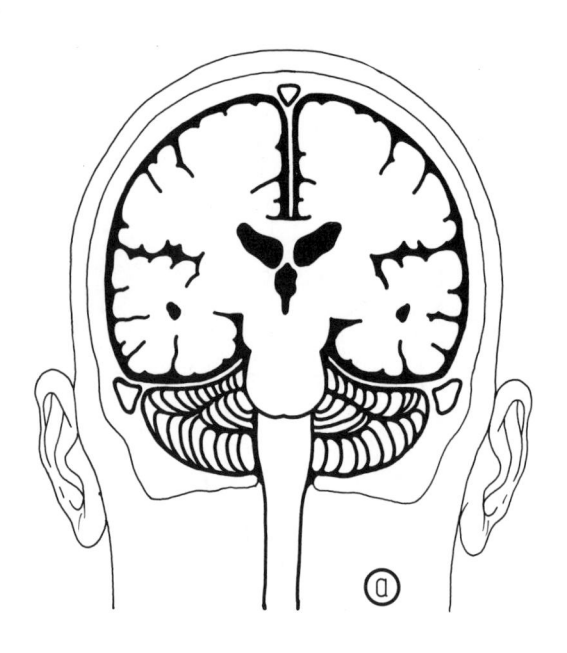

Abb. 7: **Typen der verschiedenen Massenverlagerungen bei supratentorieller Raumforderung**
a) Normale Verhältnisse mit regelrechter Weite der inneren und äußeren Liquorräume.
b) Axiale tentorielle Herniation (z.B. beim diffusen Hirnödem): Ausgepreßte Subarachnoidalräume, schlitzförmige Ventrikel. Teile des mediobasalen Temporallappens sind in den Tentoriumschlitz prolabiert. Kompression des Mittelhirns.
c) Laterale (unkale) Herniation (**A**): Als Folge eines stark raumfordernden Hämatoms temporo-parietal Prolaps des mediobasalen Temporallappens in den Tentoriumschlitz, Torquierung des Mittelhirns und Kompression von lateral. Zinguläre Herniation (**B**): Hirnmassenverschiebung mit Herniation des Gyrus cinguli unter der Falx zur Gegenseite.

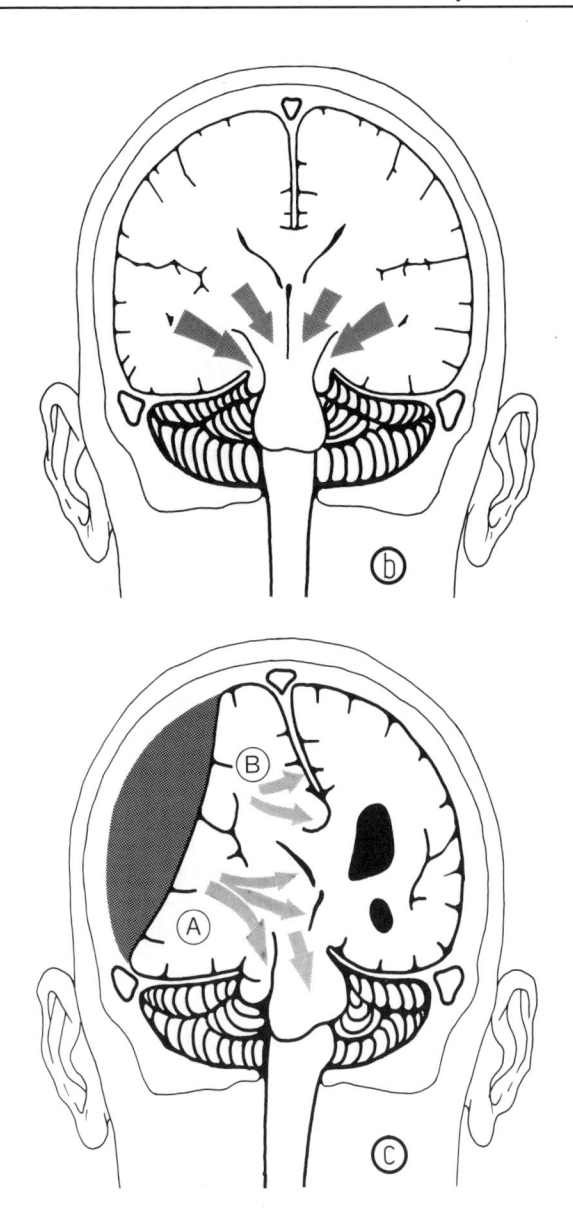

Hirnstammsyndrome

Syndrome

Tentorium. Der **supra-** und der **infratentorielle Raum** kommunizieren nur durch den Tentoriumschlitz miteinander; der infratentorielle Raum seinerseits steht durch das Hinterhauptsloch mit dem Spinalkanal in Verbindung. Die Teilung des supratentoriellen Raumes durch die Falx ist für die Entwicklung einer Hirnstammkompression von weitaus geringerer Bedeutung. Im supratentoriellen Raum befindet sich die größere Hirnmasse: die Großhirnhemisphären, die Stammganglien und der rostrale Hirnstamm mit Zwischen- und Mittelhirn. Der infratentorielle Raum enthält den kaudalen Hirnstamm einschließlich der Medulla und das Kleinhirn.

Der **Tentoriumschlitz** liegt in Höhe des Mittelhirns. Bei einer Volumenzunahme im supratentoriellen Raum ist der Tentoriumschlitz die einzige Stelle, durch welche die unter Druck stehende Hirnmasse ausweichen kann. So kommt es durch das Hineinpressen benachbarter Hirnstrukturen, besonders der mediobasalen Anteile des Schläfenlappens, in den Tentoriumschlitz zu der sog. **tentoriellen Herniation** mit einer Kompression der im Tentoriumschlitz gelegenen Hirnstammabschnitte und der Gefäße. Die Folge ist eine zunehmende Hirnstammfunktionsstörung.

Bei einer Hirnstammkompression infolge supratentorieller Raumforderung treten zunächst Ausfälle des rostralen Hirnstammes auf, die sich dann nach kaudal weiter ausdehnen. Bei einer Erholung erfolgt die Rückbildung der Hirnstammdysfunktion in umgekehrter Reihenfolge.

Abweichungen von diesem Typ der Hirnstammdysfunktion kommen beispielsweise bei einer Massenblutung mit Ventrikeleinbruch und -tamponade oder nach Lumbalpunktion bei einer beginnenden tentoriellen Herniation vor: Hierbei kann eine plötzliche Tonsilleneinklemmung im Hinterhauptsloch mit medullärem Funktionsausfall auftreten.

> Die Dysfunktion der einzelnen Hirnstammabschnitte zeigt sich klinisch in einem jeweils charakteristischen Syndrom.

Die Kenntnis dieser Hirnstammsyndrome und deren Dynamik ist von größter Bedeutung für das Erkennen akuter intrakranieller posttraumatischer Komplikationen, für die Beurteilung der Schwere und des Verlaufs eines SHT, für seine Behandlung und für die

Einschätzung der Prognose. Ohne die Einblicke, die uns die Hirnstammsyndrome liefern, würden wir trotz der technischen Fortschritte der bildgebenden Verfahren und kontinuierliche Hirndruckmessung weiterhin ratlos und ohne Verständnis am Bett eines schwer Hirnverletzten stehen. Bei Hirnstammdysfunktionen entsteht eine Fülle von Symptomen, die im einzelnen noch beschrieben werden.

Für die Beurteilung, auf welchem Niveau der Hirnstamm betroffen ist und mit welcher Geschwindigkeit und Richtung die Hirnstammschädigung abläuft, kommt der Art der Veränderungen von fünf physiologischen Funktionen besondere Bedeutung zu: Bewußtseinslage, Atemmuster, Willkürmotorik, Pupillomotorik und Okulomotorik. Eine bestimmte Konstellation von Veränderungen dieser fünf Funktionen ist charakteristisch für Läsionen der jeweiligen Hirnstammetage und bildet damit den Kern der Hirnstammsyndrome.

Es ist empfehlenswert, die erwähnten Funktionen in festgelegter Reihenfolge zu untersuchen.

Wenn man ans Bett eines Verletzten getreten ist, gibt bereits die einfache Beobachtung wichtige Aufschlüsse über Atmung, spontane Haltung und Bewegungen. Wenn dann auf Ansprechen keine Aufwachreaktion erfolgt, versucht man, den Verletzten durch zunehmend gröbere Reize zu wecken: Bestreichen der Fußsohle (gleichzeitig werden dabei *Babinski*-Zeichen oder ein Fluchtreflex provoziert), Heben und Fallenlassen der Extremitäten (dabei gewinnt man Hinweise auch über den Muskeltonus, über Lähmungen und das sog. „Gegenhalten") oder durch Schmerzreize, worauf gezielte oder ungezielte Abwehrreaktionen oder ein Strecksynergismus erfolgen können. Erst nachdem man versucht hat, den Patienten zu wecken, und ihn in eine maximale „Wachheit" gebracht hat, werden die Augenlider gehoben und Bulbusstellung, Pupillengröße und Lichtreaktion geprüft. Nach der Prüfung des Ziliospinal- und des Kornealreflexes sowie des okulozephalen Reflexes wird gegebenenfalls auch der kalorische vestibulo-okuläre Reflex untersucht.

Die Erhebung dieser Befunde, die eine Hirnstammläsion charakterisieren und ihre Höhe anzeigen, geschieht nach einiger Übung mit wenigen, nur kurze Zeit beanspruchenden Griffen. Die so gewonnenen Informationen über die Hirnstammfunktionen sind unersetzlich.

Die Bedeutung von Blutdruck und Puls für die Erkennung gefährlicher posttraumatischer Komplikationen wie akute intrakranielle Hämatome mit Drucksteigerung und Hirnstammeinklemmung wird gewöhnlich überschätzt. Auf Veränderungen des Blutdruckes und des Pulses zu warten und sich auf diese Parameter zu verlassen, bedeutet, sich in einem unberechtigten Gefühl der diagnostischen Sicherheit zu wiegen.

Der Reflexhammer bringt nichts bei der Beurteilung eines bewußtlosen Verletzten. Die Muskeleigenreflexe können normal, lebhaft, gesteigert oder abgeschwächt sein; daraus lassen sich aber weder die Schwere der Läsion noch eine Seiten- oder Höhenlokalisation ableiten. Sogar bei klinisch und angiographisch gesichertem dissoziiertem Hirntod kann man in vielen Fällen noch Muskeleigenreflexe auslösen.

Die Auswirkungen der intrakraniellen Druckerhöhung auf die axialen Hirnstrukturen und das Fortschreiten der Hirnstammdysfunktion von rostral nach kaudal werden als **axiales (zentrales) Hirnstamm-Kompressionssyndrom** bezeichnet. Bei manchen einseitigen, lateralen raumfordernden Prozessen kann es zu ausgeprägter lokaler Massenverschiebung des mediobasalen Temporallappens (Uncus) kommen, die zunächst zu einer einseitigen Hirnstammkompression führt. In einem solchen Fall wird von einem **lateralen (unkalen) Hirnstamm-Kompressionssyndrom** gesprochen.

Ob sich bei einem Patienten mit einem supratentoriellen raumfordernden Prozeß ein axiales oder ein laterales Hirnstamm-Kompressionssyndrom entwickelt, hängt vorwiegend von der Lage des raumfordernden Prozesses, aber auch von weiteren, im einzelnen unbekannten Faktoren ab. Diffuse oder medial gelegene supratentorielle raumfordernde Läsionen mit langsamerer Entwicklung führen eher zu einem axialen Hirnstamm-Kompressionssyndrom. Läsionen des Temporallappens selbst oder extrazerebrale, temporo-parietale Hämatome sind dagegen häufiger die

Ursachen eines lateralen Hirnstamm-Kompressionssyndroms. Eine strenge Korrelation besteht allerdings nicht.

Wenn ein Hirnstamm-Kompressionssyndrom als ein laterales Syndrom beginnt, so setzt es sich beim Fortschreiten nach kaudal immer als ein axiales fort. Wir halten es deswegen für zweckmäßig, zuerst die axialen Hirnstammsyndrome zu schildern und dann den Sonderfall des lateralen (unkalen) Syndroms, obwohl speziell diesem in der Neurotraumatologie eine besondere Bedeutung zukommt.

1.3.1 Prodromales oder frühes Zwischenhirnsyndrom

Das erste Zeichen einer beginnenden Hirnstammläsion bei supratentoriellen raumfordernden Prozessen ist bei einem bislang bewußtseinsklaren Patienten die Änderung seines Verhaltens und seiner **Bewußtsseinslage**. Der Patient wird träge, langsam, desinteressiert, gleichgültig, die Konzentrationsfähigkeit und die zeitliche Orientierung sind gestört. Einige Patienten werden schläfrig, andere agitiert und wälzen sich unruhig im Bett. Die Bewußtseinstrübung nimmt zu, und die Patienten können dann nur noch durch lautes Anrufen geweckt werden. Noch später öffnen sie die Augen erst bei Schmerzreizen, sind aber nicht mehr ansprechbar. Mit dem weiteren Fortschreiten der dienzephalen Dysfunktion gleitet der Patient ins Koma hinein.

Die **Atmung** im frühen dienzephalen Stadium ist gewöhnlich etwas unregelmäßig und durch gelegentliches Gähnen, Seufzen, tiefe Atemzüge oder Pausen unterbrochen. Bei manchen Patienten stellt sich ein *Cheyne-Stokes*-Rhythmus ein, insbesondere bei Zunahme der Bewußtseinstrübung.

Von seiten der **Motorik** werden mit dem Fortschreiten der Zwischenhirndysfunktion die Zeichen einer bilateralen Störung des pyramidalen und extrapyramidalen Systems immer ausgeprägter. An Stelle der zunächst normalen Körperhaltung treten Massen- und Wälzbewegungen; der Muskeltonus ist erhöht, gewöhnlich zunächst an den Beinen, dann an den oberen Extremitäten und an der Nackenmuskulatur. Dem Versuch, die Extremitäten zu beugen oder zu strecken, wird Widerstand entgegengesetzt (sog. „Gegenhalten" oder Paratonie). Schmerzreize lösen zunächst noch gezielte Abwehrreaktionen aus. Später tritt eine zunehmende Strecktendenz der Beine auf. Das *Babinski*-Zeichen wird zu diesem Zeitpunkt beidseits positiv. Wenn vor Entwicklung der dienzephalen Dysfunktion infolge einer Hemisphärenläsion eine primäre Halbseitenparese vorgelegen hat, nimmt diese zu. An der nicht gelähmten Seite kommt es zu Gegenhalten, gesteigertem Greifreflex und positivem *Babinski*-Zeichen bei noch gezielter Schmerzreaktion.

Die **Pupillen** sind eng. Bei unzulänglicher Untersuchung der Pupillenreaktion, z. B. durch alleiniges Heben der Augenlider oder mit einer zu schwachen Lichtquelle, kann eine Lichtreaktion vermißt werden. Bei starkem Lichteinfall läßt sich jedoch immer eine prompte, wenn auch etwas unausgiebige Lichtreaktion auslösen, was mit dem kleineren Pupillendurchmesser zusammenhängt. Der **Ziliospinalreflex** (Erweiterung der homolateralen Pupille bei derbem Kneifen der Halshaut) ist ausgeprägt, der Kornealreflex ist lebhaft, die **Droh- und Blinzelreflexe** sind vorhanden.

Die Augäpfel stehen leicht divergent und vollziehen dabei konjugierte Pendelbewegungen („schwimmende Bulbi"), die durch Drehbewegung des Kopfes (z. B. bei Prüfung des Puppenkopfphänomens) wenig beeinflußt werden. Die Patienten können auf Anruf meist noch mit den Augen fixieren. Dieser Zustand der **Augenmotorik** weist verläßlich darauf hin, daß der Hirnstamm noch weitgehend intakt ist. Später ruhen die Bulbi in einer konjugierten Stellung und reagieren prompt und heftig auf Kopfdrehung, d. h. das **Puppenkopfphänomen** ist stark ausgeprägt. Die kalorische vestibuläre Reaktion der Augen, der **vestibulo-okuläre Reflex,** ist zunächst normal. Bei Eiswasserspülung eines Ohres entsteht ein Nystagmus mit Schlagrichtung (schnelle Komponente) zur Gegenseite bei Mittelstellung der Bulbi. Mit Fortschreiten der dienzephalen Dysfunktion nimmt die langsame Nystagmuskomponente zu, wodurch es zu konjugierten tonischen Drehbewegungen der Augen zur Seite des gespülten Ohres kommt.

Die Veränderungen des Kreislaufs sind inkonstant und wenig charakteristisch. **Blutdruck** und **Puls** sind wechselnd.

Viele der oben beschriebenen Symptome können auch als Folge einer diffusen bilateralen Hemisphärenschädigung entstehen. Eine sichere Abgrenzung gegenüber einer dienzephalen Läsion kann in vielen Fällen nicht getroffen werden. Das beschriebene klinische Bild kann als eine Funktionsstörung der Hirnstrukturen

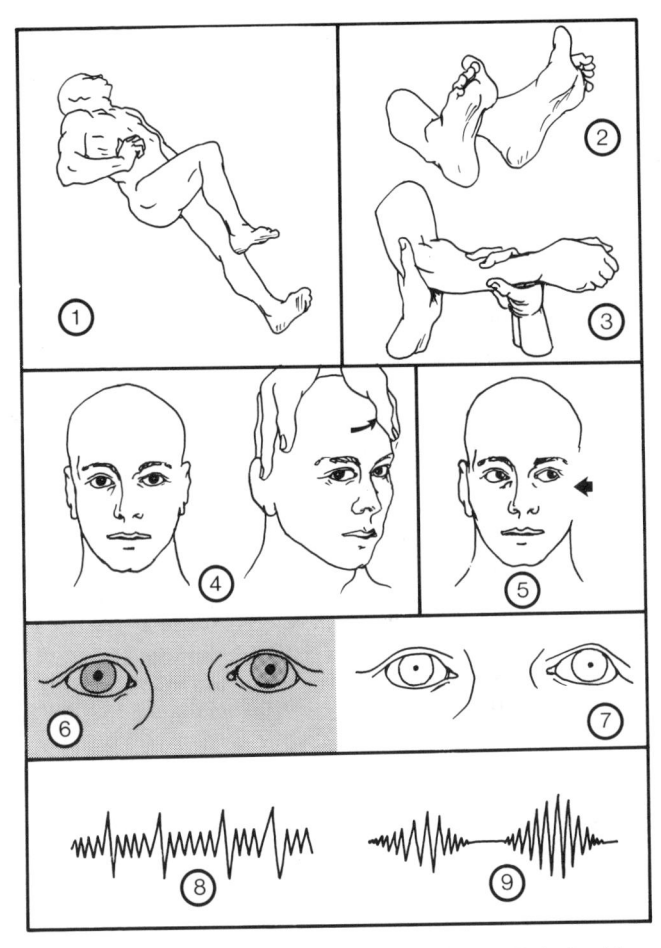

Abb. 8: **Das prodromale Hirnstammsyndrom (frühes Zwischenhirnsyndrom).** Zunehmende Bewußtseinstrübung, Übergehen von gezielten Willkürbewegungen in ungezielte Abwehrbewegungen (1); positives *Babinski*-Zeichen (2) und Widerstand bei passiver Bewegung der Glieder — „Gegenhalten" (3). Das Puppenkopfphänomen ist lebhaft auslösbar (4); der vestibulo-okuläre Reflex ist positiv (5). Enge Pupillen (6) mit erhaltener Lichtreaktion (7). Eupnoe, Atmung „wie im Schlaf" (8), später Cheyne-Stokes-Atmung (9).

oberhalb des rostralen Hirnstammes und/oder des oberen Zwischenhirns betrachtet werden, die nach Beseitigung der Ursache, beispielsweise durch Ausräumung eines epiduralen Hämatoms oder nach Rückbildung eines Ödems, in den meisten Fällen **voll reversibel** ist.

Die entscheidenden therapeutischen Maßnahmen sollten möglichst im frühdienzephalen Stadium der Hirnstammdysfunktion erfolgen, um eine gute Wiederherstellung zu erreichen. Mit dem Fortschreiten der Hirnstammdysfunktion nach kaudal verringern sich sukzessiv die Chancen einer vollständigen oder guten Wiederherstellung des Patienten.

1.3.2 Fortgeschrittenes oder spätes Zwischenhirnsyndrom

Mit dem Fortschreiten der Dysfunktion des rostralen Hirnstamms geht das prodromale oder frühdienzephale Syndrom fließend in ein Stadium ausgeprägter Zwischenhirndysfunktion über, das immer einen **Bewußtseinsverlust** bedingt. Der Patient reagiert nicht mehr auf Anruf und ist nicht durch Schmerzreize zu erwecken, er liegt bewegungslos auf dem Rücken oder nimmt spontan eine charakteristische **Beuge-Streckhaltung** ein. Auf Schmerzreize reagiert er zunächst noch mit einer spärlichen Fluchtbewegung, dann werden durch Schmerzreize typische tonische Beuge-Strecksynergismen ausgelöst, die auch durch andere Reize (Geräusche, Bewegung der Glieder) provoziert werden. Der Muskeltonus ist erhöht, das *Babinski*-Zeichen meist beidseits positiv. Bei einer initial vorhandenen Halbseitenparese (z. B. infolge einer Großhirnkontusion) treten oft auf der paretischen Seite Strecksynergismen, auf der nicht betroffenen Seite, also homolateral zur kortikalen Läsion, Beuge-Strecksynergismen auf. Die Muskeleigenreflexe sind lebhaft. Der erhöhte Tonus der Nackenmuskulatur führt im fortgeschrittenen dienzephalen Stadium zur Einschränkung der passiven Kopfflexion und der Seitwärtsbewegung des Kopfes. Das kann zur fälschlichen Annahme einer Meningitis führen*)

---

*) Bei meningealer Reizung ist die Seitwärtsbewegung des Kopfes gewöhnlich wenig eingeschränkt. Bei Tonsilleneinklemmung im Hinterhauptsloch ist oft eine fixierte Drehung und Kippung des Kopfes zu einer Seite mit Hebung der Schulter als Folge der mechanischen Reizung des betreffenden N. accessorius vorhanden.

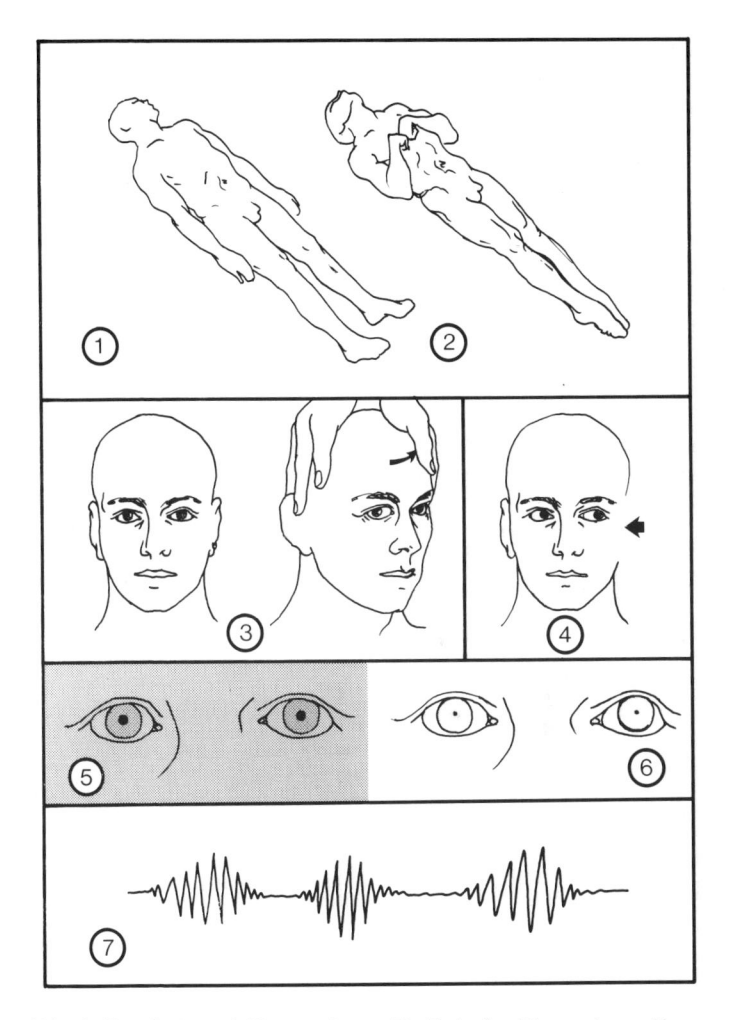

Abb. 9: **Das fortgeschrittene oder späte Zwischenhirnsyndrom.** Koma, keine willkürlichen Bewegungen (1). Auf Schmerzreize Beuge-Strecksynergismen, die später auch spontan auftreten — „Dekortikationshaltung" (2). Positives Puppenkopfphänomen (3) und vestibulo-okulärer Reflex (4). Enge Pupillen (5) mit erhaltener Lichtreaktion (6). Cheyne-Stokes-Atmung (7).

48 Syndrome

Es besteht in der Regel eine periodische *Cheyne-Stokes*-**Atmung**. Die **Pupillen** sind weiterhin eng mit erhaltener Lichtreaktion. Der **Ziliospinalreflex** kann noch ausgelöst werden, jedoch nicht so prompt und ausgiebig wie im frühdienzephalen Stadium. Dafür sind aber der **Droh- und Blinzelreflex** bereits erloschen. Der **Kornealreflex** ist noch vorhanden. Die **Bulbi** stehen meist in einer Divergenzstellung, spontane Bewegungen der Augäpfel („Augenschwimmen") fehlen. Der **okulozephale Reflex** (Puppenkopfphänomen) ist gut auslösbar, er ist manchmal einseitig stärker ausgeprägt. Der **vestibulo-okuläre Reflex** ist vorhanden, die langsamen rhythmischen Bewegungen der Bulbi zur Seite des gespülten Ohres sind ausgeprägt, die rasche Nystagmuskomponente zur Gegenseite vermindert. Der Husten- und Würgereflex ist vorhanden. Es bestehen erhöhte **Salivation** und **Bronchialsekretion,** die, unterstützt durch die gestörte Schluckfunktion, zu einer Obstruktion der Luftwege führen können. Die Zunge ist hypoton und fällt in Rückenlage nach hinten.

Eine Intubation und das Einlegen einer Magensonde (die Magensekretion ist ebenfalls erhöht) sind indiziert. Der **Blutdruck** und die **Pulsfrequenz** sind gewöhnlich mäßig erhöht, die Pulszahl schwankt synchron mit den Phasen des *Cheynes-Stokes*-Atemrhythmus. Die Körpertemperatur ist auf etwa 38 °C erhöht.

> Die Entwicklung eines voll ausgeprägten dienzephalen Syndroms als Folge supratentorieller Läsionen ist nicht zwangsläufig mit strukturellen Läsionen des rostralen Hirnstammes verbunden. Die dienzephale Dysfunktion ist reversibel und eine vollständige Wiederherstellung ist möglich und wahrscheinlich, solange Symptome einer Mittelhirndysfunktion als Hinweise einer nach kaudal fortschreitenden Hirnstammschädigung vermißt werden.

Das späte Zwischenhirnsyndrom ist der **klinische Scheidepunkt:** Wird dieses Stadium überschritten, so verschlechtern sich die Aussichten auf eine gute neurologische Wiederherstellung sowie die Prognose quoad vitam erheblich.

1.3.3 Mittelhirnsyndrom

Überschreitet die Hirnstammläsion das dienzephale Niveau, dann bietet der Patient mit SHT ein klinisches Bild, das dem Chirurgen

Mittelhirnsyndrom 49

und dem Anästhesisten auf der Intensivstation häufig begegnet und das ihnen vertraut ist — das akute traumatische Mittelhirnsyndrom.

Der Verletzte ist **tief bewußtlos** und liegt in einer charakteristischen Streckstellung. Sowohl auf Reize wie auch später spontan treten **Strecksynergien** (mißverständlich „Streckkrämpfe" genannt) aller vier Extremitäten auf, die auch die Rumpf- und Nakkenmuskulatur betreffen, so daß der Patient eine bogenförmig überstreckte Haltung einnehmen kann. Dieses Bild erinnert an die tierexperimentelle Enthirnungsstarre bei Durchtrennung des Hirnstammes in Höhe des Mittelhirns. Die gewöhnlich durch Schmerzreize voll auslösbaren Strecksynergien äußern sich in einem **Opisthotonus** mit fest zusammengepreßten Kiefern, steif gestreckten und an den Rumpf gepreßten Armen mit hyperpronierten Händen, wobei das Handgelenk und die Finger leicht flektiert und die Daumen in die Hohlhand eingeschlagen sind, sowie in tonisch überstreckten Beinen und Füßen. Die Muskeleigenreflexe sind sehr lebhaft, das *Babinski*-Zeichen ist beidseits auslösbar und kann auch spontan auftreten.

An die Stelle der *Cheyne-Stokes*-Atmung tritt jetzt eine zentral ausgelöste **Hyperpnoe,** die sich in gleichmäßigen, schnellen und tiefen Atemzügen, sog. „maschinenartiger Atmung" zeigt. Im Unterschied zu einer Tachypnoe beim Lungenödem, das nicht selten bei mesenzephalen Läsionen entsteht, ergibt die Blutgasanalyse hohe pO_2- und niedrige pCO_2-Werte. Es besteht eine exzessive Reagibilität des Atemzentrums auf CO_2. Die Hyperventilation nimmt zu oder ab in Zusammenhang mit der Ausprägung der Strecksynergien.

Die **Pupillen** erweitern sich im mesenzephalen Stadium, bleiben aber mittelweit und reagieren zunächst noch träge und unausgiebig auf Licht. Später fehlt die Lichtreaktion. Manchmal ist eine leichte Anisokorie vorhanden. Der **Ziliospinalreflex** ist erloschen. Der **Kornealreflex** ist vorhanden, aber häufig abgeschwächt. Bei Ausdehnung der Läsion auf die obere Pons verschwindet auch der Kornealreflex. Es kann manchmal bei Berührung der Hornhaut eine Bewegung des Unterkiefers zur Gegenseite ausgelöst werden, der **Korneomandibularreflex.**

Die **Bulbi** liegen unbeweglich in gerader oder divergenter Stellung, oder die Augen stehen zueinander in einer vertikalen

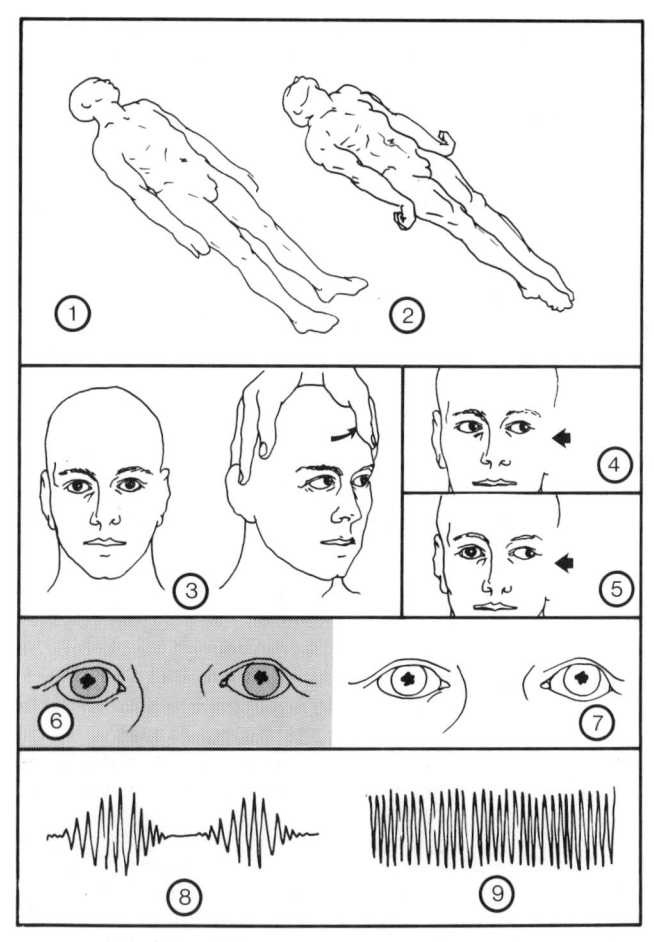

Abb. 10: **Das Mittelhirnsyndrom.** Tiefes Koma (1), Strecksynergismen auf Schmerzreize, später auch spontaner Opisthotonus — Dezerebrationshaltung (2). Puppenkopfphänomen nicht auslösbar (3). Tonische Deviation der Bulbi zu dem gereizten Ohr (4), später dyskonjugierter vestibulo-okulärer Reflex (5). Mittelweite, oft entrundete Pupillen (6) ohne Reaktion auf Licht (7). Zunächst noch Cheyne-Stokes-Atemrhythmus (8), bei voll ausgeprägtem Mittelhirnsyndrom stark beschleunigte tiefe Atmung, sog. „Maschinenatmung" (9).

Mittelhirnsyndrom 51

Schrägposition, der sog. *Hertwig-Magendie*-**Schrägschielstellung**. Das **Puppenkopfphänomen** läßt sich immer schwerer auslösen, oft dyskonjugiert, bis es dann verschwindet. Die kalorische **vestibulo-okuläre Reaktion** ist ebenfalls gestört, sie wird jedoch in der Regel später ausgelöscht als der okulozephale Reflex: Die Kältereizung des Vestibularapparates provoziert im mesenzephalen Stadium der Hirnstammkompression eine tonische Bewegung der Bulbi zur Seite des gespülten Ohres, die häufig dyskonjugiert ist, d. h., das kontralaterale Auge dreht sich nur bis zur Mittelstellung.

Für das mesenzephale Stadium der Hirnstammdysfunktion sind vielfältige und ausgeprägte Entgleisungen der autonomen vegetativen Funktionen charakteristisch, in der Regel in Form einer überschießenden Hyperfunktion.

Neben der **Hyperpnoe** treten arterielle **Hypertension** (mit Erhöhung vorwiegend des systolischen Druckes), **Tachykardie, Hyperthermie, Hyperhidrosis, Hypersalivation** und bronchiale (auch intestinale) **Hypersekretion** sowie nicht selten ein **Diabetes insipidus** auf. Der Stoffwechsel ist erhöht, die vermehrte Wärmeproduktion bei verminderter Wärmeabgabe infolge Vasokonstriktion der peripheren Gefäße führt zu einer **Hyperpyrexie** mit Plateaubildung. Eine **Hyperglykämie** sowie **Elektrolytstörungen** (nicht nur als Folge der Polyurie) begleiten nicht selten die dienzephal-mesenzephalen Läsionen.

Eine gewisse Periodizität, ein gewisser Rhythmus in der Ausprägung der Erscheinungen, ist beim Mittelhirnsyndrom häufig zu beobachten. Dies wird mit Schwankungen des erhöhten intrakraniellen Drucks in Verbindung gesetzt, da eine Korrelation mit dem Auftreten von sogenannten A-oder Plateauwellen besteht.

Das Mittelhirnsyndrom kann in seltenen Fällen bereits Ausdruck einer primären traumatischen Hirnstammschädigung sein. In solchen Fällen begleitet die beschriebene Symptomatik das initiale Koma bald nach dem Trauma.

Das primäre traumatische Mittelhirnsyndrom mit Enthirnungsstarre, weiten reaktionslosen Pupillen und fixierten Bulbi hat eine infauste Prognose.

52 Syndrome

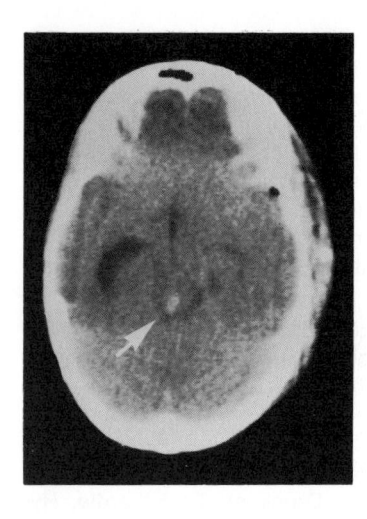

Abb. 11: **Mittelhirnblutung.** 37 J., CT 2 Tage nach SHT. Z. n. rechtsseitiger Kraniotomie mit Ausräumung eines temporo-parietalen subduralen Hämatoms. Jetzt Anisokorie rechts > links, sonst klinisch nicht beurteilbar (sediert und relaxiert). Hyperdense kleine Mittelhirneinblutung in der Vierhügelregion.

Das Mittelhirnsyndrom infolge einer sekundären Hirnstammdysfunktion bei supratentoriellen Traumafolgen entwickelt sich nach mehreren Stunden, ja manchmal erst nach Tagen über ein prodromales Syndrom (bei bereits erwachten Patienten) und über ein spätes dienzephales Stadium. Es ist dann immer Folge einer intrakraniellen Drucksteigerung, einer Massenverschiebung und einer tentoriellen Hirnstammeinklemmung.

Bei Kopfverletzten, die nicht bewußtlos waren oder die aus der initialen Bewußtlosigkeit aufgewacht sind, entwickelt sich ein Mittelhirnsyndrom fast immer als Folge eines intrakraniellen Hämatoms.

Durch entsprechende Therapie — Beherrschung der akuten intrakraniellen Traumakomplikationen (z. B. Hämatomausräumung, Ödemrückbildung) mit adäquater Unterstützung der gestörten vegetativen Funktionen (Atmung, Kreislauf, Temperaturregulation, Wasser- und Elektrolythaushalt) — kann es auch aus dem mesenzephalen Stadium der Hirnstammdysfunktion noch zur **Rückbildung** kommen. Die Wiederherstellung erfolgt dann gewöhnlich nach einer längeren Periode der Bewußtseinstrübung und der allgemeinen zerebralen Funktionsminderung, dem Durchgangssyndrom, und ist in der Regel unvollständig.

Schwere posttraumatische Zustandsbilder, wie z.B. ein prolongiertes Koma oder ein apallisches Syndrom, sind gewöhnlich Folgen eines länger anhaltenden Mittelhirnsyndroms.

Bei Erwachsenen, besonders bei älteren Patienten, allerdings auch bei Kleinkindern, ist das Fortschreiten der Hirnstammschädigung bis zum Mittelhirnsyndrom mit erheblicher Mortalität verbunden. Die Chancen einer guten Restitution ohne schwere neurologische oder psychopathologische Defekte, ja sogar in seltenen Fällen auch einer vollständigen Wiederherstellung, sind bei Kindern und Jugendlichen erheblich größer als bei Erwachsenen.

1.3.4 Pontin-medulläres Syndrom

Im pontin-medullären Stadium der rostrokaudalen Entwicklung einer Hirnstammdysfunktion scheint sich die **Atmung** zu „beruhigen". Die zuvor im mesenzephalen Stadium vorhandene Hyperpnoe schwindet, und an ihre Stelle tritt zunächst eine scheinbar eupnoische, mehr oder weniger regelmäßige Atmung, die oft oberflächlich ist und eine leicht erhöhte Frequenz zwischen 20 und 40/min zeigt. Die während des Mittelhirnsyndroms immer heftiger gewordenen Strecksynergien lassen nach und sistieren. Der **Muskeltonus** ist vermindert, der Patient liegt schlaff und regungslos; gelegentlich kommt es noch zu einer Flexion der Beine auf Schmerzreize. Das *Babinski*-Zeichen kann bis zum Terminalstadium auslösbar bleiben.

Die **Pupillen** sind mittelweit bis weit und reaktionslos. Sie werden erst im Terminalstadium maximal weit.

Die okulozephalen Reflexe (Puppenkopfphänomen), die kalorische vestibulo-okuläre Reaktion, ebenso der Korneal-, Würge- und Hustenreflex fehlen.

Die Atmung wird zunehmend langsamer und unregelmäßig, was sowohl Zahl und Tiefe der Atemzüge wie auch die Atempausen betrifft. Gelegentlich wechseln kurze Episoden von Hyperpnoe mit verschieden langen apnoischen Intervallen. Diese als **atak-**

tisch bezeichnete **Atmung** geht terminal in eine sogenannte Schnappatmung in Form vereinzelter, in unregelmäßigen Abständen auftretender, abrupter und kurzer Inspirationen über. Dann tritt der irreversible Atemstillstand ein.

Mit dem Übergang vom mesenzephalen in das pontin-medulläre Stadium der Hirnstammdysfunktion gehen auch die anderen vitalen Funktionen in eine Phase ausgeprägter Labilität mit zunehmender Minustendenz über. Der bis dahin erhöhte **Blutdruck** wird zunächst wechselhaft und fällt schließlich ab; der **Puls** ist ebenfalls wechselhaft, oft irregulär. Die Körpertemperatur schwankt. Wenn der Patient nicht künstlich beatmet wird, tritt rasch eine zunehmende respiratorische Azidose ein.

Vor Eintritt der **medullären Paralyse** tritt gewöhnlich ein steiler Blutdruck- und Temperaturanstieg bei noch mäßiger Pulsbeschleunigung auf. Dann fällt der Blutdruck abrupt bis auf subnormale Werte ab, und gleichzeitig steigt die Pulsfrequenz steil an bis 200 und mehr pro Minute; die beiden Kurven, die des Blutdrucks und des Pulses, kreuzen sich. Nach diesem, im Klinikjargon als „Todeskreuz" bezeichneten Verlauf der Blutdruck-Pulskurven kann man gewöhnlich auch bei relaxierten und beatmeten Patienten den genauen Zeitpunkt des Auftretens der medullären Paralyse und damit des dissoziierten Hirntodes erkennen.

Die Prognose von Patienten, die nach einem SHT einen Zustand mit weiten, lichtstarren Pupillen, fehlendem Korneareflex, erloschenen okulozephalen und vestibulo-okulären Reflexen erreicht haben, ist infaust.

Das sekundäre pontin-medulläre Syndrom ist nicht mehr rückbildungsfähig und führt immer zum Tode.

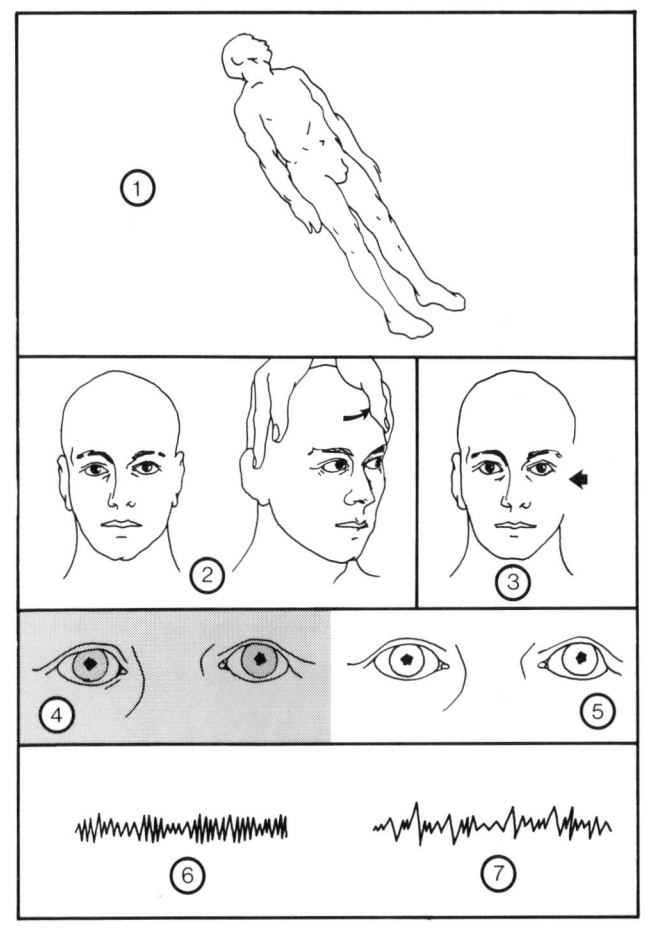

Abb. 12: **Das pontin-medulläre Syndrom.** Tiefstes Koma mit herabgesetztem Muskeltonus und Fehlen jeder motorischen Reaktion auf Schmerzreize (1). Fixierte Bulbi, bewegungslos sowohl bei Prüfung des okulozephalen (2) wie auch des vestibulo-okulären Reflexes (3). Mittelweite bis weite, entrundete Pupillen (4) mit fehlender Lichtreaktion (5). Zunehmende Atemdepression bis zum Eintritt des Atemstillstandes — oberflächliche rasche Atmung (6), unregelmäßige „ataktische" Atmung (7) oder „Cluster"-Atmung (s. Abb. 17).

1.3.5 Laterales oder unkales Einklemmungssyndrom (Syndrom der lateralen Hirnstammkompression)

Ein laterales oder unkales Syndrom nach SHT entsteht meist bei rasch zunehmenden raumfordernden Prozessen des Schläfenlappens selbst, z. B. durch ein intrazerebrales Hämatom oder durch eine extrazerebrale Blutung in der mittleren Schädelgrube (epidurales oder subdurales Hämatom). Teile des Temporallappens (Uncus und Gyrus hippocampi) werden dadurch nach medial und über den lateralen Tentoriumrand nach kaudal verlagert. Die in den Tentoriumschlitz hineingepreßte Hirnmasse drückt auf das Mittelhirn und schiebt dieses zum gegenseitigen Rand der Incisura tentorii. Der homolaterale N. oculomotorius wird an den freien Tentoriumrand und das Ligamentum petroclinoidale gepreßt. Häufig wird auch die gleichseitige A. cerebri posterior von den in den Tentoriumschlitz prolabierten Hirnanteilen komprimiert.

Diese zwei Mechanismen — Kompression des N. oculomotorius und direkter Druck auf das Mittelhirn — bestimmen das klinische Bild der unkalen Herniation.

Die einseitige Pupillenerweiterung ist ein frühes und konstantes Zeichen des lateralen Einklemmungssyndroms.

Die Bewußtseinslage ist bei bis dahin wachen Verletzten erst relativ spät beeinträchtigt.

Führend sind die homolaterale Störung der Pupilleninnervation sowie kontralateral die Zeichen einer Pyramidenbahnläsion als Ausdruck der direkten Mittelhirnkompression mit Läsion der langen Bahnen.

Selten kann eine mäßige Anisokorie mit einseitig träger Lichtreaktion viele Stunden lang den anderen Symptomen einer Tentoriumschlitzeinklemmung vorauseilen.

Die zunächst mäßig erweiterte Pupille reagiert noch auf Licht, wenn auch träge und unausgiebig. Das Puppenkopfphänomen ist auslösbar, der Ziliospinalreflex und die vestibulo-okuläre Reaktion sind nicht beeinträchtigt. Ein positives *Babinski*-Zeichen kontralateral zur erweiterten Pupille kann bereits vorhanden sein. Die At-

Unkales Einklemmungssyndrom

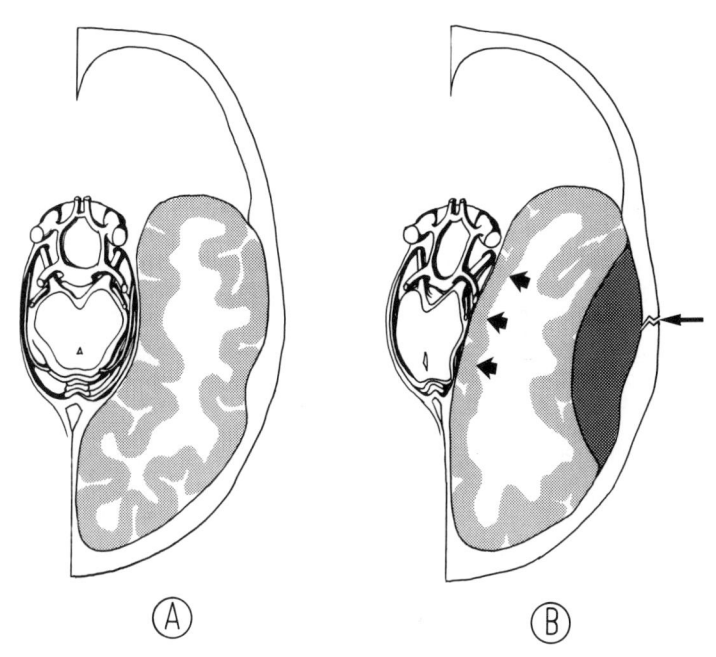

Abb. 13: **Laterale (unkale) Herniation** bei temporalem epiduralem Hämatom (Aufsicht auf Tentoriumschlitz und Temporallappen — vgl. Abb. 21)
A. Normale Verhältnisse.
B. Temporales epidurales Hämatom bei Kalottenfraktur (einzelner Pfeil). Durch Medialverlagerung des Temporallappens starke Deformierung der Strukturen im Tentoriumschlitz.

mung ist eupnoisch. Später wird die Pupille noch weiter und verliert ihre Lichtreaktion.

Gewöhnlich folgt bald nach Auftreten der ersten Zeichen einer tentoriellen Herniation eine sehr rasche Verschlechterung des Bewußtseins bis zum tiefen Koma.

Die direkte **Mittelhirnkompression** durch die verschobene Hirnmasse führt bald nach dem Auftreten einer Okulomotoriuslähmung zu einer rasanten Entwicklung eines Mittelhirnsyndroms, in dem die für das axiale Syndrom charakteristischen prodromalen, frühen und späten Zwischenhirnsyndrome übersprungen werden. Gleichzeitig mit dem Verlust der Lichtreaktion der Pupille ist meistens die kontralaterale Hemiparese bereits deutlich: Der Patient bewegt die kontralaterale Extremitäten sowohl spontan als auch bei Schmerzreizen spärlich oder überhaupt nicht, das *Babinski*-Zeichen ist positiv. Mit dem Eintreten der maximalen einseitigen Pupillenerweiterung und auch der äußeren Okulomotoriuslähmung (das Auge ist nach außen gedreht und fixiert, das Oberlid hängt) verfällt der Patient ins Koma. Infolge der äußeren Okulomotoriuslähmung sind das Puppenkopfphänomen und der vestibulo-okuläre Reflex nur an dem nicht paretischen Auge auslösbar. Die Atmung ist vom *Cheyne-Stokes*-Typ. In seltenen Fällen kann eine zur Seite der erweiterten Pupille homolaterale Halbseitenparese auftreten. Diese ist entweder durch Kompression des verdrängten Hirnschenkels an dem dem raumfordernden Prozeß entgegengesetzten Rand des Tentoriumschlitzes verursacht oder ist Folge eines bereits vorhandenen, kontralateralen kortikalen Kontusionsherdes.

Im Stadium der Mittelhirnschädigung ist der Patient tief bewußtlos; bei Schmerzreizen kommt es zunächst nur auf der paretischen Seite zu Strecksynergien, die sich später auch auf die Gegenseite ausbreiten. Das *Babinski*-Zeichen wird beidseits positiv. Die bislang noch nicht erweiterte und auf Licht noch reagierende gegenseitige Pupille wird ebenfalls weiter (aber selten maximal dilatiert) und reagiert immer unausgiebiger auf Licht, bis sie reaktionslos wird. Der Ziliospinalreflex ist bereits vorher beidseits erloschen, das Puppenkopfphänomen wird auch am nicht paretischen Auge immer schwieriger auslösbar und verschwindet dann ganz. Die Kaltspülung des Ohres verursacht eine tonische Deviation zum gereizten Ohr, später wird auch diese Reaktion schwächer, und der okulo-vestibuläre Reflex erlischt.

Zum Zeitpunkt der Erweiterung der kontralateralen Pupille und der Abschwächung der vestibulo-okulären Reflexe sind gewöhnlich bereits generalisierte Strecksynergien, eine Hyperpnoe, Hypertension und Tachykardie vorhanden.

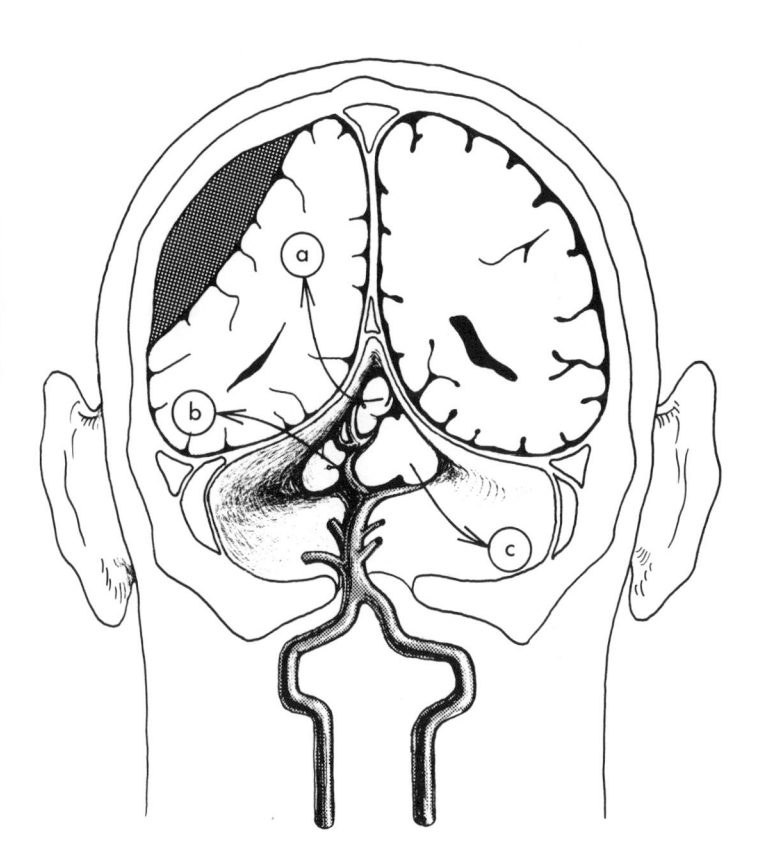

Abb. 14: **Laterale (unkale) Herniation** bei temporo-parietalem extrazerebralem Hämatom (Blick von hinten in den infratentoriellen Raum nach Wegnahme des Kleinhirns). Kaudalverlagerung der mediobasalen Temporallappenanteile mit Herniation in den Tentoriumschlitz (a), Zerrung und Kompression der ebenfalls kaudalverlagerten A. cerebri posterior (b) und Torquierung des Mittelhirns (c).

60 Syndrome

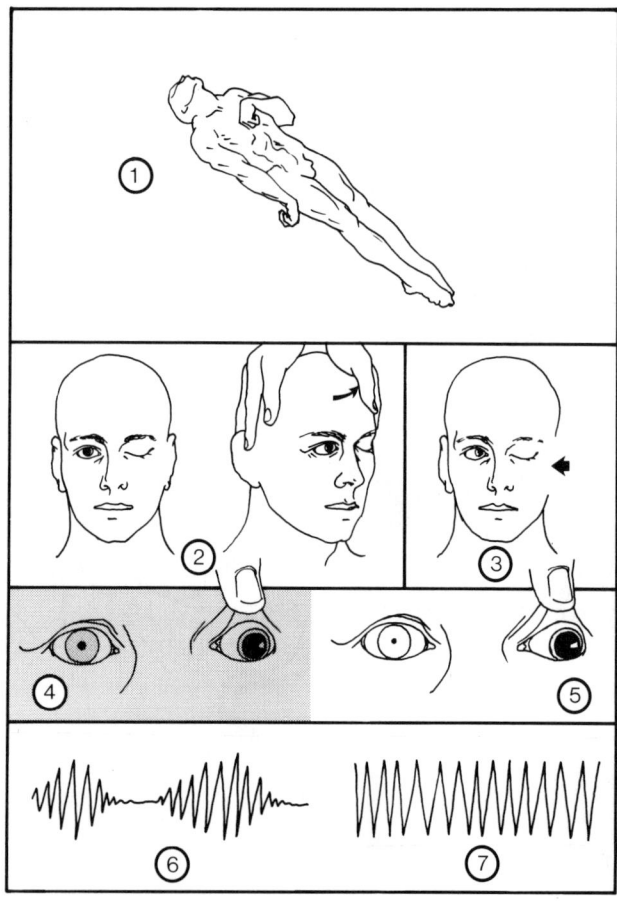

Abb. 15: **Das laterale Einklemmungssyndrom** (dargestellt am Beispiel eines linksseitigen raumfordernden Hämatoms). Hemiparese (kontralateral zum raumfordernden Prozeß) mit Auftreten von Strecksynergismen zuerst auf der gelähmten Seite (1). Infolge der Okulomotoriuslähmung nur einseitige Reaktion (des gesunden Auges) bei Prüfung des Puppenkopfphänomens (2) und des vestibulo-okulären Reflexes (3). Maximale Erweiterung (4) der homolateralen lichtstarren Pupille (5). Zuerst Cheyne-Stokes-Atmung (6), mit Fortschreiten der Mittelhirneinklemmung zentrale Hyperpnoe, „Maschinenatmung" (7).

Von nun an entwickelt sich die Hirnstammdysfunktion in rostrokaudaler Richtung wie beim axialen Hirnstamm-Kompressionssyndrom.

Wegen der lokalen Ischämie, die durch eine direkte Kompression des Mittelhirns und der A. cerebri posterior, vor allem ihrer direkt zum Hirnstamm verlaufenden Rami perforantes, leicht entstehen kann, kommt es bei der unkalen Einklemmung rascher und insgesamt auch häufiger zu strukturellen Hirnstammläsionen als bei der axialen Hirnstammkompression. Deshalb sind die Überlebenschancen im allgemeinen und die Aussichten auf eine Rückbildung mit guter Wiederherstellung bei einer unkalen, lateralen Einklemmung sehr ungünstig, sobald das Stadium der ausgeprägten Mittelhirndysfunktion erreicht ist.

Es ist außerordentlich wichtig, die Entwicklung eines raumfordernden Prozesses, besonders eines extrazerebralen Hämatoms, schon im frühen Stadium des unkalen Syndroms zu erkennen, da die Aussichten auf eine vollständige Wiederherstellung eines Verletzten, der vor der Entwicklung einer Mittelhirneinklemmung operiert wurde, speziell beim epiduralen Hämatom noch gut sind.

Wo die Möglichkeit einer raschen Diagnostik (CT) nicht gegeben ist, muß sofort operiert werden. Es darf keine Zeit durch Transport verloren werden.

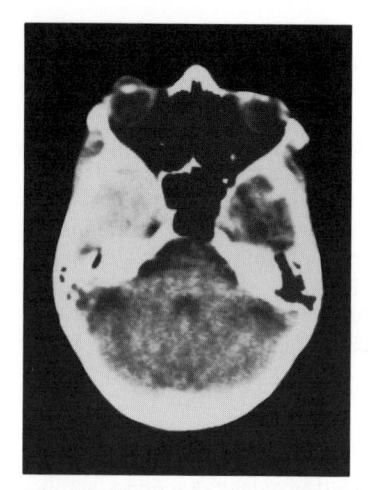

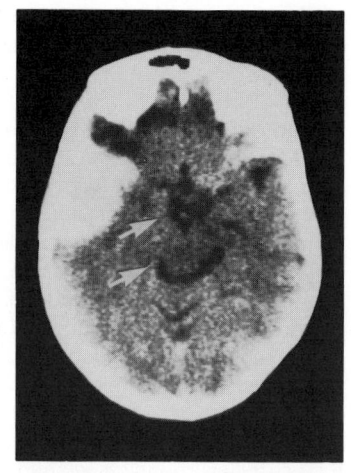

Abb. 16: **Unkale Herniation.** 63 J., CT 6 Stunden nach Sturz bei kardialer Synkope: Aphasie, progrediente Eintrübung, Kalottenfraktur links temporal. Epidurales Hämatom links temporobasal mit Uncusherniation: Die Cisterna ambiens und die suprasellären Zisternen (→) sind von links deutlich komprimiert durch die Einpressung der benachbarten Schläfenlappenanteile.

1.3.6 Apallisches Syndrom

Im Gefolge einer ausgedehnten, globalen Großhirnschädigung oder einer Hirnstammläsion kann sich ein traumatisches apallisches Syndrom entwickeln.

Das apallische Syndrom ist kein definitiver Zustand, sondern erfaßt eine Reihe von posttraumatischen Entwicklungsstadien. Es ist in der Regel umso ausgeprägter, je schwerwiegender die Hirnstammdysfunktion war und je länger das Koma andauerte.

Das traumatische apallische Syndrom als Folge einer schweren SHV oder ihrer raumfordernden Komplikationen (Hämatom, Hirnödem) entwickelt sich aus dem klinischen Bild eines Mittelhirnsyndroms. In einem **Übergangsstadium** befindet sich der Verletzte zunächst noch im Koma, der Phase des „Coma prolongé", mit Streckstellung aller Extremitäten („Dezerebrationshaltung"), später mit Beugestellung der Arme und Streckstellung der Beine („Dekortikationshaltung"). Die vegetativen Reaktionen bleiben weiterhin enthemmt mit einer Neigung zur Sympathikotonie in Form von Tachykardie, labilem Blutdruck, spontanen Hyperthermieschüben und vermehrter Schweiß- und Speichelsekretion.

Im weiteren Verlauf treten langsame, ungezielte Flucht- und Abwehrbewegungen auf Schmerzreize an die Stelle der Strecksynergien. In dieser Phase der **„Parasomnie"** stellen sich vermehrt Kau- und Saugautomatismen ein, der Schnauz- und Lippenschlußreflex, der Palmomentalreflex und die tonischen Greifreflexe sind ausgeprägt auslösbar.

Noch später öffnet der Patient die Augen und hält sie spontan für immer längere Zeit offen; er fixiert jedoch nicht, der Blinzel- oder Drohreflex fehlt. In dieser Phase des **„Coma vigile"** oder des **„akinetischen Mutismus"** stellen sich motorische Primitivschablonen und pathologische Haltungsreflexe ein, wie zum Beispiel die „Fechterstellung" der Arme bei passiver Kopfdrehung. Orale Automatismen in Form von Kau-, Lutsch- und Saugbewegungen sind nach wie vor ausgeprägt. Die gewöhnlich vorhandene Tetraspastik führt zu einer Beugestellung der Arme und Streckhaltung der Beine. Das Vegetativum wird stabiler, obwohl der Patient noch zu profusem Schwitzen und plötzlichem Kollaps beim Umlagern oder beim Aufrichten neigt.

Das **Vollbild des apallischen Syndroms** ist gekennzeichnet durch:

— **Ausfall der Großhirnfunktionen.** Der Patient befindet sich in einem Coma vigile: Er öffnet zwar die Augen spontan, fixiert aber nicht und stiert ins Leere. Der Blinzelreflex auf Drohbewegungen fehlt noch. Der Patient zeigt keine psychischen Reaktionen, er wirkt „mutistisch", „aphasisch", „agnostisch", „apraktisch", „akinetisch", jegliche emotionale Reaktion fehlt. Der Schlaf-Wachrhythmus ist nicht der örtlichen Zeit angepaßt, er kann invertiert sein.

— **Enthemmung von autonomen Hirnstammfunktionen,** die sich in motorischen Primitivschablonen wie Saug-, Lutsch- und

Kaubewegungen im Leerlauf, im gesteigerten tonischen Greifreflex, in Massenbewegungen und abnormen Haltungs- und Stellreflexen sowie in vegetativen Funktionsstörungen manifestieren.
- **Folgen der Läsionen zentraler Funktionssysteme bzw. definierter zerebraler Strukturen:** Spastische Tetraparese mit mehr oder minder stark ausgeprägter Kontrakturstellung der Extremitäten; parkinsonähnliche Symptome mit Rigor, maskenhaftem Salbengesicht, Hypersalivation; Blasen-Mastdarmstörungen, okulomotorische Störungen und nicht zuletzt abgrenzbare hirnpathologische Lokalsymptome durch superponierte Hirnläsionen.

Beim apallischen Syndrom besteht grundsätzlich die Möglichkeit zur Remission und zur Wiederherstellung der gestörten Funktionen.

Die Wiederherstellung im **Remissionsstadium** des apallischen Syndroms vollzieht sich stufenweise. Zunächst stellen sich primitive psychomotorische Reaktionen ein, die anfangs ungerichteten Angst- und Unmutreaktionen werden differenzierter, an Stelle von Massenbewegungen als grobe Abwehrbewegungen kommt es über eine Verfeinerung motorischer Primitivschablonen zu gezielten Abwehrbewegungen.

„Der Apalliker" beginnt zunächst, mit den Augen zu fixieren und dann mit den Augen zu folgen. Über eine Phase des reflektorischen Greifens bzw. Beißens (Magnetreflex bzw. Bulldogreflex) kommt es zu adäquatem Nachgreifen. Die Emotionen werden abgestimmter, der Patient zeigt zuerst eine Hinwendung zu, später ein grobes Erkennen von Personen und Gegenständen. Zugleich normalisiert sich auch der Schlaf-Wachrhythmus. In der weiteren Entwicklung kommt es zu Laut- und dann auch zu Wortäußerungen sowie zu komplexeren motorischen Reaktionen auf verbale Aufforderung. Soweit das Vorliegen bleibender pyramidaler, extrapyramidaler oder zerebellärer Störungen es erlaubt, kehrt zuletzt auch die Fähigkeit zu spontanen und zweckgerichteten Willkürbewegungen und zum Sprechen zurück.

Bei etwa ⅔ der Verletzten, die ein apallisches Syndrom durchgemacht haben, mündet die klinische Entwicklung in einen Defektzustand, der unterschiedlich schwer sein kann. Die Prognose ist besonders ungünstig in den Fällen, bei denen neben dem Hirntrauma auch eine Hypoxie bestanden hatte. Dennoch sollten im Frühstadium keine definitiven Aussagen zur Prognose gemacht werden.

Bei Verletzten unter 20 Jahren ist die Prognose wesentlich günstiger als bei älteren Patienten. Eine vollständige oder weitgehende Wiederherstellung nach einem apallischen Syndrom ist nur bei jungen Menschen möglich. Bei diesen kann auch noch nach monatelang bestehendem apallischem Syndrom eine befriedigende Restitution erfolgen.

Bei Kindern, die nach einem Trauma auf einer Intensivstation behandelt werden, kann manchmal der Zustand einer psychomotorischen Erstarrung auftreten, der ein apallisches Syndrom imitiert. Es handelt sich bei diesem psychomotorischen Stupor, dem **Dornröschenschlaf-Syndrom,** um eine psychische Notfallreaktion, um eine primitive Fluchtreaktion aus der unerträglichen Lage mittels Ausblendung aller Außenreize und innerer Regungen. Dieser psychoreaktive, mutistisch-akinetisch-apathische Zustand kann zur Annahme eines Coma vigile oder eines apallischen Syndroms verleiten, obwohl hierbei die Zeichen einer Enthemmung von Hirnstammfunktionen, eine Tetraspastik oder Beuge-Strecksynergismen fehlen. In solchen Fällen löst sich die psychomotorische und affektive Erstarrung rasch nach Einsetzen einer gezielten und intensiven psychischen Betreuung des Kindes.

1.3.7 „Dissoziierter" Hirntod

Durch maschinelle Beatmung und medikamentöse Kreislaufunterstützung ist es möglich, einen Patienten noch „am Leben" zu halten, obwohl es infolge der äußeren Gewalteinwirkung oder des intrakraniellen Druckanstiegs zu einer globalen Hirnschädigung mit irreversiblem Ausfall der zerebralen Funktionen gekommen ist. Die üblichen Kriterien zur Bestimmung des Todeszeitpunkts, nämlich Atemstillstand und Asystolie, werden dabei nicht erfüllt. In den letzten 20 Jahren etablierte sich für solche Fälle der Begriff „dissoziierter" Hirntod.

66 Syndrome

Als dissoziierter Hirntod wird der Zustand des dauerhaften, vollständigen Verlustes aller zerebralen Funktionen vor dem Aussetzen der Herztätigkeit bezeichnet. Der Hirntod wird klinisch durch Bewußtlosigkeit, Ausfall sämtlicher zerebraler Reflexe und irreversiblen Atemstillstand ausgewiesen.

Neben dem Vorliegen einer Bewußtlosigkeit sind die klinischen Zeichen des **Hirnstammfunktionsausfalls** besonders wichtig: Die Pupillen sind weit und reaktionslos, die Bulbi unbeweglich; der vestibulo-okuläre Reflex, der Korneal-, Würge- und Hustenreflex fehlen; der Atemstillstand ist irreversibel, d.h., es erfolgt keine Spontanatmung auch nach pCO_2-Erhöhung weit über die Reizschwelle des Atemzentrums hinaus. Die Herzfrequenz ändert sich nicht bei Druck auf die Augäpfel (fehlende okulokardiale Reaktion) und bei i.v. Injektion von Atropin. Der Ausfall von spinalen Reflexen, der Muskeleigenreflexe, des Plantarreflexes und der Bauchhautreflexe ist für die Feststellung des dissoziierten Hirntodes nicht verbindlich. Bei etwa ⅔ der Patienten mit bereits angiographisch nachgewiesenem zerebralem Kreislaufstillstand sind diese spinalen Reflexe noch auslösbar.

Nicht in jedem Fall tritt auch ein Blutdruckabfall auf. Bei jungen, sonst gesunden Verletzten kann der Blutdruck ohne medikamentöse Unterstützung noch tagelang nach dem Eintritt des dissoziierten Hirntodes stabil bleiben. Bald nach Eintritt des dissoziierten Hirntodes manifestiert sich eine Poikilothermie mit Abfall der Körpertemperatur unter 35 °C.

Die Frage, wie lange die klinischen Zeichen bei wiederholten Untersuchungen vorhanden sein müssen, um die Diagnose des dissoziierten Hirntodes stellen zu dürfen, wird unterschiedlich beantwortet. Man kann sich dabei nach dem Grundsatz richten: Je länger die Zeit der klinischen Beobachtung und Behandlung des Verletzten ist, um so kürzer darf die Dauer des Ausfalls der zerebralen Aktivität sein, um die Diagnose „klinischer Hirntod" stellen zu können.

Solange ausschließlich klinische Kriterien dem Nachweis der zerebralen Reaktionslosigkeit zugrunde liegen, sollten diese mindestens 12 Std. vorhanden gewesen sein, bevor man sich zu einer Therapia minima entscheidet.

Das EEG liefert wertvolle Hilfe bei der Feststellung des Hirntodes. Es sollte eine mindestens 30minütige störungsfreie Ableitung mit zeitweiliger maximaler Verstärkung sowie mit Anwendung sensorischer Reize (Licht, laute Geräusche, Schmerz) durchgeführt werden. Ein Zustand, bei dem während 12 Stunden wiederholt ein **Nullinien-EEG** ableitbar ist, wird nicht überlebt, es sei denn, es liegt eine Intoxikation, z. B. mit Barbituraten, vor. Der Nachweis von auch nur gelegentlicher zerebraler bioelektrischer Aktivität läßt die Diagnose „Hirntod" nicht zu. Ein häufiges Artefakt, das die Feststellung eines isoelektrischen EEGs erschwert, ist die Überlagerung durch das EKG.

Die Untersuchung des **Augenhintergrundes** kann Hinweise auf ein Sistieren des zerebralen Kreislaufs liefern; in den Netzhautvenen kann man Flocken von sedimentierten Blutkörperchen erkennen.

Der Beweis des Hirntodes wird durch den Nachweis eines zerebralen Kreislaufstillstandes mit Hilfe der **zerebralen Angiographie** erbracht. Das Angiogramm zeigt dann einen Abbruch der Kontrastmittelsäule proximal des Eintritts aller vier Hirnarterien in das Schädelinnere. Eine Angiographie wird bevorzugt immer dann durchgeführt, wenn beim Vorliegen der klinischen Zeichen des Hirntodes ein Verletzter als **Organspender** in Frage kommt. Abgesehen davon, daß durch das Angiogramm der zweifelsfreie Nachweis des dissoziierten Hirntodes dokumentiert wird, kann in solchen Fällen eine zeitliche Verzögerung der sicheren Feststellung des Hirntodes vermieden werden und die Organentnahme vor dem Auftreten schwerer Zirkulationsstörungen durch einen Blutdruckabfall erfolgen.

Rechtsverbindliche Vorschriften zur Feststellung des Hirntodes bestehen zur Zeit noch nicht. Wir empfehlen, sich bei der Feststellung des dissoziierten Hirntodes nach den Kriterien zu richten, die der Wissenschaftliche Beirat der Bundesärztekammer in seiner **Stellungnahme** gibt (Deutsches Ärzteblatt, 79. Jahrgang, Heft 14 vom 9.4.1983 mit 2. Fortschreibung der Stellungnahme: Deutsches Ärzteblatt 88, Heft 49 vom 5. Dezember 1991):

68 Syndrome

Definition, Diagnose

„Hirntod" wird definiert als Zustand des irreversiblen Erloschenseins der Gesamtfunktion des Großhirns, des Kleinhirns und des Hirnstamms, bei einer durch kontrollierte Beatmung noch aufrechterhaltenen Herz-Kreislauf-Funktion.

Der Hirntod ist der Tod des Menschen.

Die Diagnose des Hirntodes stützt sich auf
— die exakte Einhaltung von Voraussetzungen,
— die Feststellung der klinischen Symptome von Koma, Hirnstamm-Areflexie und Atemstillstand, sowie
— auf den Nachweis der Irreversibilität des Hirnfunktions-Verlustes.

Das diagnostische Vorgehen wird hier beschrieben und ist in der Abbildung skizziert. Besonderheiten im Kindesalter werden berücksichtigt (siehe Anmerkungen und Kommentar).

1. **Voraussetzungen**
1.1 Vorliegen einer akuten schweren primären oder sekundären Hirnschädigung. Bei den primären Hirnschädigungen ist zwischen supratentoriellen und infratentoriellen Schädigungen zu unterscheiden (Anmerkung I).
1.2 Ausschluß von Intoxikation, neuromuskulärer Blockade, Unterkühlung, Kreislaufschock, endokrinem oder metabolischem Koma als mögliche Ursache oder wesentliche Mitursache des Ausfalls der Hirnfunktion im Untersuchungszeitraum (Anmerkung 2).

2. **Maßgebliche klinische Symptome des Ausfalls der Hirnfunktion**
2.1 Bewußtlosigkeit (Koma);
2.2 Lichtstarre beider wenigstens mittel-, meistens maximal weiten Pupillen, wobei keine Wirkung eines Mydriatikums vorliegen darf;
2.3 Fehlen des okulo-zephalen Reflexes;
2.4 Fehlen des Kornealreflexes;
2.5 Fehlen von Reaktionen auf Schmerzreize im Trigeminusbereich;
2.6 Fehlen des Pharyngealreflexes
2.7 Ausfall der Spontanatmung (Anmerkung 3).

Das Vorliegen aller dieser Befunde muß übereinstimmend von zwei Untersuchern festgestellt und dokumentiert werden (siehe Protokoll zur Feststellung des Hirntodes auf der übernächsten Seite und Anmerkung 5).

Die Irreversibilität des Hirnfunktionsverlustes muß nachgewiesen werden entweder durch weitere klinische Beobachtungen während angemessener Beobachtungszeit oder durch ergänzende Untersuchungen.

3. Ergänzende Untersuchungen

Es kommen alternativ in Frage: Null-Linien-EEG oder Erlöschen der evozierten Potentiale oder zerebraler Zirkulationsstillstand. In allen Fällen müssen dafür die Voraussetzungen Ziffer 1.1 und 1.2 erfüllt sein und die symptome Ziffer 2.1 bis 2.7 vorliegen.

3.1 EEG:
Wird eine EEG-Untersuchung durchgeführt und ergibt sich während einer kontinuierlichen Registrierung über mindestens 30 Minuten eine hirnelektrische Stille (Null-Linien-EEG), so kann, außer bei Säuglingen und Kleinkindern, der Hirntod ohne weitere Beobachtungszeit festgestellt werden.

Bei Neugeborenen und Säuglingen sowie Kleinkindern bis zum vollendeten zweiten Lebensjahr muß wegen der physiologischen Unreife des Gehirns die EEG-Registrierung nach 72 beziehungsweise 24 Stunden wiederholt werden, bevor der Hirntod festgestellt werden kann (Anmerkung 6).

3.2 Evozierte Potentiale:
Bei primärer supratentorieller und bei sekundärer Hirnschädigung kann das in mehrfachen Untersuchungen festgestellte schrittweise bilaterale Erlöschen der intrazerebralen Komponenten, Welle III-V, der frühen akustisch evozierten Potentiale (FAEP) die Irreversibilität des Hirnstamm-Funktionsausfalles beweisen und eine weitere Beobachtungszeit ersetzen. Dies gilt nicht bei Neugeborenen (Anmerkung 7).

3.3 Zerebraler Zirkulationsstillstand:
Primäre und sekundäre Hirnschädigungen der Ziffer 1.1 können zu hochgradiger intrakranieller Drucksteigerung und dadurch zum zerebralen Zirkulationsstillstand führen.

Dieser kann bei ausreichendem Systemblutdruck mittels Dopplersonographie oder durch zerebrale Perfusions-Szintigraphie nachgewiesen werden (Anmerkung 8). Liegt zerebraler Zirkulationsstillstand vor, so kann der Hirntod ohne weitere Beobachtungszeit diagnostiziert werden.

Wurde bei einer zur Klärung der Art der Hirnschädigung durchgeführten beidseitigen Angiographie ein zerebraler Zirkulationsstillstand nachgewiesen, so kann — wenn die Symptome Ziffer 2.1 bis 2.7 vorliegen — ebenfalls der Hirntod ohne weitere Beobachtungszeit festgestellt werden.

Syndrome

4. **Zeitdauer der Beobachtung**

Wenn keine ergänzenden Untersuchungen entsprechend Ziffer 3 vorliegen, müssen die unter Ziffer 2 aufgeführten Ausfallsymptome
— bei Erwachsenen und bei älteren Kindern
— nach primärer Hirnschädigung während mindestens zwölf Stunden
— nach sekundärer Hirnschädigung während drei Tagen
mehrmals übereinstimmend nachgewiesen werden, bis der Hirntod festgestellt werden kann;
— bei Neugeborenen und Säuglingen sowie Kindern bis zum vollendeten zweiten Lebensjahr soll in allen Fällen mit primärer Hirnschädigung die Beobachtungszeit 72 beziehungsweise 24 Stunden betragen.

Mit der vollständigen Feststellung und Dokumentation der Kriterien des Hirntodes gemäß Ziffer 2 bis 3 oder 4 ist der Tod festgestellt

Anmerkung 1: Art der Hirnschädigung

Primäre Hirnschädigungen sind insbesondere schwerste Hirnverletzung, (spontane) intrakranielle Blutung, Hirninfarkt, seltener auch maligne Hirntumoren oder akuter Verschluß-Hydrozephalus.

Bei primären infratentoriellen Prozessen wird auf die Besonderheiten der Symptomfolge hingewiesen, die eine EEG-Kontrolle zwingend erforderlich machen (Anmerkung 6).

Sekundäre Hirnschädigung kann die Folge von Hypoxie, von kardial bedingtem Kreislaufstillstand oder langdauerndem Schock sein.

Anmerkung 2: Einschränkende Voraussetzungen

Durch genaue Erhebung von Vorgeschichte und Befunden muß mit einer jeden vernünftigen Zweifel ausschließenden Gewißheit sichergestellt sein, daß keiner der unter Ziffer 1.2 genannten pathogenen Faktoren vorliegt der den Eintritt der Hirnfunktionsstörungen beeinflussen könnte. Bei möglicher Nachwirkung therapeutisch angewandter zentral dämpfender Medikamente muß innerhalb der Hirntoddiagnostik ein zerebraler Zirkulationsstillstand nachgewiesen werden (siehe Ziffer 3.3 und Anmerkung 8).

Anmerkung 3: Prüfung des Atemstillstandes

Der Apnoe-Test ist obligatorisch; er soll im Koma erst nach vollständigem Ausfall der Hirnstamm-Reflexe durchgeführt werden; er besteht aus einer Hypoventilationsphase und einer Diskonnektionsphase: Nach voraufgehender Beatmung mit 100 Prozent Sauerstoff wird das Ventilationsvolumen auf etwa ein Viertel des Ausgangsvolumens so lange reduziert, bis der $paCO_2$-Wert mindestens 60 mmHg erreicht hat. Danach erfolgt, unter hinreichender Insufflation von Sauerstoff in den Endotrachealkatheter, die

Diskonnektion zur Objektivierung der Apnoe. Der Ausfall der Spontanatmung ist bewiesen, wenn innerhalb einer angemessenen Frist keine spontanen Atemzüge auftreten.

Bei Neugeborenen sowie bei Patienten mit pulmonalen Diffusions- und Verteilungsstörungen sind die besonderen Gegebenheiten zu berücksichtigen.

Auch bei Anenzephalen muß innerhalb der Hirntod-Diagnostik der Atemstillstand nachgewiesen werden.

Anmerkung 4: Neurologische Symptomatik

Spinale Reflexe und Reaktionen sowie die periphere Leitfähigkeit von Hirnnerven und die periphere Erregbarkeit von Gesichtsmuskeln können im Hirntod vorübergehend noch erhalten bleiben oder wiederkehren, solange der Körper-Kreislauf und die Beatmung aufrechterhalten werden. Der über den Hirnstamm verlaufende Blinzelreflex erlischt klinisch mit Eintreten der Hirnstamm-Areflexie.

Anmerkung 5: Feststellung der Befunde durch zwei Untersucher

Von den beiden Ärzten muß wenigstens einer über mehrjährige Erfahrung in der Intensivbehandlung von Patienten mit schwerer Hirnschädigung verfügen. Im Falle einer in Aussicht genommenen Organentnahme müssen beide Ärzte unabhängig von einem Transplantationsteam sein.

Anmerkung 6: EEG-Untersuchung

Das EEG sollte nach den technischen Richtlinien der Deutschen EEG-Gesellschaft (Hirsch et al., 1970) beziehungsweise der International Federation of Societies for EEG and Clinical Neurophysiology (1983) mit mindestens acht Skalpelektroden bei einem Mindestabstand von 10 cm durchgeführt werden. Die Beurteilung muß durch einen entsprechend erfahrenen Arzt erfolgen.

Bei primären infratentoriellen Prozessen kann die elektrische Aktivität im EEG den Eintritt der Apnoe um mehrere Stunden überdauern. Auch hier kann erst bei Vorliegen eines Null-Linien-EEG der Hirntod festgestellt werden. Bei sekundärer Hirnschädigung sollte ein Null-Linien-EEG frühestens sechs Stunden nach Eintritt der Hirnschädigung abgeleitet werden.

Bei Neugeborenen kann der Hirntod bei Ausfall der Hirnfunktion und Null-Linien-EEG mit Sicherheit nach drei Tagen festgestellt werden.

Anmerkung 7: Multimodal evozierte Potentiale

Die Untersuchungen müssen von einem in dieser Methodik erfahrenen Arzt ausgeführt und einwandfrei dokumentiert werden, zum Beispiel nach den technischen Empfehlungen von Hacke, Stöhr et al., 1985. Zur Bewertung der FAEP muß die Intaktheit des peripheren akustischen Rezeptors gesichert sein. Falls die erstmalige Untersuchung der FAEP erst nach der

Apnoe erfolgt, erlaubt das sofortige bilaterale Fehlen der Wellen III bis V dieselben Rückschlüsse, wie das schrittweise Erlöschen, sofern mindestens die Welle I bilateral eindeutig erhalten ist. Der bilaterale Ausfall der — bei einer Voruntersuchung vorhandenen — kortikalen SEP-Komponenten nach Medianus-Stimulation weist auf einen Funktionsausfall des Großhirns hin, sofern eine primär intratentorielle Läsion und eine Verletzung des Halsmarks sowie des peripheren Nervenabschnitts ausgeschlossen sind.

Bei sehr unreifen Frühgeborenen bis zu einem Gestationsalter von 30 Wochen p. c. liegen keine ausreichenden Daten und Erfahrungen vor.

Anmerkung 8: Zerebraler Zirkulationsstillstand

Der zerebrale Zirkulationsstillstand kann mit der Dopplersonographie durch transkranielle Beschallung der Hirnbasisarterien und Untersuchung der extrakraniellen hirnversorgenden Arterien von einem in dieser Methode speziell erfahrenen Untersucher bewiesen werden, wenn bei mindestens zweimaliger Untersuchung im Abstand von wenigstens 30 Minuten einer der folgenden Befunde beidseitig dokumentiert wird:

1. Biphasische Strömung (oszillierende Strömung) mit gleich ausgeprägter antero- und retrograder Komponente oder kleine frühsystolische Spitzen, die kleiner als 50 cm/s sind, und sonst fehlende systolische und diastolische Strömung in den Aa. cerebri mediae und Aa. carotides internae intrakraniell, sowie in den übrigen beschallbaren intrakraniellen Arterien und in den extrakraniellen Aa. carotides internae und Aa. vertebrales.

2. Ein Fehlen der Strömungssingale bei transkranieller Beschallung der Hirnbasisarterien kann nur dann als sicheres Zeichen eines zerebralen Kreislaufstillstandes gewertet werden, wenn derselbe Untersucher einen Signalverlust bei zuvor eindeutig ableitbaren intrakraniellen Strömungssignalen dokumentiert hat und an den extrakraniellen hirnversorgenden Arterien ebenfalls ein zerebraler Kreislaufstillstand nachweisbar ist.

Bei Säuglingen bis zum vollendeten sechsten Lebensmonat ist die Dopplersonographie für die Feststellung des Hirntodes nicht anwendbar.

Bei der zerebralen Perfusions-Szintigraphie muß die Nichtfüllung des intrakraniellen Raumes gegenüber der Normalaktivität des extrakraniellen Gebietes dokumentiert werden.

Bei der Serienangiographie der Hirngefäße muß eindeutig ein intrazerebraler Zirkulationsstillstand des injizierten Kontrastmittels erkennbar sein, zum Beispiel bei beidseitiger Karotis-Angiographie jeweils an der Hirnbasis oder im Anfangsteil der Hirnarterien, bei röntgenologischem Nachweis einwandfrei intraarterieller Lage der Infektionskanüle beziehungsweise des Katheters. Es muß ein ausreichender Blutdruck bestehen.

Bei der digitalen Subtraktions-Angiographie sind ausschließlich Befunde aus einem intraarteriellen Vorgehen verwertbar. Dabei ist zunächst eine digitale Subtraktionsangiographie mit dünnem Katheter (Charrière 5) und Injektion von 20 ml 60prozentigem, nichtionischem Kontrastmittel in den Aortenbogen mit zu dokumentierenden Aufnahmen der Hals- und Schädelbasis-Region ausreichend. Ergab die Aortenbogenangiographie keine genügende Darstellung der brachiozephalen Gefäße, müssen Befunde einer isolierten Prüfung wenigstens des Karotisgebietes beidseits vorliegen.

Kommentar

Einleitung. Diese Hirntodkriterien zielen bewußt darauf ab, daß die Hirntod-Diagnose in jedem Krankenhaus mit entsprechender Intensivstation im allgemeinen oder ergänzende apparative Diagnostik durchgeführt werden kann, was durch die Einhaltung der Beobachtungszeit ermöglicht wird. Über die Ausnahme bei primären intratentoriellen Prozessen siehe Anmerkung 6.

Die genaue Beobachtung unabdingbarer Voraussetzungen, die wiederholte Feststellung von Koma, Hirnstammareflexie und Apnoe und eine angemessene Beobachtungszeit oder geeignete ergänzende Untersuchungen geben den beiden Ärzten, die den Hirntod dokumentieren, eine jeden vernünftigen Zweifel ausschließende Sicherheit in der Diagnose des Hirntodes.

Hier wird auf Fortschritte in den technischen Untersuchungsmöglichkeiten für die Hirntod-Diagnose hingewiesen. Dabei wird berücksichtigt, daß auf manchen Gebieten die Entwicklung noch nicht abgeschlossen oder die klinische Erfahrung noch gering ist.

Auch bei der Bewertung von Messungen des intrakraniellen Druckes in seiner Auswirkung auf die Hirndurchblutung ergeben sich derzeit noch zu große methodische Schwierigkeiten. Etwaige Zweifel an der Eindeutigkeit des einen oder anderen Untersuchungsbefundes erfordern in jedem Falle weitere Beobachtung unter Fortführung der Behandlungsmaßnahmen.

Todeszeitpunkt. Da beim Hirntod der wirkliche Zeitpunkt des Eintritts des Todes nicht eindeutig feststellbar ist, wird der Zeitpunkt, zu welchem die endgültigen diagnostischen Feststellungen getroffen werden, dokumentiert.

Geltungsbereich und Protokollierung. Die Feststellung des Hirntodes und damit des Todes des Menschen nach den hier beschriebenen Kriterien gilt für alle Bedingungen, auch für eine Organentnahme.

Die zur Diagnose des Hirntodes führenden klinischen und apparativen Untersuchungsbefunde sowie alle Maßnahmen, die auf ihre Ausprägung Einfluß nehmen können, müssen dokumentiert werden mit Datum und Uhrzeit sowie den Namen der untersuchenden Ärzte. Die Aufzeichnung der Befunde kann entsprechend dem beiliegenden Protokollbogen oder in anderer zweckentsprechender Form vorgenommen werden. Sie ist dem Krankenblatt beizufügen.

Diese Kriterien können nur Entscheidungshilfen für den Arzt sein. Sie sind keine rechtsverbindlichen Vorschriften.

Wenn von „Entscheidungshilfen" zur Feststellung des Hirntodes gesprochen wird, so soll damit ausdrücklich bekundet werden, daß die maßgebliche Grundlage der Diagnostik in der persönlichen Untersuchung und ärztlichen Beobachtung, nicht aber im Einsatz von Apparaten liegt.

Die Verantwortung für die Feststellung des Hirntodes bleibt unteilbar beim Arzt.

2 Symptome bei Schädel-Hirn-Verletzungen

2.1 Bewußtseinsstörungen

Die Wirkung des Schlages während eines stumpfen SHT äußert sich vor allem in einer Beeinträchtigung des Bewußtseins. Auch posttraumatische Komplikationen, die eine Erhöhung des intrakraniellen Drucks bedingen, können zu Bewußtseinsstörungen führen.

Die Bewußtseinsstörungen lassen sich in zwei Gruppen unterteilen; in qualitative (oder inhaltliche) Störungen des Bewußtseins, wie sie beispielsweise bei produktiven Psychosen vorkommen, und in solche quantitativer (oder gradueller) Art, die sich in einer Beeinträchtigung der Vigilanz und einer Minderung der Bewußtseinsinhalte ausdrücken.

In der Hirntraumatologie sind die quantitativen Bewußtseinsstörungen, die Vigilanzstörungen, von entscheidender Bedeutung: Sie sind in der Regel das erste und das wichtigste Symptom im akuten Stadium nach einem SHT.

Bewußtlosigkeit, Bewußtseinstrübung und Bewußtseinsklarheit können wie folgt definiert werden:*)

Bewußtseinsklarheit ist die ungestörte Wahrnehmung der Umgebung und seiner selbst.

Bewußtseinstrübung ist ein Zustand verminderter Wahrnehmung der Umgebung und seiner selbst. Der Patient öffnet die Augen spontan oder auf Anruf oder Schmerzreize und/oder kann auf Aufforderungen hin gezielte Bewegungen ausführen.

Bewußtlosigkeit oder Koma ist ein Zustand von Unerweckbarkeit, in welchem der Patient die Augen geschlossen hat und diese weder auf Anruf noch auf Schmerzreize hin öffnet, und in dem er auf Aufforderungen hin keine Bewegungen ausführt. Möglich sind jedoch reflektorische, teils gezielte Abwehrbewegungen auf Schmerzreize.

---

*) Empfehlung des Committee of Neurotraumatology of the World Federation of Neurosurgical Societies (1976)

Öffnet ein Patient die Augen spontan oder auf Schmerzreize hin, darf man seinen Zustand nicht als Koma bezeichnen.

Begriffe wie Benommenheit, Apathie, Somnolenz, Sopor oder Stupor sollten bei der Einordnung der Bewußtseinslage gemieden werden, weil ihre Interpretation von Untersucher zu Untersucher variieren und ihre Verwendung daher zu Mißverständnissen führen kann.

> Die Dauer der Bewußtlosigkeit steht in der Regel im Zusammenhang mit der Schwere des SHT; sie wird daher als Maßstab für die Beurteilung der Schwere des Schädel-Hirntraumas herangezogen.

Die Einteilung der **SHT-Schweregrade** nach der Komadauer variiert bei den verschiedenen Autoren, ohne daß der Grundsatz, je länger das Koma, desto schwerer das Hirntrauma, in Frage gestellt wird. In Anlehnung an andere Autoren teilen wir das SHT nach der Komadauer infolge primärer Hirnverletzung (sekundäre Verletzungsfolgen sind nicht berücksichtigt) wie folgt ein:

— **leichtes SHT:** Kurzdauernde Bewußtlosigkeit und Bewußtseinstrübung bis zu 1 Stunde Dauer mit völliger funktioneller Wiederherstellung.

— **mittelschweres SHT:** Bewußtlosigkeit und Bewußtseinstrübung bis zu 24 Stunden Dauer.

— **schweres SHT:** Bewußtlosigkeit über 24 Stunden Dauer *ohne* oder über 6 Stunden Dauer *mit* Hirnstammdysfunktion.

Die Dauer der Bewußtlosigkeit ist neben dem Alter, dem Vorhandensein von raumfordernden intrakraniellen Blutungen und anderen Verletzungsfolgen auch das beste Kriterium für die prognostische Beurteilung der Überlebenschance von Schädel-Hirnverletzten.

Die Dauer der Bewußtlosigkeit selbst wird vom Alter des Patienten kaum beeinflußt. Das Alter spielt allerdings eine wesentliche Rolle für die Wiederherstellung. Bei Kindern und Jugendlichen kann eine vollständige Wiederherstellung sogar nach wochenlanger Bewußtlosigkeit erfolgen; im Alter von 20 — 50 Jahren wird bereits die Chance auf Wiederherstellung nach einer Woche Komadauer auf etwa 50% reduziert; die Möglichkeit einer Restitution bei Patienten über dem 50. Lebensjahr besteht schon nach 6 Tagen Komadauer praktisch nicht mehr.

Bei Patienten, die das Bewußtsein innerhalb der ersten 24 Stunden nach einem SHT wiedererlangen, ist die Wahrscheinlichkeit einer vollständigen Wiederherstellung nahezu 100%ig, falls keine zusätzlichen Komplikationen auftreten. Davon ausgenommen sind Ausfallserscheinungen durch direkte (umschriebene) Hirnverletzung (z.B. Lähmung).

Die Zeitspanne, die die Wiederherstellung beansprucht, steht wiederum in Relation zur Komadauer und zum Alter — d. h., je länger die Bewußtlosigkeit und je älter der Verletzte, desto länger ist die Dauer der Wiederherstellung.

In der Praxis muß die Bewußtseinslage schnell, genau und zugleich einfach erfaßt werden. Man kann sie durch die Reaktion des Patienten auf einfache Reize, auf die es sogar im Schlaf eine natürliche Antwort gibt, erfassen wie durch Ansprechen, Anrufen oder durch Schmerz. Die jeweils beste Reaktion, die der Patient unter Umständen erst nach wiederholter Reizanwendung zeigt, kennzeichnet die aktuelle Bewußtseinslage. Die Beschreibung (Aufzeichnung!) der Reaktion des Patienten soll vollständig und präzise sein, denn nur dann kann die Veränderung einer Bewußtseinsbeeinträchtigung zuverlässig verfolgt werden. Die Fragen: „Bleibt das Bewußtsein gleich?, bessert oder verschlechtert sich die Bewußtseinslage des Verletzten?" sind von primärer Bedeutung.

Man kann als Grundregel festlegen: Bessert sich die Bewußtseinslage, so erholt sich der Patient und vice versa.

Zur Einordnung der Bewußtseinslage und zur Verlaufskontrolle

Symptome bei SHV

A 1	klar	= Bewußtseinsklarheit
A 2	ansprechbar, leicht verlangsamt	
A 3	anrufbar, stark verlangsamt	= Bewußtseinstrübung
A 4	noch erweckbar (auf Schmerz)	
B 1	nicht erweckbar, prompte Reaktion auf Schmerz	
B 2	nicht erweckbar, träge Reaktion auf Schmerz	= Bewußtlosigkeit (Koma)
B 3	nicht erweckbar, keine Reaktion auf Schmerz	

Tabelle 1

wurde in Deutschland das **Begleitblatt für Schädel-Hirn-Verletzte** / D (H) 13a (Kopf) / von der BG eingeführt.

Die Einteilung in Schädel-Hirn-Traumen 1., 2. und 3. Grades wird gebildet durch allgemeine, psychische und/oder neurologische sowie vegetative Symptome, die bis zum 4. Tag nach der Verletzung abgeklungen sind (1. Grades), durch objektive neurologische und/oder psychische und vegetative Ausfälle, die sich im Laufe der ersten drei Wochen zurückbilden (2. Grades) oder länger als 3 Wochen nachweisbar bleiben (3. Grades).

Durch Heranziehen von wesentlichen neurologischen Funktionsstörungen wird im *Frowein*-Schema (in Anlehnung an das WFNS Coma grading) die Komatiefe differenzierter erfaßt:

Koma = Bewußtlosigkeit, geschlossene Augen

Koma Grad I — keine anderen zentralen neurologischen Funktionsstörungen
Koma Grad II — mit Paresen und/oder Pupillenstörungen. Augenbewegungen und Atmung intakt
Koma Grad III — mit oder ohne Pupillenstörungen, aber Augenbewegungen merklich gestört, und Strecksynergismen
Koma Grad IV — Pupillen weit und reaktionslos
Augenbewegungen gestört
Extremitäten schlaff
noch Spontanatmung

Tabelle 2: **Glasgow-Coma-Scale mit Vorschlag für eine einfache Befunddokumentation**

Überwachungsbogen
(für SHT und bewußtseinsgetrübte Patienten)   Name: Unfallzeit:

Zu bewertende Reaktion	beobachtete Reaktion	Punktzahl	Datum/Uhrzeit:										
Augenöffnen	spontan	4											
	auf Aufforderung	3											
	auf Schmerzreiz	2											
	kein Augenöffnen	1											
Beste sprachliche Antwort	voll orientiert	5											
	unvollst. orientiert	4											
	verworren	3											
	unverständlich	2											
	keine	1											
Beste motorische Reaktion	adäquate	6											
	gezielte Abwehr	5											
	unvollst. Abwehr	4											
	Beugesynergismen	3											
	Strecksynergismen	2											
	keine Bewegung	1											
Pupillen (Anisokorie re $\lessgtr$ li., LR +, −, =)													
Babinski (re.; li.; +; −)													
Bemerkung													

In ihrer klinischen Anwendung verbreiteter ist die **Glasgow-Coma-Scale** (GCS). In dieser wird die Bewußtseinslage ebenfalls mittels dreier leicht erfaßbarer Reaktionen bestimmt: Augenöffnen, Fähigkeit zum Sprechen, Art der motorischen Reaktion. Die Gesamtpunktzahl zeigt das Bewußtseinsniveau des Patienten und den Schweregrad des Hirntraumas an. Nicht miterfaßt wird die Qualität neurologischer Störungen. Es ist nicht unproblematisch, den Zustand eines Verletzten unmittelbar am Unfallort ohne Korrelation durch eine Punkteskala zu bewerten: Hierdurch kann die Handlungsaktivität des Arztes negativ beeinflußt werden. Der neueste Entwurf der Notarzteinsatzprotokolle auf Empfehlung der DIVI (Deutsche Interdisziplinäre Vereinigung für Intensiv- und Notfallmedizin) läßt beide Möglichkeiten der Befunddokumentation zu.

In unkomplizierten Fällen hat die Bewußtseinsstörung nach einem SHT ein typisches **Verlaufsmuster:** Das Bewußtsein erlischt mit dem Trauma abrupt. An das Koma schließt sich eine unterschiedlich lange Zeitspanne der abnehmenden Bewußtseinstrübung an. Während einer dritten Phase kehrt nach Wiedererlangen des Bewußtseins die Fähigkeit zu geordnetem psychisch-geistigem Leben (auf der gleichen oder auf einer niedrigeren Stufe wie vor der Verletzung) zurück. Während dieses Verlaufsmuster unverändert bleibt, kommt es in Abhängigkeit von der Schwere der primären traumatischen Hirnschädigung zu Unterschieden hinsichtlich der Gesamtdauer und der Ausprägung einzelner Verlaufsphasen. Eng gekoppelt mit den posttraumatischen Bewußtseinsstörungen sind dabei neurologische Symptome und Veränderungen der vegetativen Funktionen, die auf ein entsprechendes Niveau der Hirnstammdysfunktion hinweisen. Abweichungen von diesem Verlaufsmuster weisen auf intra- oder extrakranielle Komplikationen hin.

Bei bewußtlos eingelieferten Patienten mit Kopfverletzungen, z. B. einer Platzwunde, ist nicht leicht zu entscheiden, ob die Bewußtseinsstörung durch das Trauma verursacht wurde oder ob das Koma eine andere Genese hat, z. B. Folge einer Intoxikation, Hyper- bzw. Hypoglykämie oder einer zerebralen Ischämie ist.

Wenn bei einem Bewußtlosen die neurologische Symptomatik keiner bestimmten Etage der Hirnstammdysfunktion zugeordnet werden kann, muß eine toxische oder metabolische zerebrale

Funktionsstörung differentialdiagnostisch in Betracht gezogen werden. Beim **metabolisch-toxischen Koma** besteht eine diffuse zerebrale Dysfunktion. Dabei ist besonders auf die Pupillen zu achten: Sie sind bei einem metabolisch-toxischen Koma seitengleich, häufig eng, und zeigen fast immer eine erhaltene Lichtreaktion. Symmetrische myoklonische Zuckungen und generalisierte Krampfanfälle begleiten häufig eine metabolisch-toxische Bewußtseinsstörung.

Bei toxisch-metabolischen Enzephalopathien wie beispielsweise beim akuten Delir ist häufig die Vigilanzlage relativ wenig beeinträchtigt, vielmehr stehen qualitative (inhaltliche) Bewußtseinsstörungen im Vordergrund. Das Auftreten einer **symptomatischen Psychose** nach einem SHT mit Verwirrtheit, Trugwahrnehmungen, Angst, Unruhe spricht gegen die Entwicklung eines raumfordernden Hämatoms. Im Gegenteil, der Patient, der ein epidurales Hämatom entwickelt, wird in der Regel immer stiller, gedämpfter und schläfriger. Eine wichtige Ausnahme bilden jedoch die **Hämatome der hinteren Schädelgrube;** die Patienten zeigen häufig eine psychomotorische Unruhe mit Stöhnen und Herumwälzen, bis dann plötzlich und unerwartet ein Atemstillstand auftreten kann.

Während des Erwachens aus dem traumatischen Koma und vor dem Erreichen des klaren Bewußtseins durchlaufen die Patienten nicht selten eine meist kurze Phase des Verworrenseins und der motorischen Unruhe. Nach dem Erwachen aber zeichnen sich die psychischen Störungen für gewöhnlich nicht durch eine produktive psychotische Symptomatik in Form von Wahnvorstellungen, Halluzinationen oder Illusionen aus, sondern durch eine **quantitative Minderung der seelisch-geistigen Funktionen.** Die quantitative Beeinträchtigung zerebraler Funktionen, das sog. traumatische **Durchgangssyndrom,** ist gekennzeichnet durch Störungen von Antrieb, Affekt, Konzentrationsvermögen und vor allem durch Störungen von Merkfähigkeit und Gedächtnis.

> Jedes SHT, das einen — wenn auch nur kurzen — Bewußtseinsverlust verursacht hat, erzeugt eine Gedächtnisstörung, die traumatische Amnesie.

Die nach dem Trauma entstandene Erinnerungslücke, d. h. die **posttraumatische** oder **anterograde** Amnesie, umfaßt nicht nur die Zeitspanne der Bewußtlosigkeit und Bewußtseinstrübung, sondern auch eine unterschiedlich lange Zeit nach Wiederkehr des Bewußtseins. Im nachhinein wird dadurch die tatsächliche Dauer des posttraumatischen Durchgangssyndroms erkennbar. Manche Patienten können jedoch innerhalb der posttraumatischen Amnesie einzelne Gedächtnisinseln behalten, die meistens Schlüsselerlebnisse aus dieser Zeit betreffen.

Die posttraumatische (anterograde) Amnesie gibt zuverlässige Hinweise auf die Schwere des Traumas: Je länger die definitive Erinnerungslücke für die Ereignisse nach der Verletzung ist, desto schwerer war das Schädel-Hirntrauma.

Die Erinnerungslücke erfaßt auch das Unfallereignis selbst (kongrade Amnesie), in der Regel aber auch die Ereignisse unmittelbar vor dem Unfall. Diese **retrograde** Amnesie umfaßt meist nur eine kurze Zeitspanne, gewöhnlich wenige Sekunden vor der Verletzung. Die retrograde Amnesie kann zunächst — bald nach der Wiederkehr des Bewußtseins und während des Durchgangssyndroms — größere Zeiträume (Stunden, Tage, ja Monate) vor der Verletzung einschließen. Mit dem Fortschreiten der Wiederherstellung verringert sich die Erinnerungslücke, die retrograde Amnesie „schrumpft" zu einer bleibenden, meist kurzen Gedächtnislücke.

Die Dauer der retrograden Amnesie ist kein verläßliches Kriterium für die Schwere eines Traumas. Die retrograde Amnesie hat aber ihre Bedeutung für die Entscheidung, ob überhaupt ein SHT stattgefunden hat.

Neben der Antriebsstörung prägen die Gedächtnisstörungen das Verhalten des Verletzten nach dem Wiedererlangen des Bewußtseins am stärksten. Unmittelbar nach dem Aufwachen schafft die fehlende Erinnerung für das Unfallgeschehen für manche Patienten, auch nach einem leichten SHT, erhebliche Probleme. Sie fragen immer wieder, manchmal mißtrauisch, was geschehen ist, warum sie hier sind. Sie wollen nicht glauben, daß sie einen Unfall gehabt haben („das müßte ich ja wissen!") und drängen uneinsichtig nach Hause. In seltenen Fällen kann nach SHT ein länger anhaltendes amnestisches Syndrom (traumatisches *Korsakow-*

Syndrom) vorkommen: Der Patient ist infolge der ausgeprägten Merkfähigkeitsstörungen zeitlich und örtlich desorientiert, findet sich auf der Station nicht zurecht, füllt die Gedächtnislücken mit Konfabulationen und erlebt sich manchmal in einer vergangenen Situation oder einem früheren Lebensabschnitt. Die traumatische Amnesie kann auch bei Erwachsenen, die nach einem SHT häufig noch intubiert, beatmet und relaxiert auf der Intensivstation das Bewußtsein erlangen, das Aufpfropfen von psychoreaktiven Störungen begünstigen, die zu stuporösen Zustandsbildern führen (siehe „Dornröschenschlaf-Syndrom" bei SHT im Kindesalter). Orientierungsstörungen können bei traumatisch bedingten Aphasien beobachtet werden. Dadurch kann eine Bewußtseinsstörung vorgetäuscht werden.

2.2 Atemstörungen

Die zentral ausgelösten Veränderungen der Atmung sind ein verläßliches Zeichen vitaler Funktionsstörungen des ZNS nach einem Schädel-Hirntrauma. Bei ihrer Beurteilung ist jedoch stets zu berücksichtigen, daß die zentral-neuralen und die metabolischen Einflüsse auf die Atmung zusammenwirken und sich häufig überlappen.

Wenn ein Verletzter im Koma ruhig, regelmäßig und langsam wie im Schlaf atmet, darf man annehmen, daß keine lebensgefährliche diffuse Störung des ZNS vorliegt.

Eine wichtige Ausnahme bilden allerdings die raumfordernden Hämatome der hinteren Schädelgrube und die raumfordernd wirkenden Kleinhirnkontusionen. In solchen Fällen kann plötzlich innerhalb von Minuten und ohne Vorzeichen eine akute Atemdepression bis zum Atemstillstand auftreten.

Die *Cheyne-Stokes-* Atmung ist nach einem SHT sehr häufig. Dieser Atemtypus ist charakterisiert durch einen periodischen Anstieg und Abfall der Atemtiefe mit zwischengeschalteten apnoischen Pausen. Die rhythmische Änderung der Atmung ist häufig von einem periodischen Wechsel der neurologischen Symptomatik begleitet: In der apnoischen Phase entspannt sich der Patient, wie wenn er in Schlaf verfallen sei. In der Phase der Atemaktivität treten dagegen eine Tonussteigerung und eine Erhöhung der Reagibilität ein, als ob er erwachen würde.

> Die verbreitete Befürchtung, daß die Cheyne-Stokes-Atmung ein schlechtes Zeichen ist, ist nur dann berechtigt, wenn weitere Symptome einer Hirnstammdysfunktion vorliegen. Für sich allein ist sie keine Indikation für Notfallmaßnahmen.

Die *Cheyne-Stokes*-Atmung weist viele Variationen auf, sowohl hinsichtlich der Änderung der Atemfrequenz und -amplitude als auch hinsichtlich der Häufigkeit apnoischer Phasen. Abzugrenzen ist eine prognostisch ungünstigere Variante, die den Übergangstypus zur mesenzephalen Hyperpnoe darstellt: Es kommt zum raschen Wechsel von kurzen Atemperioden, aus 4 — 5 schnell aufeinander folgenden tiefen Atemzügen, mit kurzen apnoischen Pausen. Ein solcher Atemrhythmus aus kurzen Zyklen kündigt gewöhnlich eine rasche Verschlechterung der Hirnstammfunktionen an.

Eine regelmäßige, aber stark beschleunigte Atmung (40 — 70 Atemzüge/min.), die **zentrale Hyperpnoe oder „Maschinenatmung"**, ist Ausdruck einer mesenzephal-pontinen Dysfunktion. Die einzelnen Atemzüge sind häufig vertieft. Durch die Hyperventilation entsteht leicht eine respiratorische Alkalose. Bei einer rein zentralen Hyperpnoe ist der pO_2 normal bei gleichzeitig erniedrigtem pCO_2 ($<$ 30 Torr) und erhöhtem pH ($>$ 7,48). Wenn bei einem komatösen Verletzten die Hyperpnoe und die respiratorische Alkalose mit einem niedrigen Sauerstoff-Partialdruck (pO_2 $<$ 70 mm Hg) gekoppelt ist, sind andere Faktoren verantwortlich (Aspiration, Pneumonie, Lungenödem, Herzinsuffizienz).

Als **ataktische Atmung** wird ein völlig unregelmäßiger Atemtypus bezeichnet mit Wechsel von tiefen und oberflächlichen Atemzügen mit unterschiedlich langen Pausen. Die Atemfrequenz sinkt immer weiter, bis es zur Apnoe kommt. Dieser Atemtyp weist auf eine Läsion des unteren Hirnstamms mit Affektion des bulbären Atemzentrums hin. Bei der ataktischen Atmung ist immer eine kontrollierte maschinelle Beatmung erforderlich.

Ebenfalls auf eine pontin-medulläre Läsion weisen die sog. **„Schnappatmung"** (abrupte, tiefe Atemzüge mit unregelmäßigen

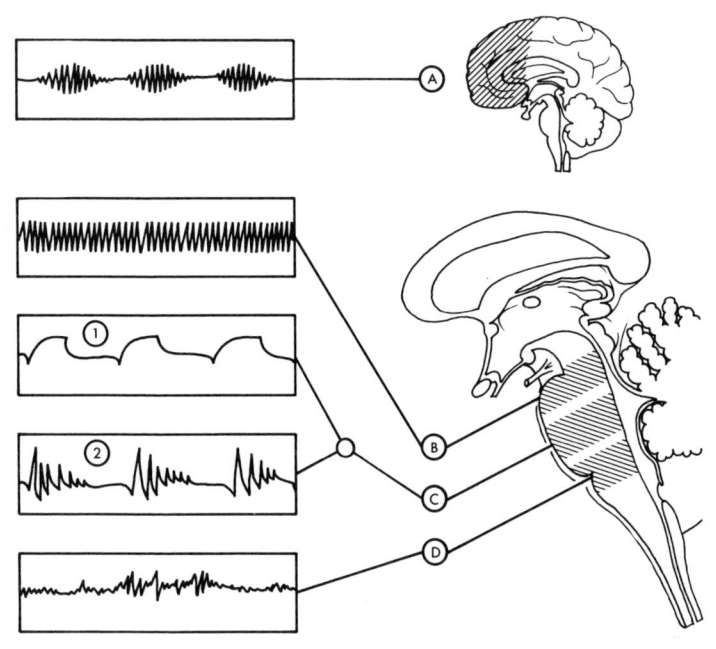

Abb. 17: **Verschiedene Typen zentraler Atemstörungen** im Zusammenhang mit Läsionen unterschiedlicher anatomischer Strukturen.
A. Cheyne-Stokes-Atmung durch diffuse Frontalhirnläsionen
B. Zentrale neurogene Hyperventilation „Maschinenatmung" durch eine Läsion in der Hypothalamus-Mittelhirnübergangsregion.
C. Läsion von unterer Pons und Tegmentum mit
   1. langen apnoischen Pausen oder
   2. sog. Cluster-Atmung
D. Medulläre Läsion mit ataktischer Atemstörung.

Pausen), die „**Zahnradatmung**" (langsame Atmung mit sekundenlanger Pause in Endinspiration und nachfolgend verlängerter und sakkadierter Exspiration) sowie die „**Cluster-Atmung**" (gruppenartiges Auftreten verschieden schneller und tiefer Atemzüge zwischen langen Pausen) hin. Die sog. „**Froschmaulatmung**", ein unnachahmliches Herunterziehen des Unterkiefers und Mundbodens mit spärlichem Einatmen, ist ein Signum mali ominis.

Die Beurteilung der Spontanatmung bei beatmeten Patienten, insbesondere nach langzeitiger maschineller Beatmung und Relaxation, kann schwierig sein. Man sollte nach Absetzen der Myorelaxantien mehrere Stunden verstreichen lassen, bevor man die Fähigkeit zur Spontanatmung prüft. Dabei muß man nach Unterbrechen der Beatmung geduldig abwarten, bis die Hyperventilationsapnoe durch die Erhöhung des pCO_2 behoben wird. In solchen Fällen darf nicht voreilig auf fehlende Spontanatmung geschlossen werden.

2.3 Störungen der Motorik

Für die Beurteilung der Schwere eines SHT und der betroffenen Hirnstrukturen hat die Untersuchung der Motorik besondere Bedeutung. Bereits die genaue Beobachtung der Spontanbewegungen eines Verletzten kann Auskunft über seinen aktuellen Zustand geben. Spontane „willkürliche" Bewegungen wie Drehen im Bett, Beinkreuzen und Kratzen verraten eine oberflächliche Bewußtseinsstörung. Ein nach außen rotiertes Bein spricht für eine Hemiplegie oder ist Hinweis auf eine Oberschenkelverletzung.

Die motorischen Reaktionen auf Reize sind entweder adäquat, zielgerichtet, inadäquat oder stereotyp, oder sie können ganz fehlen.

Die Abduktion des Oberarmes oder des Oberschenkels bei Schmerzreizen an der Extremitäten-Medialseite ist bei nicht ansprechbaren Patienten das verläßlichste Kriterium für eine motorische Reaktion auf hohem zerebralem Niveau.

Grimassieren auf Schmerzreize ist Zeichen einer relativ oberflächlichen Bewußtseinsstörung. Dabei spricht das Grimassieren bei Schmerzreizen auch an Rumpf oder Extremitäten für eine oberflächlichere Stufe der Bewußtseinsstörung als das Grimassieren nur bei Schmerzreizen am Gesicht. Das einseitige Fehlen von mimischer Schmerzreaktion kann durch eine periphere Fazialislähmung (z. B. Felsenbeinfraktur) bedingt sein. In diesem Fall ist auch der gleichseitige Kornealreflex nicht auslösbar.

Die **Dekortikationshaltung:** Flexion der oberen Extremitäten mit Anpressen an den Körper und Extension mit Adduktion der Beine ist charakteristisch für das dienzephale Stadium der Hirnstammkompression. Eine einseitige Dekortikationshaltung spricht für eine kontralaterale Läsion in der inneren Kapsel oder im oberen Hirnschenkel.

Die „**Enthirnungsstarre**" oder „**Dezerebrationshaltung**" besteht in einer Extension mit Innenrotation aller vier Extremitäten. Diese Haltungsstereotypie ist am häufigsten bei einer Läsion des Mittelhirns oder der oberen Pons. Der häufig verwendete Terminus „Streckkrämpfe" ist mißverständlich, weil es sich bei der Dezerebrationshaltung nicht um epileptische Krampfanfälle wie bei Hemisphärenläsionen handelt. Manchmal kann auf einer Körperseite eine Dekortikations-, auf der anderen eine Dezerebrationshaltung beobachtet werden, wobei als Widerspiegelung der Dynamik der Hirnstammdysfunktion die eine in die andere übergehen kann. Eine **umgekehrte Dezerebrationshaltung,** nämlich eine Extension der Arme, kombiniert mit Schlaffheit oder leicht gebeugter Haltung der Beine, ist Ausdruck für die Ausdehnung einer Läsion auf den unteren Ponsbereich. Sowohl die Dekortikations- wie auch die Dezerebrationshaltung können durch äußere Reize provoziert oder verstärkt werden. Eine allgemeine Muskelatonie bei tiefkomatösen Patienten ist gewöhnlich Ausdruck einer ausgedehnten Läsion des Hirnstamms. Wenn sie stundenlang nach dem Trauma anhält, ist sie als prognostisch sehr ungünstiges Zeichen zu werten.

Bei der lateralen, unkalen Einklemmung kommt selten eine sog. „**Hände-hoch!**"**-Reaktion** vor: Auf Schmerzreiz wird der Unterarm gehoben, der Oberarm außenrotiert und abduziert. Dabei handelt es sich um eine unwillkürliche Reaktion.

Die **Paratonie** oder das „**Gegenhalten**" besteht in einem weichen, tonischen Widerstand gegen passive Bewegungen der Glieder und des Kopfes. Dieser motorische „Negativismus" kommt bei diffuser Großhirnschädigung vor. Ebenfalls auf eine Hemisphärenläsion weisen der **tonische Greifreflex** und der gesteigerte Saug- und Schmatzreflex hin.

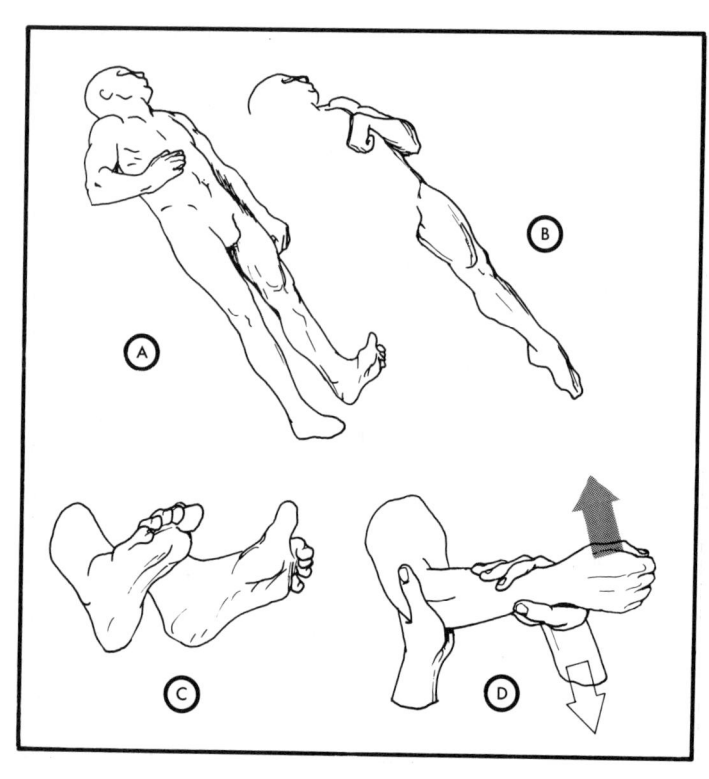

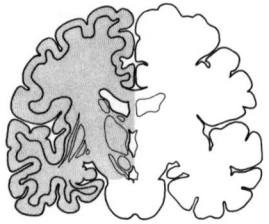

Abb. 18: **Zeichen einer Läsion der Pyramidenbahn** in den Großhirnhemisphären bis in Höhe der Hirnschenkel. Kontralaterale Hemiparese mit positivem *Babinski*-Zeichen (A + C) oder/und Beuge-Strecksynergismen auf Schmerzreize (B), manchmal „Gegenhalten" auf der nicht paretischen Seite (D).

Störungen der Motorik 89

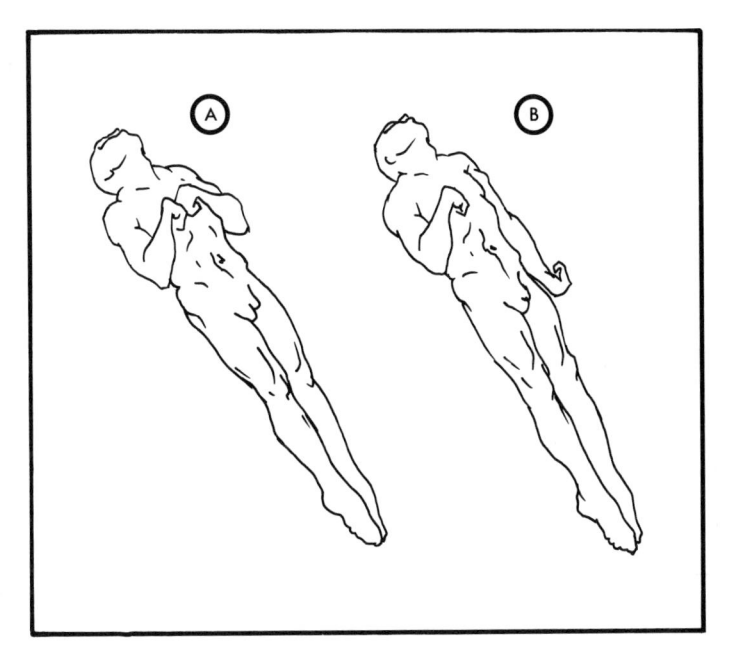

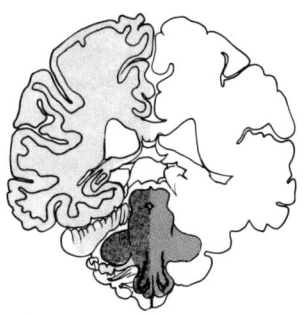

Abb. 19: **Typische „Dekortikationshaltung"** im dienzephalen Stadium der Hirnstammkompression (A). Gemischte **„Dekortikations-Dezerebrations"-Haltung** (B), die vorübergehend beim Übergang vom dienzephalen ins mesenzephale Stadium zu beobachten ist, oder bei lateralem, unkalem Einklemmungssyndrom.

Eine **Hemiparese** oder eine **Hemiplegie** sind Folge einer Unterbrechung der Pyramidenbahn; ihr Vorhandensein besagt jedoch nichts über die Höhe der Läsion. Das gleiche gilt auch für die die Hemiparese begleitenden Pyramidenbahnzeichen wie den *Babinski*-Reflex. Die vorhandenen Lähmungen können initial, solange der Patient bewußtlos oder bewußtseinsgetrübt ist (gleichfalls während des Durchgangssyndroms), schwerer und kompletter erscheinen als in der Erholungsphase. Häufig erweist sich nach dem Aufwachen und Aktivwerden des Patienten eine vorher komplett erscheinende Hemiplegie als nur leichte, wenig beeinträchtigende Störung der Willkürmotorik.

Die **Monoplegie** eines Armes ist nur selten Folge einer Hirnverletzung. Man sollte immer bei bewußtlosen Patienten, besonders nach Zweiradunfällen, an eine Plexus brachialis-Läsion denken. Das paretische Glied ist in solchen Fällen schlaff, die Muskeleigenreflexe und die Schmerzempfindung (Anästhesie!) sind erloschen.

Generalisierte oder fokale **Krampfanfälle** nach einem SHT sind kortikale Reizsymptome, die darauf hinweisen, daß die motorischen Bahnen von den Hemisphären durch den Hirnstamm bis zu den spinalen Schaltstellen (noch) intakt sind. Außerdem zeigen die Krampfanfälle, daß die geschädigten Großhirnstrukturen, die sie generieren, noch relativ vital sind und unter Umständen wiederhergestellt werden können. Daher sollte man Krampfanfälle bei bewußtlosen Patienten nicht als ein prognostisch ungünstiges Zeichen werten. Bei Auftreten von fokalen Jackson-Anfällen ist aber auch an ein epidurales Hämatom zu denken. Irreguläre oder **rhythmische Zungenbewegungen** wie „Zungenstrecken" werden bei Mittelhirn-Ponsläsionen beobachtet.

Der **Trismus** sowie der **Bulldogreflex,** ein Zusammenpressen der Kiefer spontan oder beim Einführen eines Gegenstandes in den Mund, sind Ausdruck einer Schädigung der Pyramidenbahn oberhalb der Pons. Im tiefen Koma hängt der Unterkiefer, der Mund ist offen.

> Das Fehlen jeder Reaktion auf Schmerzreize am Gesicht wie auch an den Extremitäten, außer einer Beschleunigung und Vertiefung der Atmung, ist Zeichen der Ausdehnung der Hirnstammschädigung bis zum tiefen pontin-bulbären Niveau.

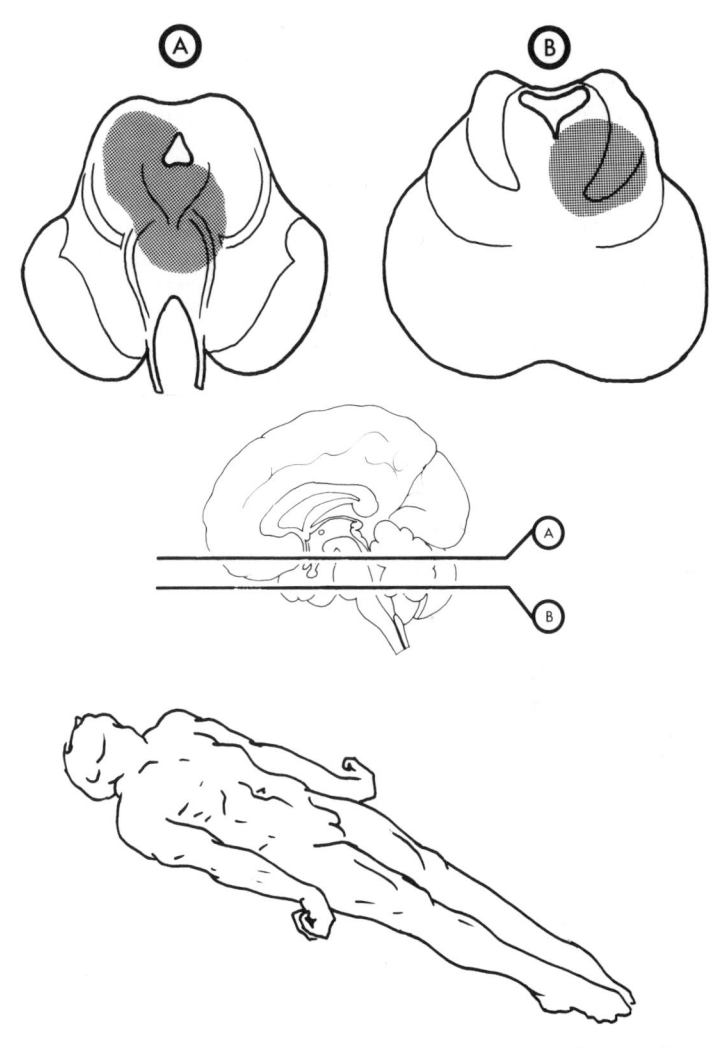

Abb. 20: **„Dezerebrationshaltung"** beim Mittelhirnsyndrom, dargestellt am Beispiel primärer Hirnstammläsionen.
A. im Hypothalamus-Mittelhirnübergangsbereich
B. in Höhe Pons-Tegmentum.

Eine Tetraplegie ohne Beteiligung der Gesichtsmuskulatur muß dringenden Verdacht auf eine **Rückenmarksverletzung** im Zervikalbereich wecken. Man sollte dann die Schmerzreaktion im Gesicht und an den Extremitäten bzw. am Rumpf prüfen. Bei einer Schmerzgrimasse nur nach Reiz im Gesicht ist stets an das Vorliegen eines spinalen Traumas zu denken. Eine **Paraplegie** der Beine ist praktisch immer Folge einer Rückenmarksverletzung im zerviko-thorakalen oder im BWS-Bereich. Sowohl bei **spinaler Tetraplegie** wie bei Paraplegie fehlen infolge des spinalen Schocks in den ersten Tagen neben den Muskeleigenreflexen auch pathologische Reflexe. Ein früh nach dem Trauma vorhandenes *Babinski*-Zeichen spricht mit großer Wahrscheinlichkeit gegen eine spinale Genese der Lähmungen.

2.4 Pupillenstörungen

Die Größe und Reaktion der Pupillen sowie deren Veränderungen während des weiteren Verlaufs nach einem Schädel-Hirntrauma liefern unersetzliche Informationen. Deswegen sollen die Pupillen in frühem Stadium nach SHT, besonders bei bewußtseinsgetrübten Patienten, laufend beobachtet und deren Veränderungen kontinuierlich registriert werden. Die Lichtreaktion der Pupillen muß immer mit einer starken Lichtquelle geprüft werden. Es darf **niemals ein Mydriatikum** eingetropft werden. Die Augenhintergrunduntersuchung bei frischem SHT ist wertlos, die medikamentöse Erweiterung der Pupillen wegen einer solchen Untersuchung ist ein Fehler mit möglicherweise schwerwiegenden Konsequenzen.

Symmetrische Pupillenveränderungen

Primär weite und reaktionslose Pupillen, die sich im Verlauf nicht ändern, sind meistens Ausdruck einer schweren primären traumatischen Hirnstammschädigung.

Wenn auch der **Kornealreflex** fehlt, liegt wahrscheinlich eine irreversible Hirnstammläsion vor, und es muß mit dem Tod innerhalb von wenigen Stunden gerechnet werden. Wenn der Kornealreflex erhalten bleibt, ist eine Wiederherstellung möglich.

Bei stark alkoholisierten oder unterkühlten Verletzten können relativ weite, lichtstarre Pupillen auftreten. Auch unmittelbar nach einem großen epileptischen Krampfanfall können die Pupillen bilateral dilatiert und reaktionslos sein. In beiden Fällen ist die Pupillenveränderung belanglos.

Eine bilaterale Pupillendilatation mit fehlender Lichtreaktion tritt auch bei **akuter zerebraler Anoxie** auf, z. B. infolge Herzstillstand. Nach einer erfolgreichen Reanimation werden die Pupillen eng, die Lichtreaktion kehrt zurück. Bleiben die Pupillen jedoch länger als 15 Minuten nach der Reanimation weit und reaktionslos, so spricht das für eine erhebliche zerebrale Hypoxie mit ungünstiger Prognose. Bei jüngeren Patienten ist jedoch eine Wiederherstellung auch noch nach stundenlang anhaltender bilateraler Pupillendilatation möglich.

Mittelweite, reaktionslose, häufig leicht entrundete Pupillen sind charakteristisch für eine Mittelhirneinklemmung.

Sie sind dann Folge einer Schädigung des Tegmentum mesencephali. Wenn die Schädigung den **N. oculomotorius** zwischen Hirnstamm und Sinus cavernosus betrifft, dann ist die gleichseitige Pupille wegen der erhaltenen Sympathikusinnervation maximal weit.

Seitengleich erweiterte Pupillen mit erhaltener Lichtreaktion und klarem Bewußtsein sowie normalem neurologischem Befund sprechen für eine sympathische Mydriasis, z. B. im Rahmen eines psychischen Schocks. Sie werden in der Regel kurz nach dem Unfall als Folge von Angst oder Schmerz beobachtet.

Beidseits **enge Pupillen (Miosis)** kommen oft in der Initialphase nach einem Schädel-Hirntrauma vor, ohne zu diesem Zeitpunkt eine besondere klinische Bedeutung zu haben. Im Aufwachstadium kann die Pupillenweite häufig wechseln. **Enge bis punktförmige Pupillen** in Verbindung mit Beuge- und Strecksynergien sowie anderen Zeichen einer Hirnstammdysfunktion bald nach dem SHT deuten auf eine primäre Hirnstammläsion. **Stecknadelkopfgroße**

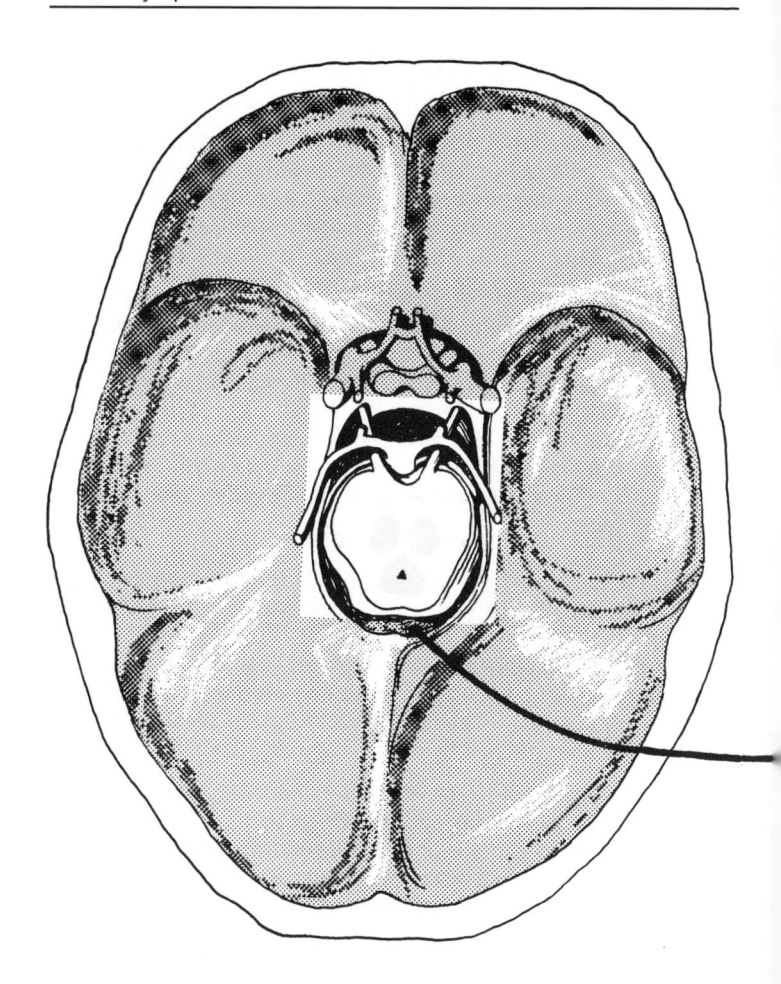

Abb. 21: **Halbschematische Darstellung des Tentoriumschlitzes und seiner räumlichen Beziehung zum Mittelhirn, Nn. oculomotorius und abducens und zu den Gefäßen.**
1. Aufsicht auf den Tentoriumschlitz und das quer durchtrennte Mittelhirn.
2. Ausschnittsvergrößerung: a. A. cerebri posterior; b. A. cerebelli superior; c. A. basilaris („Basilarisknopf"); d. N. oculomotorius; e. Substantia nigra; f. Nc. ruber; g. Substantia grisea centralis (zentrales Höhlengrau);

Pupillenstörungen 95

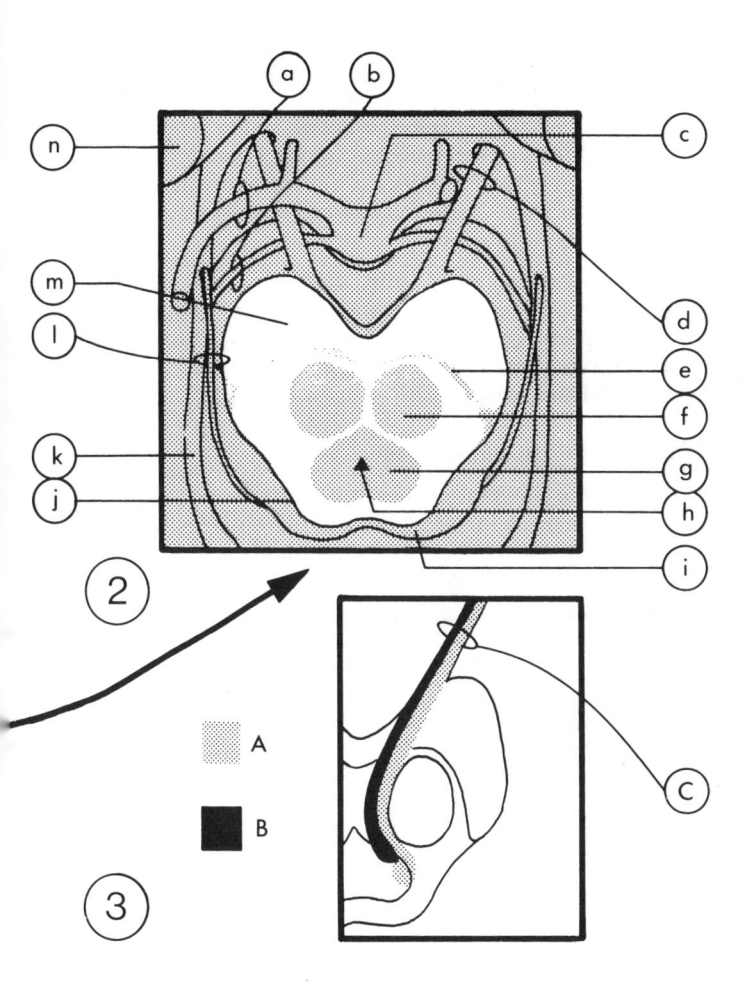

h. Aquädukt; i. Lamina quadrigemina; j. Schnittkante durch das Mesenzephalon; k. Tentoriumumschlagfalte, die die lateralen Abschnitte der Incisura tentorii bildet; l. N. abducens; m. Pedunculus cerebri; n. A. cerebri media.
3. Schematische Darstellung des somato-motorischen (A) und des parasympathischen (= viszeromotorischen) (B) Faseranteils des N. oculomotorius (C) mit den zugehörigen Kerngebieten.

Pupillen kommen bei Ponsblutungen vor. Opiate bewirken ebenfalls eine beidseitige Miosis.

Enge, aber auf Licht reagierende Pupillen treten im dienzephalen Stadium des axialen Hirnstamm-Kompressionssyndroms auf. Charakteristisch sind sie ferner für ein metabolisches Koma. Im Senium können enge, träge reagierende Pupillen auch physiologisch sein.

Wenn andere Zeichen einer Mittelhirnläsion vorhanden sind, die Pupillen aber eng und reaktionsfähig bleiben, liegt mit großer Wahrscheinlichkeit ein metabolisches oder exogen-toxisches Koma vor und nicht eine Bewußtseinsstörung infolge einer strukturellen zerebralen Läsion.

Asymmetrische Pupillenstörungen

Eine **Anisokorie** entsteht entweder durch eine einseitige Dilatation oder eine einseitige Verengung der Pupillen. Wichtig ist dabei zu entscheiden, auf welcher Seite der pathologische Befund vorliegt. Eine Anisokorie kann manchmal durch eine homolaterale Mydriasis infolge einer schmerzhaften Wunde in der Umgebung des Auges entstehen; in diesem Fall bildet sich die Pupillenerweiterung wieder zurück.

> Eine einseitig weite, reaktionslose Pupille, die gleich nach dem Trauma beobachtet wird, ist in der Regel Folge einer primären N. oculomotorius-Schädigung.

Besteht eine **einseitig weite, reaktionslose Pupille** seit dem Unfallereignis, so ist sie beim bewußtseinsklaren Verletzten kein Grund zur Annahme einer intrakraniellen raumfordernden Blutung, während sie beim Bewußtlosen für die weitere Verlaufsbeurteilung wertlos ist, weil sie als Informationsquelle nicht mehr zur Verfügung steht. Eine primär weite, reaktionslose Pupille kann bei bewußtlosen Verletzten Zeichen einer Hirnstammläsion (Kernschädigung) sein, in diesen Fällen fehlt die Lähmung der äußeren Augenmuskeln.

> Eine sekundäre, einige Zeit nach dem Schädel-Hirntrauma entstandene einseitige Pupillendilatation ist ein Alarmzeichen. Sie fordert einen unverzüglichen Ausschluß eines intrakraniellen Hämatoms.

Die Mydriasis weist darauf hin, daß eine Hirnstammeinklemmung im Tentoriumschlitz bereits im Gang ist. Obwohl die Wiederherstellung bei einer sofortigen Operation mit Hämatomausräumung noch möglich sein kann, ist eine Restitutio ad integrum in diesem Stadium der Hämatomentwicklung bereits fraglich.

Eine **einseitig enge Pupille** kann manchmal als Vorbote der Pupillendilatation bei tentorieller Einklemmung für kurze Zeit vorauseilen („Reizmiose").

Bei Feststellung einer bleibenden, einseitig engen Pupille muß man an eine HWS-Verletzung denken. Bei Frakturen der unteren HWS (C6 bis Th1) kann ein *Horner*-**Syndrom** entstehen mit Miosis, leichter Ptose und einer Anhidrose der gleichseitigen Gesichtshälfte und Halsseite sowie der Schulterregion. Ein *Horner*-Syndrom kommt auch bei einer einseitigen hypothalamischen Läsion vor und ist nicht selten als Frühzeichen einer homolateralen Hirnstammkompression bei beginnender tentorieller Einklemmung anzutreffen. Von differentialdiagnostischer Bedeutung ist die Störung der Schweißsekretion, da die Anhidrose beim zentralen, hypothalamischen *Horner*-Syndrom die ganze homolaterale Körperhälfte betrifft.

Bei Schmerzreizen der Haut am Gesicht, Hals oder der oberen Rumpfhälfte entsteht eine leichte, nur 1 — 2 mm betragende Pupillenerweiterung, die im Schlaf oder bei Bewußtseinstrübung ausgeprägter ist als im wachen Zustand. Dieser sog. **Ziliospinalreflex** wird als Test für die Funktionstüchtigkeit der sympathischen Pupilleninnervation im leichteren Koma verwendet. Obwohl der Ziliospinalreflex kein eigentlicher Test der Hirnstammfunktionen ist, da der Reflexbogen spinal verschaltet ist, gibt er dennoch nützliche Hinweise auf die Höhe einer Hirnstammdysfunktion. Seine Veränderungen gehen gewöhnlich parallel mit der Lichtreaktion der Pupillen.

Symptome bei SHV

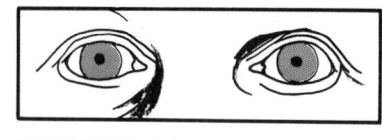

a) **ZWISCHENHIRN**
eng, Lichtreaktion +

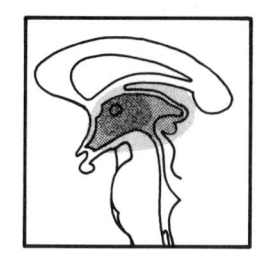

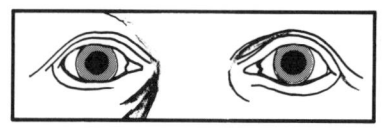

b) **TEGMENTUM MESENCEPHALI**
weit, reaktionslos, Hippus

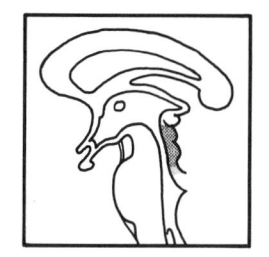

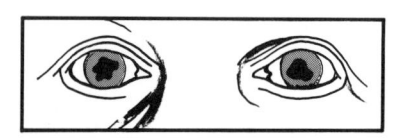

c) **MITTELHIRN**
mittelweit, reaktionslos, entrundet

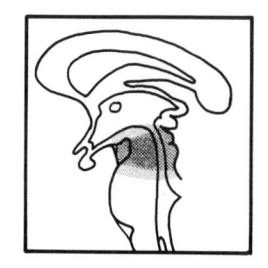

Abb. 22: **Pupillenstörungen beim Bewußtlosen** im Zusammenhang mit Läsionen unterschiedlicher Strukturen.
a) Diffuse dienzephale Läsion
b) Umschriebene Läsion der Vierhügelplatte bzw. des Tectum mesencephali
c) Mittelhirnläsion

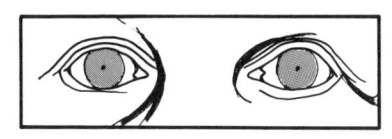

PONS
(d) eng („Stecknadelknopf")

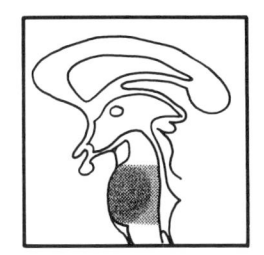

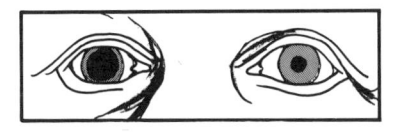

N. OCULOMOTORIUS
(e) maximal weit, Lichtreaktion ⊖

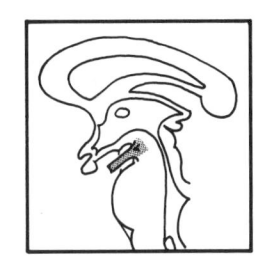

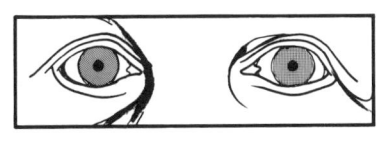

METABOLISCH -TOXISCH
(f) eng, Lichtreaktion ✚

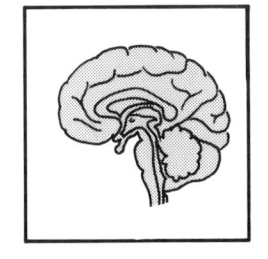

d) Ponsläsion
e) Komplette (innere und äußere) N. oculomotorius-Parese, z. B. bei lateraler (unkaler) Herniation
f) Diffuse (z. B. metabolisch-toxische) zerebrale Schädigung

Der Ziliospinalreflex kann in Ausnahmefällen erhalten bleiben, auch wenn die Pupillenreaktion auf Licht verlorengegangen ist, z. B. bei umschriebener Mittelhirnläsion (Tectum mesencephali). In solchen Fällen sind die Pupillen mittelweit und lichtstarr, weisen aber einen Hippus auf.

Der Hippus oder Pupillentanz ist ein ständiges, im Abstand von einigen Sekunden sich vollziehendes Wechseln der Pupillengröße, unabhängig von den Lichtverhältnissen. Dabei ist die Lichtreaktion der Pupillen erhalten. Dem Hippus kommt in der Hirntraumatologie keine besondere diagnostische oder prognostische Bedeutung zu. Er wird häufig bei Intoxikationen mit Barbituraten oder Paraldehyd sowie bei akuter Meningitis beobachtet. Ähnlich steht es mit der paradoxen Lichtreaktion, einer prompten Pupillenverengung bei Lichteinfall, gefolgt von einer langsamen Erweiterung trotz anhaltender Belichtung. Auch der **Pupillenentrundung** allein kann keine Bedeutung beigemessen werden; wichtig ist, ob gleichzeitig eine Erweiterung der Pupille besteht. Irreführend können enge Pupillen bei Kopfverletzten sein, die wegen eines Glaukoms Pilocarpin-Tropfen verwenden.

Der Pupillenbefund läßt brauchbare diagnostische und prognostische Schlüsse nur im Zusammenhang mit der Bewußtseinslage, mit dem übrigen Befund sowie mit den Veränderungen während des Verlaufes nach SHT zu.

2.5 Störungen der Augenmotorik

Bei einem oberflächlichen Koma befinden sich die Augen meist in einer **Divergenzstellung;** ferner kann ein koordiniertes, häufig rhythmisches Wandern der Bulbi von der einen zur anderen Seite, sog. „**Schwimmen der Bulbi**", bei relativ oberflächlicher Bewußtseinstrübung und im Aufwachstadium nach einem SHT vorkommen. Dagegen weist ein **unkoordiniertes Wandern der Augen** bei bewußtlosen Patienten auf eine Läsion der motorischen Kerne der für die Augenmotorik zuständigen Hirnnerven (Nn. III, IV, VI) und deren Verbindungen hin.

Die **Konvergenzschwäche** ist eine häufige und vorübergehende Störung nach SHT, die sich in Verschwommensehen und Doppelbildwahrnehmungen bei Nahfixation äußert. Der Abstand zwischen den Doppelbildern ändert sich dabei nicht mit Änderung der Blickrichtung, wenn das Objekt in gleicher Entfernung bleibt. Eine Augenmuskellähmung besteht nicht, jedes Auge kann allein auch nach nasal voll gewendet werden. Bei einer **Divergenzparese** bestehen Doppelbilder mit gleichbleibendem Abstand in jeder Blickrichtung. Es findet sich dabei ein Strabismus convergens ohne Paresen der Mm. recti laterales. Die Divergenzparese nach SHT ist selten, sie tritt manchmal bei erhöhtem intrakraniellem Druck auf.

Die *Hertwig-Magendie*-**Schrägschielstellung** der Augen (skew deviation) besteht in einer vertikalen Divergenz der Bulbusachsen: Bei einer einseitigen Läsion des Bindearms weicht das ipsilaterale Auge nach nasal-unten ab, das andere Auge noch oben-außen. Die Schrägschielstellung der Augen weist auf eine Hirnstammschädigung im Rahmen eines primären oder sekundären pontomesenzephalen Syndroms hin.

Eine komplette Lähmung des **N. oculomotorius** führt zu einer Ptosis (hängendes Oberlid), Unfähigkeit zum Augenöffnen (Parese des Levator palpebrae), dilatierter und reaktionsloser Pupille und Schielstellung des Auges nach unten-außen. Eine leichte Bulbusprotrusion kann bestehen.

> Eine komplette N. oculomotorius-Lähmung unmittelbar nach dem Trauma ist in der Regel Folge einer Schädelbasisfraktur. Selten ist sie durch eine Kernschädigung im Hirnstamm bedingt; hierbei ist der Patient immer tief komatös.

Eine komplette N. oculomotorius-Lähmung, die sich bei bewußtseinsklaren Patienten sekundär entwickelt, ist in der Regel ebenfalls Folge einer Läsion des peripheren Nerven. Schädigungsorte sind gewöhnlich der Verlauf des N. oculomotorius im Sinus cavernosus, wie beispielsweise bei einer Carotis-Sinus cavernosus-Fistel oder in der Fissura orbitalis superior.

Eine N. oculomotorius-Parese als Zeichen einer zunehmenden Raumforderung durch Hämatom, Kontusion oder ein fokales Ödem entwickelt sich immer verzögert und ist zunächst partiell, wobei als erstes eine Pupillenerweiterung mit fehlender Lichtreaktion auftritt und dann die Lähmung der äußeren Augenmuskeln.

Die bei schnell zunehmenden raumfordernden Prozessen entstehende Hirnmassenverschiebung mit tentorieller Einklemmung führt zu einer Kompression des N. oculomotorius am Tentoriumrand. Die parasympathischen, pupillokonstriktorischen Fasern sind in diesem Abschnitt des N. oculomotorius in dem oberen und medialen Abschnitt des Nerven gebündelt und werden als erste betroffen. Weil die sympathischen pupillodilatierenden Fasern nicht geschädigt sind (diese schließen sich dem N. oculomotorius erst im Sinus cavernosus an), tritt eine maximale Pupillendilatation auf. Bei bewußtlosen Verletzten weist das einseitige Fehlen des Puppenkopfphänomens und des vestibulo-okulären Reflexes auf eine komplette N. oculomotorius-Lähmung hin.

Der **okulozephale Reflex (Puppenkopfphänomen)** wird geprüft, indem der Kopf abrupt von einer zur anderen Seite gedreht wird, während die Augen offengehalten werden. Der okulozephale Reflex ist dann auslösbar, wenn eine konjugierte Deviation der Augen entgegen der Drehrichtung des Kopfes auftritt, so als ob die Bulbi durch die Trägheitskraft ihre ursprüngliche Lage beibehalten wollten, um anschließend langsam in die Ausgangsstellung zurückzukehren. Eine ähnliche Reaktion in vertikaler Richtung kann durch eine rasche Flexion des Kopfes ausgelöst werden, wobei sich auch die Augenlider öffnen können. Vor Prüfung des okulozephalen Reflexes muß man sich selbstverständlich vergewissert haben, daß keine HWS-Fraktur vorliegt.

Im wachen Zustand ist der okulozephale Reflex nicht auslösbar. Bei bewußtseinsgetrübten oder komatösen Patienten gibt das Vorhandensein des okulozephalen Reflexes oder sein Verschwinden im weiteren Verlauf wertvolle Auskunft über Niveau und Dynamik der Hirnstammdysfunktion.

Der **vestibulo-okuläre Reflex** wird auf folgende Weise geprüft: Der Kopf des Patienten wird ca. 30 Grad über die Horizontale angehoben. Mit einer großen Spritze (mehr als 50 ml) wird mittels eines im äußeren Gehörgang eingeführten Katheters das Trommelfell mit eiskaltem Wasser gespült, bis entweder ein Nystagmus oder eine Bulbusdeviation auftreten. An einem

Ohr mit Liquor- oder Hämatorrhoe darf die Kaltwasserstimulation nicht vorgenommen werden; ferner soll man sich vorher vergewissern, daß keine Trommelfellperforation vorliegt. Zerumen muß vor der Prüfung entfernt werden. Beim Gesunden erzeugt die Kaltwasserspülung einen Nystagmus zur Gegenseite (schnelle Komponente schlägt zur Gegenseite); der Nystagmus ist regelmäßig und dauert 2 — 3 Minuten, wobei die Augen kaum von der Mittelstellung abweichen.

Wenn ein Patient infolge eines supratentoriellen raumfordernden Prozesses eintrübt, wird die rasche Nystagmuskomponente mit Fortschreiten des axialen Hirnstamm-Kompressionssyndroms kürzer, bis die langsame Nystagmuskomponente die Augen in eine tonische Deviation zum gespülten Ohr bringt.

Der vestibulo-okuläre Reflex ist der zuverlässigste Test bei der Beurteilung des Niveaus einer traumatischen Hirnstammdysfunktion. Sein Verschwinden bei einem komatösen Patienten ist Signum mali ominis.

Der **N. abducens** wird am häufigsten bei Schädelbasisfrakturen geschädigt. Die Parese des M. rectus lat. bedingt ein Einwärtsschielen und eine Diplopie mit auseinanderweichenden Doppelbildern bei Blickwendung zur Seite des betroffenen Auges. Oft wird der N. abducens zusammen mit anderen Hirnnerven betroffen, so z. B. zusammen mit dem N. facialis bei Felsenbeinfrakturen. Bei Keilbeinfrakturen können auf der gleichen Seite Schädigungen des N. abducens, oculomotorius, trochlearis und ophthalmicus (erster Trigeminusast) gleichzeitig vorkommen, das sog. **Fissura orbitalis superior-Syndrom.** Wenn sich zu den o. g. Hirnnervenausfällen auch eine Schädigung des Nervus opticus gesellt, liegt ein **Orbitaspitzensyndrom** vor.

Die isolierte Schädigung eines **N. trochlearis** verrät sich bei bewußtseinsklaren Patienten durch eine Schiefhaltung des Kopfes: Der Kopf wird zur Gegenseite geneigt gehalten, um das Doppelsehen zu kompensieren.

Bei direkter traumatischer Schädigung der Augenmuskelnerven ist eine abwartende Haltung angezeigt. Weist eine N. oculomotorius-Lähmung eine Rückbildungstendenz innerhalb der ersten 1 — 2 Wochen auf, so kann mit einer vollständigen Wiederherstellung gerechnet werden.

Ein traumatischer **Exophthalmus** kann durch intraorbitale Hämatome oder retrobulbäre Schwellungen, selten bei frontalen oder subfrontalen epiduralen Hämatomen entstehen. Mittelgesichtsfrakturen oder Orbitadachbrüche mit Knochendislokation können zur Verkleinerung des Orbitavolumens und zur Protusio bulbi führen. Eine Blutung innerhalb der *Tenon*-Kapsel (innerhalb des Muskelkonus) kann eine exzessive Bulbusprotrusion verursachen. Eine solche Blutung gebietet eine sofortige Dekompressionsoperation.

Exophthalmus, Lidschwellung und konjunktivale Injektion sind Hauptsymptome einer traumatischen **Carotis-Sinus cavernosus-Fistel**. Die retinalen Venen sind stark gestaut, der Patient klagt über pulssynchrone Geräusche, die auch über dem Auge, an der Stirnseite oder an der Schläfe auskultiert werden können. Das Geräusch läßt nach, wenn die gleichseitige A. carotis komprimiert wird. Durch die Übertragung der Karotispulsationen kann ein **pulsierender Exophthalmus** entstehen. Obwohl der Exophthalmus als Folge einer traumatischen Carotis-Sinus cavernosus-Fistel in der Regel eine Spätkomplikation darstellt, ist er dennoch für die Differentialdiagnose des traumatischen Exophthalmus von Bedeutung.

Die häufigen retrobulbären Blutungen bei Schädelbasisfrakturen machen sich meist erst nach Stunden oder sogar erst nach 1 Tag als ein „Monokel"- oder „Brillenhämatom" bemerkbar mit einer scharf am Orbitarand begrenzten Blaufärbung des Unterlids.

2.6 Sehstörungen

Eine Schädigung der Sehbahn kommt bei etwa 5% der Kopfverletzten vor. Bewußtseinsklare Patienten berichten meist spontan über den Verlust des Sehvermögens eines Auges. Bei bewußtlosen Patienten kann eine einseitige Schädigung des N. opticus nur dann festgestellt werden, wenn der N. oculomotorius intakt, d. h. die Pupilleninnervation vorhanden ist. Nur wenn jedes Auge einzeln geöffnet wird, fällt auf, daß die Pupille des amaurotischen Auges weiter ist. Bei isolierter Belichtung des blinden Auges fehlt die Pupillenreaktion beider Augen, und umgekehrt verengen sich bei Belichtung des gesunden Auges beide Pupillen (konsensuelle Pupillenreaktion).

Bei einer Schädigung des N. opticus ist die direkte Pupillenreaktion des amaurotischen Auges aufgehoben und die konsensuelle erhalten.

Orbitadachfrakturen sind häufig von retrobulbären Hämatomen begleitet, die aber selten zu einer bleibenden Schädigung des N. opticus führen. Bei einseitiger Amaurose und nachweisbarer Orbitafraktur, auch bei der sog. „blow-out fracture", ist eine unverzügliche operative Dekompression des N. opticus in Erwägung zu ziehen. Dabei findet man nicht selten den Sehnerv von dislozierten Knochenfragmenten komprimiert.

Ursache für eine **permanente Amaurose** kann ein Ausriß, eine Zerrung oder eine Kontusion des N. opticus mit Blutung in die Nervenscheide sein. Die konsekutive Papillenatrophie ist erst frühestens 4 Wochen nach der Sehnervverletzung nachweisbar. Verletzungen des intrakraniellen Anteils des N. opticus sind bei stumpfen SHT selten, sie kommen meist bei penetrierenden SHV vor. Die häufigste Ursache für posttraumatische Sehstörungen sind allerdings stumpfe oder perforierende Verletzungen der Bulbi selbst.

Einseitige Schädigungen der Sehbahn hinter dem Chiasma, nämlich des Fasciculus opticus, der Sehstrahlung und der Sehrinde, führen zu homonymen kontralateralen Gesichtsfeldausfällen **(Hemianopie** oder **Quadrantenanopie).**

Nach stumpfem SHT, vornehmlich bei Kindern, kann es selten (ca. 1 % der Fälle) zu einer **transitorischen kortikalen Amaurose** kommen. Der typische Unfallmechanismus ist ein Sturz auf den Hinterkopf. Es handelt sich dabei in der Regel um ein leichtes Kopftrauma mit fehlendem oder nur sehr kurzem Bewußtseinsverlust. Die Amaurose entwickelt sich gewöhnlich erst nach 15 bis 30 Minuten und kann bis zu mehreren Stunden dauern. Die Lichtreaktion der Pupillen ist nicht beeinträchtigt. Das physiologische Blinzeln bei Drohbewegungen in Richtung auf die Augen (Droh- oder Blinzelreflex) fehlt. Das Kind kann während der vorübergehenden Blindheit agitiert sein. Die Amaurose verschwindet ohne bleibende Visusstörungen oder Gesichtsfeldausfälle. Bei Erwachsenen kommt die transitorische kortikale Amaurose häufiger in Zusammenhang mit schwerem SHT vor; die Rückbildung der Sehstörung ist nicht immer vollständig.

Bei Klagen über posttraumatische Sehstörungen liegen oft Doppelbildwahrnehmungen infolge von Augenmotilitätsstörungen vor, die im Kapitel 2.5 beschrieben sind.

2.7 Otorhinoneurologische Störungen

Als Folge von longitudinalen **Felsenbeinfrakturen** (von der Pyramidenspitze bis in die Schläfenbeinschuppe verlaufend) entsteht sehr häufig (bis zu 90% der Fälle) ein Hämatotympanon mit Blutung aus dem äußeren Gehörgang. Querfrakturen des Felsenbeins führen meist nur zu einem Hämatotympanon.

Eine **Otoliquorrhö** weist auf eine Felsenbeinfraktur mit Zerreißung von Dura und Arachnoidea hin. In den ersten Tagen besteht eine mit Blut vermischte Otoliquorrhö. Der Liquorfluß aus dem Ohr kann aber auch erst einige Tage nach dem Trauma auftreten. Bei intaktem Trommelfell fließt der Liquor durch die tuba *Eustachii* in den Rachen ab. Die Otoliquorrhö sistiert nach unterschiedlicher Dauer gewöhnlich ohne besondere Behandlung. Ein Abdecken des Ohres mit sterilen, trockenen Mullkompressen (keine Tamponade!) reicht in der Regel aus. Aus otologischer Sicht kann jedoch zur Gehörerhaltung eine frühe operative Revision erforderlich werden.

Bei Längsfrakturen des Felsenbeins kann es zu einer blutungsbedingten Schwellung hinter dem Ohr und über dem Warzenfortsatz kommen. Gelegentlich ist dieses *Battle*-Zeichen Hinweis auf eine Verletzung des Sinus sigmoideus.

Eine periphere **Lähmung des N. facialis** nach SHT ist in der Regel Folge einer Felsenbeinfraktur. Sie kommt bei Querfrakturen häufiger vor, die nur in etwa der Hälfte der Fälle röntgenologisch erfaßbar sind. Eine Fazialisparese manifestiert sich gelegentlich erst nach einigen Tagen oder Wochen. Sie hat eine gute Prognose, wenn sich klinisch eine Rückbildung in den ersten 2 — 3 Wochen nach der Verletzung zeigt. Eine frühzeitige Vorstellung in einer HNO-Klinik mit der Frage einer operativen Revision und Dekompression des Nerven ist zu empfehlen.

Bei Felsenbeinfrakturen kann eine traumatische **Ertaubung** sowohl durch Schädigung des Innenohres als auch durch eine Mittelohrverletzung entstehen. Wenn der Hörverlust durch eine Schalleitungsstörung, z. B. infolge eines Hämatotympanons, bedingt ist, bildet er sich zurück.

Durch eine Kontusion des Innenohrs ohne Felsenbeinfraktur kann eine Hörminderung unmittelbar nach dem Trauma zustande kommen, die stets von einer Schädigung des Vestibularapparates begleitet ist. Sofort nach dem Trauma auftretender Drehschwindel und ein Spontannystagmus, verbunden mit Übelkeit und Erbrechen, weisen auf eine Labyrinthschädigung hin.

Ein vorübergehender lageabhängiger **Schwindel** ist ein häufiges Symptom nach einem SHT. Sowohl ein Dauerschwindel wie der lageabhängige Schwindel bilden sich nach einigen Wochen zurück. Bei Kindern treten nach SHT selten vestibuläre Störungen auf.

Ein **Tinnitus** ist nach SHT häufig, ohne daß er etwas über die Schwere des Traumas oder über das Vorliegen einer Felsenbeinfraktur aussagt.

Ein **Geruchsverlust (Anosmie)** kommt bei ca. 7% aller SHT vor und findet sich bei bis zu 30% der schweren SHT. Die traumatische Anosmie ist gewöhnlich Folge des Abrisses der Fila olfactoria und/oder einer Kontusion des Bulbus olfactorius. Obwohl die Entstehung einer Anosmie durch den Verletzungsmechanismus des okzipitalen Traumas besonders begünstigt wird, ist sie meistens bei den zahlenmäßig wesentlich häufigeren frontalen Traumen anzutreffen. Sehr selten ist eine traumatische Anosmie auch Folge einer Temporallappenschädigung und soll dann in Einzelfällen mit einer (zentralen) Ageusie kombiniert vorkommen können. Seltener als zur Anosmie kommt es nach einem SHT zu **Parosmien,** wobei die Geruchsmißempfindungen sich vorwiegend als Wahrnehmung von schlechten, unangenehmen Gerüchen (Kakosmie) äußern.

108   Symptome bei SHV

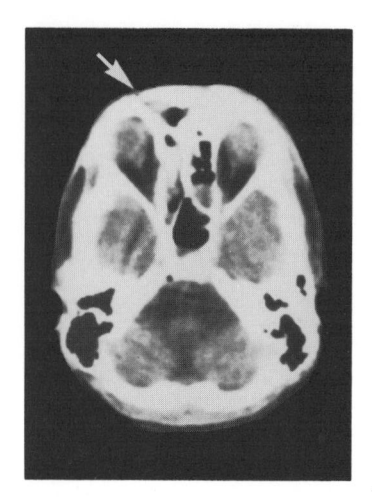

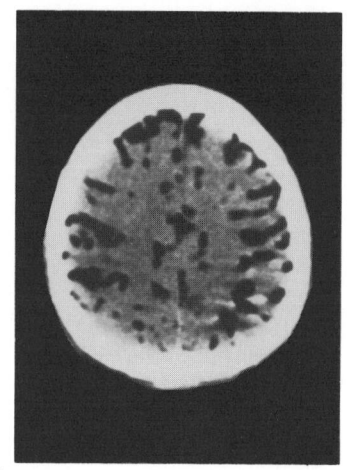

Abb. 23: **Pneumatozephalus.** 19 J., CT 3 Tage nach SHT mit Nasenbeinfraktur und Stirnhöhlenimpression. Klinisch progredientes Psychosyndrom.

Eine **Rhino-Liquorrhö,** bei der häufig eine Anosmie vorkommt, entsteht durch frontobasale Frakturen mit Beteiligung der Nasennebenhöhlen. Durch einen Abriß der Fila olfactoria kann es jedoch zu einer Rhino-Liquorrhö auch ohne nachweisbare Fraktur kommen. Die anfänglich meist mit Blut vermischte Rhino-Liquorrhö kann sowohl nach einigen Tagen spontan sistieren, als auch rezidivierend erst nach langer Latenz auftreten. Manchmal fließt der Liquor bei frontobasalen Frakturen direkt im Rachen hinunter und kann so übersehen werden (Hinweis: Häufiges Schlucken!).

Der computertomographische Nachweis von intrakranieller Luft spricht für das Vorliegen einer Fraktur über den lufthaltigen Nasennebenhöhlen oder des Felsenbeins mit Duraeinriß, auch wenn klinisch keine Liquorrhö erkennbar ist.

Bei Verdacht auf eine Liquorfistel ohne sichere Rhino-Liquorrhö ist eine Untersuchung mittels intrathekaler Instillation von radioaktiven Substanzen (RIHSA-Szintigraphie) von Nutzen. Prinzipiell birgt jede Liquorrhö, besonders aber die Rhino-Liquorrhö, die Gefahr einer Meningitis in sich.

Bei jeder posttraumatischen Meningitis muß konsequent nach der Erreger-Eintrittspforte gefahndet werden.

2.8 Vegetative Störungen

Vegetative Störungen können in jedem Stadium des SHT auftreten. In Abhängigkeit vom übrigen neurologischen Status kommt ihnen unterschiedliche Bedeutung zu.

Übelkeit und Erbrechen sind bei einem leichten SHT übliche Erscheinungen. Sie sind Ausdruck einer Vagusreizung durch Irritation des Brechzentrums in der lateralen Formatio reticularis der Medulla oblongata oder des Labyrinths. Halten sie beim bewußtseinsklaren Patienten länger an, d. h. über mehrere Tage oder Wochen, so haben Übelkeit und Erbrechen meist andere Ursachen wie Labyrinthkontusion, Schleudertrauma der HWS oder Elektrolytstörungen. Treten sie aber erst später auf, sind sie gewöhnlich Zeichen einer Komplikation mit erhöhtem intrakraniellem Druck, z. B. beim chronischen subduralen Hämatom, Hygrom oder Hirnabszess.

Plötzliches Erbrechen im Schwall ohne vorangehende Übelkeit ist ein Alarmzeichen. Ursache kann ein raumfordernder Prozeß in der hinteren Schädelgrube sein.

Bei bewußtseinsgetrübten Patienten besteht durch Erbrechen die Gefahr einer Aspiration, die durch Seitenlagerung verhindert werden kann, gegebenenfalls aber eine Intubation erforderlich macht. Mit der Vertiefung des Komas sistiert das Erbrechen.

In der frühen Phase des SHT werden Übelkeit und Erbrechen häufig von Schwindel begleitet. Die peripher-vestibuläre Vertigo durch eine Labyrinthstörung ist ein **Drehschwindel** mit Spontannystagmus, die später in lagerungsabhängige Vertigoattacken übergehen kann. Ein vorübergehender **Schwankschwindel** mit dem Gefühl von Unsicherheit beim Stehen und Gehen ist nach leichtem SHT häufig.

Als „Schwindel" werden vom Patienten auch die häufigen vasomotorischen Dysregulationen geschildert, die zu kollapsartigen Zuständen führen können.

Posttraumatische **Kopfschmerzen** sind entweder vaskulär oder durch meningealen Reiz infolge Blutbeimischung des Liquors (traumatische Subarachnoidalblutung) bedingt. Der vaskuläre Kopfschmerz ist eher pulsierend, der durch meningeale Reizung häufiger konstant. Ein sog. Spannungskopfschmerz, bei dem der Patient über ein helmartiges Druckgefühl klagt, kann auf ein begleitendes HWS-Trauma hinweisen. Später auftretende Kopfschmerzen mit Übelkeit und Erbrechen sollten an eine Hirndrucksteigerung denken lassen.

Veränderungen der Körpertemperatur. Ein Temperaturanstieg über 38°C nach leichtem und mittelschwerem SHT ist nicht üblich. Leichte Temperaturerhöhung mit Meningismus weist auf Blutbeimischung im Liquor hin.

Eine **Hyperpyrexie** allein kommt nach SHT nicht vor, sondern nur im Rahmen einer ausgeprägten Hirnstammdysfunktion. Bei anhaltendem Fieber sollte man nach extrazerebralen Ursachen fahnden. Wenn eine Liquorrhö nach Schädelbasisfraktur vorhanden war, muß man bei Fieber an eine Meningitis denken, auch wenn kein Liquoraustritt mehr besteht.

Bei bewußtlosen Verletzten, die länger im Freien gelegen haben, kann es zu einer sog. **akzidentellen Hypothermie** kommen (siehe 5.2). Eine längerdauernde Unterkühlung unter 24°C Körpertemperatur wird gewöhnlich nicht überlebt, da die physiologischen Mechanismen der Temperaturregulation, die bereits bei 31°C beeinträchtigt werden, dann irreversibel zusammengebrochen sind. Bereits die Unterkühlung unter 30°C kann das Bewußtsein beeinträchtigen und damit Anlaß zur Mißdeutung der Schwere eines SHT geben.

Erst im pontin-bulbären Stadium der Hirnstammeinklemmung kommt es zu einem Verlust der Thermoregulation und somit zur **Poikilothermie,** die ihrerseits ein untrügliches Zeichen des nahenden oder bereits eingetretenen dissoziierten Hirntodes ist.

Vasomotorische und Kreislaufstörungen. In den ersten Tagen nach einem leichten bis mittelschweren SHT sind Schwankungen des Blutdrucks und der Pulsfrequenz sowie Blässe und Kollapsneigung beim Aufrichten oder bei Belastung üblich. Es bestehen in der Regel eine leichte Erhöhung des Blutdrucks und ein labiler Puls. Nach einem schweren SHT besteht häufig ein hyperdynamischer kardiovaskulärer Zustand. Dieser äußert sich in einer Steigerung des kardialen Schlag- und Minutenvolumens, mäßiger Hypertension und Tachykardie sowie Senkung des systemischen und pulmonalen Gefäßwiderstandes mit vermehrtem pulmonalem Shunt und O_2-Verbrauch. Dieser hyperdynamische kardiovaskuläre Zustand korreliert nicht mit der intrakraniellen Drucksteigerung, mit dem neurologischen oder computertomographischen Befund und ist wahrscheinlich auf eine erhöhte Sympatikusaktivität zurückzuführen.

Ein anhaltend hoher Blutdruck mit breiter Amplitude, d. h. mit Erhöhung vorwiegend des systolischen Drucks bei einem bewußtseinsgetrübten Patienten, weist auf einen gesteigerten intrakraniellen Druck durch Hirnödem, raumfordernde Hirnkontusion oder Blutung hin.

Wird ein solcher Hypertonus mit breiter Amplitude von einer Tachykardie begleitet, besteht der dringende Verdacht auf eine Hirnstammkompression. Eine zunehmende Tachykardie ohne Blutdruckerhöhung beim bewußtlosen Verletzten sollte an eine Blutung in den anderen Körperhöhlen (Bauch, Thorax) denken lassen.

Blutdruckabfall, Tachykardie und Blässe sind in aller Regel Folge eines hypovolämischen Schocks. Einen zentralen, zerebralbedingten Schock ohne Zeichen schwerster Hirnstammdysfunktion gibt es nicht.

Die Bedeutung der **Bradykardie** als Zeichen des erhöhten intrakraniellen Drucks wird stark überbewertet, ebenso wie die des sog. „Druckpulses", d. h. des langsamen, harten Pulses unter 50/min. Bei älteren Patienten ist die Bradykardie bzw. Bradyarrhythmie gewöhnlich kardialen Ursprungs.

Eine **Polyurie** kommt häufig bei Hirnstammeinklemmung vor, kann aber auch im Zusammenhang mit einer vermehrten Nierendurchblutung im Rahmen der allgemein erhöhten Durchblutung stehen. **Polydipsie** und Polyurie können selten auch als Zeichen einer isolierten Zwischenhirn-Hypophysenhinterlappen-Läsion, insbesondere bei Schädelbasisfrakturen, auftreten. Ein ausgeprägter **Diabetes insipidus** kommt häufig im dienzephal-mesenzephalen Stadium eines Hirnstamm-Kompressionssyndroms vor. Eine Flüssigkeitseinschränkung kann in diesen Fällen schnell zu erheblicher Dehydration führen. Die Flüssigkeitsbilanz soll normal gehalten werden. Wenn der Diabetes insipidus anhält, wird die Flüssigkeits- und Elektrolytbilanzierung problematisch. Bei der Gabe von antidiuretischen Hormonen ist Vorsicht geboten und kurzwirkenden Präparaten der Vorzug zu geben, z. B. Pitressin® statt Pitressintannat, da eine gesteigerte Wasserretention eine Hirnödembildung begünstigen kann.

Eine **Hyperhidrosis** ist typisch für das dienzephal-mesenzephale Stadium der Hirnstammkompression und außerdem für das apallische Syndrom. Bei traumatischer Hemisphärenläsion mit Pyramidenbahnschädigung ist das Schwitzen auf der homolateralen, nichtparetischen Seite häufig stärker.

2.9 Metabolische und hämatologische Störungen

Na^+-Retention ist eine nach SHT wie überhaupt nach Traumen übliche Reaktion. Die Dauer der Na^+-Retention korreliert mit der Schwere des SHT und steht in Zusammenhang mit einer erhöhten Aldosteronausschüttung. In den ersten drei Tagen nach dem Trauma beträgt die Na^+-Retention mehr als 50%, unabhängig von der Zufuhr. Zugleich besteht in den ersten Tagen nach dem SHT eine Hyponatriämie (130 — 135 mmol/l). Wegen der erhöhten Ausscheidung von antidiuretischem Hormon in der frühen posttraumatischen Phase besteht eine **erhöhte Wasserretention** und eine entsprechend verminderte Ausscheidung von Urin mit hohem spezifischem Gewicht und Elektrolytkonzentration. Deswegen ist die Urinmenge kein adäquater Indikator für den Flüssigkeitsbedarf in den ersten Tagen nach dem Trauma.

Der K^+-Metabolismus ist nach SHT gewöhnlich nicht gestört. Es besteht eine nur leichte K^+-Erhöhung im Serum in den ersten Tagen, so daß eine Zufuhr nicht erforderlich ist. Dennoch kommt es bei Polytraumatisierten mit SHT zu Hyperkaliämien, die beispielsweise durch eine respiratorische Alkalose verstärkt werden können und dann therapeutische Relevanz bekommen. Nach dem SHT kann eine Hypokalzämie vorkommen, die vorübergehend und ohne klinische Bedeutung ist. In der Regel tritt nach SHT kein ausgeprägter Verlust von bivalenten Ionen auf.

Störungen des Säure-Basen-Haushaltes treten vorwiegend nach schwerem SHT auf, am häufigsten in Form einer metabolischen Azidose. Eine respiratorische Azidose weist auf zentrale (Atemdepression) oder pulmonale (Aspiration, Pneumonie, Lungenödem) Ventilationsstörungen hin. Eine zentrale Hyperventilation führt zu Hypokapnie und respiratorischer Alkalose.

Eine **Leukozytose** (bis zu 20000/µl) sieht man nicht selten auch nach leichtem SHT, ohne daß sie eine klinische Relevanz hat. Ein **Hb-Abfall** (bis auf 10 g%) in den ersten Tagen nach einem schweren SHT ist häufig, darf aber erst dann auf das SHT zurückgeführt werden, wenn andere Blutungsquellen (z. B. Streß-Ulkus-Blutung, zweizeitige Milzruptur) mit hinreichender Sicherheit ausgeschlossen worden sind. Auch **Gerinnungsstörungen** im Sinne einer Verbrauchs-Koagulopathie kommen vor.

Wie bei anderen Verletzungen steigt nach einem SHT die Katecholamin- und Cortisol-Sekretion in Relation zur Schwere des Traumas; Glucagon- und Insulin-Sekretion sind ebenfalls erhöht. Bei Mittelhirndysfunktion kann es zu schweren Störungen des Glukose-Metabolismus kommen. Der Metabolismus schwer Schädel-Hirn-Verletzter ist dem von Patienten mit großflächigen Verbrennungen vergleichbar. Die Schwere der metabolischen Störungen ist dabei proportional zur Schwere des SHT. Der Grundumsatz komatöser Patienten ist auf 120% bis 180% gegenüber Gesunden erhöht.

Bei langanhaltendem Koma sowie beim apallischen Syndrom kann ein **erhöhter Katabolismus** mit hohem Kalorienverbrauch zur Gewichtsabnahme bis zum Marasmus führen.

3 Konservative Behandlung und Überwachung des Schädel-Hirn-Verletzten

Die primäre traumatische Hirnschädigung ist therapeutisch nicht zu beeinflussen. Das Ausmaß der primären Hirnläsion und das sie begleitende Hirnödem begrenzen die Überlebenschancen des Verletzten.

Das Behandlungsziel ist, die unmittelbaren Verletzungsfolgen überleben zu helfen und einer sekundären Hirnschädigung vorzubeugen. Sowohl die Mortalität wie auch die definitiven Verletzungsfolgen werden in hohem Maße durch sekundäre Hirnstamm- und Hemisphärenschädigungen bestimmt. Entscheidend für den weiteren Verlauf ist die Rechtzeitigkeit der Maßnahmen zur Sicherung der zerebralen Durchblutung und der Sauerstoffzufuhr.

3.1 Sofortmaßnahmen am Unfallort und während des Transports

Es wird geschätzt, daß etwa 20 % aller Verkehrsopfer zu retten wären, wenn lebenserhaltende Maßnahmen während des „therapeutischen Vakuums", d. h. vom Unfallereignis bis zur notärztlichen Versorgung, durchgeführt werden könnten.

Die Versorgung der Kopfverletzung selbst, die gewöhnlich bei einem bewußtlosen Verletzten ins Auge fällt, steht zunächst nicht im Vordergrund. Priorität hat die Wiederherstellung und Stabilisierung der vitalen Funktionen.

Freie Luftwege und Atmung müssen vom ersten Moment an gewährleistet werden: Nach digitaler Reinigung von Mund und Rachen (Fremdkörper, Erbrochenes, Entfernung einer Zahnprothese) sind Sekret und Blut abzusaugen.

Gelingt es nicht, die lebensbedrohlichen Funktionsstörungen zu beheben, sind alle weiteren Maßnahmen sinnlos.

Bewußtseinsgetrübte Verletzte im Stadium des Aufwachens (gezielte Abwehrreaktion) mit guter Atmung erhalten über einen nasopharyngeal gelegten Tubus ein ausreichendes Sauerstoffangebot (4 L O$_2$/min). Es ist nicht sinnvoll, bei diesen Verletzten eine Intubation zu erzwingen, da sie wahrscheinlich in allernächster Zeit das Bewußtsein wiedererlangen werden. Nicht intubierte, bewußtseinsgetrübte Verletzte müssen immer in **Seitenlage** gebracht werden, um die Gefahr einer Aspiration zu vermindern.

Bei bewußtlosen Motorradfahrern muß der Sturzhelm so rasch wie möglich sachgerecht und, wegen der Häufigkeit begleitender HWS-Verletzungen, behutsam abgenommen werden. Diese Maßnahme darf nicht aus Angst vor einer eventuellen Rückenmarksschädigung verzögert werden. Die Gefahr einer durch Verlegung der Atemwege verursachten Asphyxie ist ungleich größer als die Gefahr, durch richtige Abnahme des Sturzhelms das Rückenmark zu schädigen.

Ein Bewußtloser, dessen Kiefer schlaff herunterhängt, **ist sofort zu intubieren!** Bewußtlose Verletzte, die eine halbe Stunde nach dem Trauma noch keine Zeichen eines baldigen Aufwachens erkennen lassen (kein spontanes Drehen, keine Abwehrreaktion auf Schmerz, Unruhe, Stöhnen) sind orotracheal zu intubieren. Bei jedem Verdacht auf eine Ventilationsstörung, auch im Zweifelsfall, muß intubiert werden. Wenn ein bereits intubierter Verletzter sein Bewußtsein so weit wiedererlangt hat, daß er den Tubus ohne Sedierung nicht mehr toleriert und z. B. versucht, sich selbst den Tubus herauszuziehen, ist es ratsam, zu extubieren und nicht eine weitere Intubation zu erzwingen, es sei denn, daß eine extrakranielle Indikation dazu besteht. Umgekehrt kann man sich nach der Faustregel richten: Toleriert ein Verletzter den Tubus, so braucht er ihn. Nicht zögern sollte man mit der Intubation bei Verletzten mit Blutungen im Rachenbereich (z. B. durch Siebbeinverletzungen), da bei derartigen Blutungen die Aspirationsgefahr groß ist. In Zweifelsfällen kann die Entscheidung zur Intubation durch Anwendung der Pulsoxymetrie erleichtert werden.

Mit der Pulsoxymetrie steht ein Verfahren zur kontinuierlichen, nicht invasiven Überwachung der Sauerstoffsättigung des Hämoglobins zur Verfügung und damit eine Methode, mit der akute Änderungen des Sauerstoffgehaltes im Blut schnell und zuverlässig gemessen werden können. Erstmalig kann daher der Forderung nach einer Objektivierung der Beurteilung der respiratorischen Situation des Notfallpatienten nachgekommen werden.

Sofortmaßnahmen 117

Die Wiederherstellung und Aufrechterhaltung normaler Kreislaufverhältnisse gehört zu den primären Aufgaben bei der Versorgung von Schädel-Hirn-Verletzten.

Das akut traumatisierte Gehirn ist besonders empfindlich gegenüber Sauerstoffmangel. Wegen des Ausfalls der zerebralen Kreislaufautoregulation kann der Abfall des arteriellen Blutdrucks nicht kompensiert werden. Die zerebrale Ischämie führt somit leichter zu irreversiblen hypoxischen Schäden und begünstigt die Entwicklung des Hirnödems. Ein anhaltender hypovolämischer Schock kann ein leichtes oder mittelschweres SHT sekundär in ein schweres verwandeln.

Es ist die Ausnahme, daß ein SHT eine anhaltende Hypotension verursacht. Ein Schock ist in der Regel Folge extrazerebraler Verletzungen (Thorax, Abdomen).

Nach Schaffung eines **venösen Zugangs** (ausreichend dicke Kanüle!) werden **Plasmaersatzinfusionen** (Dextran- oder Hydroxäthylstärkelösungen) gegeben. Es ist darauf zu achten, daß bei Kopfverletzten, die keine Zeichen eines Schocks aufweisen (erhöhter Puls, Blutdruck unter 100 mm Hg, d. h. Schockindex ≥ 1, kühle Akren, blasse Haut und blasse Konjunktiven), nicht zu große Flüssigkeitsmengen infundiert werden. Die Überwässerung begünstigt insbesondere bei Kindern die Entwicklung eines Hirnödems und bei Erwachsenen die Ausbildung einer Schocklunge.

Hyperosmolare Lösungen (Sorbit 40%, Mannit 20%) sind als Initialbehandlung nach einem SHT kontraindiziert. Diese Mittel sind zur Prophylaxe des Hirnödems ungeeignet.

Sedierende Medikamente sollten in der Frühphase nach einem SHT mit Zurückhaltung eingesetzt werden, weil die Einschätzung der Bewußtseinslage dadurch erheblich erschwert oder unmöglich gemacht werden kann. Hinzu kommt, daß viele der gebräuchlichen Sedativa atemdepressive Wirkungen haben. Die Sedierung ohne Beatmung kann zudem zu Hypoxämie und damit zur Verschlechterung des Gesamtzustandes führen. Geeignet ist Diazepam, weil es auch eine antikonvulsive Wirkung hat.

Konservative Behandlung

Ein bewußtloser Verletzter, der bald nach einem SHT motorisch unruhig wird, befindet sich wahrscheinlich bereits im Aufwachstadium.

Es ist daher nicht sinnvoll, ihn mit sedierenden Medikamenten ohne hinreichenden Grund an dieser Entwicklung zu hindern.

Häufig ist auch die volle Harnblase Ursache der Unruhe; viele Verletzte beruhigen sich nach Blasenentleerung durch Katheterisierung.

Bevor mit freien Luftwegen eine gute Ventilation garantiert ist, darf kein Kopfverletzter in entfernte Spezialkliniken transportiert werden. Diese Maßnahme ist wichtiger als die überstürzte Verlegung in ein weiterbehandelndes Krankenhaus.

Die notfallmäßige **Versorgung** stark blutender Wunden, insbesondere von **Kopfschwartenwunden** bei Säuglingen und Kindern ist eine oft vernachlässigte Erstmaßnahme zur Verhinderung eines Kreislaufschocks. Bei Säuglingen kann der nicht durchgeführte Verschluß sichtbar blutender Gefäße tödlich sein.

Das Vorgehen erfolgt nach dem Grundsatz: **Inspektion** der Verletzung, **keine Palpation,** Blutstillung vor allem arteriell spritzender Gefäße durch Aufsetzen von Klammern, Gefäßklemmen oder durch sterilen Kompressionsverband. Offene Schädel-Hirn-Verletzungen (Austritt von Hirngewebe), so auch Schußverletzungen sowie ausgedehnte Gesichts- und Augenverletzungen sind steril abzudecken und durch einen lockeren Verband zu schützen. Bei perforierenden Verletzungen sind eingedrungene Gegenstände zu belassen und nicht zu entfernen, da dadurch unstillbare Blutungen ausgelöst werden können, vor allem im Bereich der Sinus. Bei starken Blutungen im Bereich des Nasen-Rachen-Raumes muß versucht werden, diese durch Tamponaden zu stillen.

3.2 Sofortmaßnahmen im Krankenhaus

Wenn nicht am Unfallort oder während des Transports bereits geschehen, so ist die erste Maßnahme im Krankenhaus, durch die Schaffung freier Luftwege die **bestmögliche Ventilation** zu gewährleisten: Inspektion und Reinigung der Mundhöhle und des

Rachens, Absaugen, Sauerstoffzufuhr und Intubation bei Bewußtlosen, die keine Aufwachtendenz erkennen lassen. Nach Anlegen eines ausreichend großlumigen **venösen Zugangs** (Venen- oder Cava-Katheter) erfolgt zunächst die Blutentnahme für das Notfallabor (Hb, Hk, Gerinnungsstatus, Elektrolyte, Blutzucker, Blutgruppenbestimmung und Kreuzprobe) und die Blutgasanalyse. Zur **Schockbekämpfung** dient zunächst die Infusion von Plasmaexpandern. Obligatorisch sind bei Bewußtlosen **Magensonde** und **Harnblasenkatheter**.

Beim Schock haben alle Maßnahmen zu seiner Behebung, einschließlich operativer Noteingriffe, absolute Priorität. Das bedeutet, daß in diesen Fällen auch die dringliche neuroradiologische Diagnostik (CT, Röntgen) aufgeschoben werden muß.

Ist ein Kopfverletzter wegen weiterer Verletzungen unruhig, werden Analgetika, z. B. Tramal® oder Fortral®, gegenüber sedierenden Mitteln bevorzugt. Zur Durchführung von notwendigen Untersuchungen (Röntgen, Computertomographie) kann die Gabe von kurzwirkenden sedierenden Mitteln, z. B. Diazepam, oder von Hypnotika erforderlich werden.

Ist wegen einer operativen Behandlung eine Narkose erforderlich, muß berücksichtigt werden, daß Inhalationsnarkotika die intrakranielle Drucksteigerung fördern können. So ist der **Neurolept-Analgesie,** z. B. mit Fentanyl®, Dehydrobenzperidol®, gegebenenfalls in Kombination mit Myorelaxanzien, der Vorzug zu geben. Der Blutdruck ist während der Narkose mit allen Mitteln auf normalen Werten zu halten.

Verletzte, die bei Krankenhausaufnahme das Bewußtsein bereits wiedererlangt haben, werden untersucht, chirurgisch versorgt und zur Überwachung stationär aufgenommen.

3.3 Intensivbehandlung

Jeder bewußtlose Schädel-Hirn-Verletzte muß auf einer Intensivstation behandelt werden. Aber: die diagnostischen und therapeutischen Versäumnisse der ersten Stunden können auch durch intensiv-medizinische Behandlung nicht mehr wettgemacht werden.

Durch die Intensivtherapie wird die Mortalität nach SHT verringert, und die Wiederherstellungschancen werden verbessert. Die apparative Ausstattung der Intensivstation ist hierfür von untergeordneter Bedeutung. Ausschlaggebend ist neben der üblichen Überwachung der Vitalfunktionen die Fähigkeit des betreuenden Teams, kontinuierlich die bei einem SHT entscheidenden klinischen Befunde zu erheben und die erforderlichen diagnostischen und therapeutischen Konsequenzen zu ziehen. Die klinische Beobachtung von Bewußtseinslage, Pupillo- und Okulomotorik sowie der Spontanmotorik des Verletzten ist durch kein Gerät zu ersetzen.

Die Sicherung einer ausreichenden Sauerstoffzufuhr zum geschädigten Gehirn ist die wichtigste Aufgabe der Intensivtherapie. Ohne konsequente Bekämpfung der zerebralen Hypoxie sind keine zufriedenstellenden Erfolge in der Behandlung eines SHT zu erwarten.

Die **zerebrale Hypoxie** ist entweder Folge
— des **unzureichenden Sauerstoffgehaltes im Blut** durch Anämie bei Blutverlust oder niedriger Sauerstoffsättigung (pO_2) bei Ventilationsstörungen
— oder/und der **Verminderung der zerebralen Durchblutung** durch Verlust der Autoregulation der zerebralen Gefäße, Erhöhung des intrakraniellen Drucks oder Abfall des systemischen Blutdrucks.

Bei einem Hämoglobinabfall unter 10 g% ist eine Substitution von Sauerstoffträgern (Erythrozytenkonzentrat, Vollbluttransfusion) angezeigt.

Das Sauerstoffangebot wird bei nicht intubierten Patienten über eine nasale Sauerstoffsonde erhöht.

Eine **maschinelle Beatmung** ist erforderlich bei bewußtseinsgetrübten Verletzten mit den klinischen Zeichen einer gestörten Atmung (zentraler pathologischer Atemtyp, paradoxe Atmung bei Thoraxtrauma, Atemdepression, starke Unruhe und Schock). In diesen Fällen soll der Verletzte auch bei normalem pO_2 intubiert und beatmet werden.

Eine Beatmung ist immer indiziert bei Abfall des $pO_2 < 75$ mm Hg sowie bei zentraler Hyperpnoe mit Hypokapnie ($pCO_2 < 25$ mm Hg). Ziel einer Beatmung ist es, die pO_2-Werte zwischen 100 und 120 mm Hg und die pCO_2-Werte zwischen 25 und 30 mm Hg zu halten. Der pH-Wert bleibt dabei leicht im alkalischen oder nahe dem Normbereich von 7,45—7,48. Eine derartige **Hyperventilation** wird am besten über eine **kontrollierte Beatmung** mit volumengesteuerten Beatmungsgeräten bei normalem endexspiratorischem Druck (ZEEP) erreicht. Ist wegen pulmonaler Hypoxie (multiple Rippenfrakturen, Aspiration, Lungenkontusion, Lungenödem) eine Beatmung mit positivem endexspiratorischem Druck (PEEP) indiziert, muß stets die damit verbundene Gefahr einer Steigerung des intrakraniellen Drucks durch Erschwerung des venösen Abflusses berücksichtigt werden, die Messung des zentralen Venendrucks ist notwendig. Die **Oberkörperhochlagerung** des intubierten Verletzten erleichtert den venösen Abfluß und verringert den intrakraniellen Druck. Die Hochlagerung von Kopf und Oberkörper um 30° führt zur Senkung des intrakraniellen Drucks ohne Verminderung der zerebralen Perfusion oder Änderung der Herztätigkeit. Außerdem wird dadurch die Gefahr der Regurgitation bei Sondenernährung reduziert.

Bei Verletzten mit zentraler Hyperpnoe und Strecksynergien besteht in der kontrollierten Beatmung mit Relaxation die einzige Möglichkeit, einen gesteigerten Katabolismus zu verhindern und gleichzeitig eine ausreichende Ventilation zu gewährleisten.

Die kontrollierte Beatmung bei Verletzten, die nach einem schweren SHT anhaltend tief bewußtlos sind und unverändert Zeichen einer Hirnstammdysfunktion aufweisen, ist nicht mehr indiziert, wenn sie länger als 10 Tage fortgeführt worden ist, es sei denn, extrakranielle Verletzungen oder Verletzungskomplikationen machen eine weitere kontrollierte Beatmung erforderlich. Eine Besserung der zerebralen Unfallfolgen wird durch längere Hyperventilation erfahrungsgemäß nicht mehr erzielt.

Wenn aufgrund des posttraumatischen Verlaufs, insbesondere bei begleitendem Thoraxtrauma mit einer prolongierten Intubation (über viele Wochen bis Monate) zu rechnen ist, sollte man frühzeitig eine **Tracheotomie** vornehmen. Sonst bietet die Tracheotomie keine Vorteile gegenüber dem heute gebräuchlichen Tubus und ist selten frühzeitig indiziert. Ausnahmen sind schwere Kiefer- und Mittelgesichtsverletzungen und Luxationsfrakturen der HWS. Eine Intubation über 3—4 Wochen kann bei Verwendung eines geeigneten Tubus und richtiger Pflege ohne Bedenken beibehalten werden. Die **Bronchialtoilette** muß bei Kopfverletzten schonend vorgenommen werden, um intrakranielle Drucksteigerungen durch häufige Hustenstöße zu vermeiden.

Verletzte, die eine kontinuierliche, wenn auch langsame Bewußtseinsaufhellung und Verbesserung ihrer Reaktionslage erkennen lassen, werden solange maschinell beatmet, bis die Spontanatmung ausreichend ist. Wird ein Verletzter ansprechbar, so muß sofort versucht werden, unter Kontrolle der Blutgase auf Spontanatmung umzustellen.

Eine **Extubation** ist bei langzeitig intubierten und beatmeten Verletzten erst dann möglich, wenn diese wach und ansprechbar sind und mindestens 2—3 Tage lang eine ausreichende Spontanatmung mit normalen Blutgaswerten hatten. Jeder länger intubierte Verletzte muß nach Extubation in den ersten 24 Stunden auf der Intensivstation verbleiben.

Die **Hirndurchblutung** (30—60 ml/100 g Hirnmasse/min) wird durch autoregulatorische Gefäßmechanismen konstant gehalten. Die Arteriolen verengen sich, wenn der Perfusionsdruck steigt, und erweitern sich, wenn dieser abfällt. Änderungen der O_2- oder CO_2-Konzentration im arteriellen Schenkel der Hirngefäße beeinflussen ebenfalls die zerebrale Durchblutung: sie nimmt bei niedrigem pO_2 zu; ein Abfall des pCO_2 bedingt Alkalose, Verengung der kleinen Gefäße und somit Verminderung der Hirndurchblutung. Erhöhte pCO_2-Werte dagegen führen zu Azidose, Vasodilatation und vermehrter Hirndurchblutung.

> Die Autoregulation der zerebralen Durchblutung wird durch ein schweres SHT gestört oder aufgehoben.

Dadurch kommt es zu Gewebshypoxie, Anstieg des Laktatgehalts und Azidose mit nachfolgender Vasodilatation. Es können paradoxe Reaktionen beobachtet werden, die darin bestehen, daß in einem traumatisierten Gehirn als Antwort auf eine Erhöhung des

CO_2-Partialdrucks anstelle einer Zunahme eine Abnahme der allgemeinen und lokalen Hirndurchblutung eintritt.

Die Hypokapnie bei therapeutischer Anwendung der kontrollierten Hyperventilation kann durch Blutumverteilung (inverse-steal-effect) zur Verbesserung der lokalen Durchblutung in den geschädigten Hirnarealen, z. B. in Kontusionsbezirken, führen: Gefäße mit noch erhaltener Autoregulation reagieren mit Vasokonstriktion, die paretischen Gefäße in den Kontusionsbezirken bleiben dagegen weit. Die Hyperventilation kann also sowohl den erhöhten Hirndruck infolge Verminderung des gesamten zerebralen Blutvolumens senken wie auch das fokale Hirnödem positiv beeinflussen.

> Wegen der gestörten Autoregulation der zerebralen Gefäße nach SHT führen Änderungen sowohl des systemischen Blutdrucks als auch des intrakraniellen Drucks zu einer Beeinträchtigung der zerebralen Durchblutung.

Ein Abfall des mittleren arteriellen Drucks führt zu Abnahme der Hirndurchblutung und umgekehrt. Um die zerebrale Autoregulation aufrechtzuerhalten, müssen (relativ) normale Werte des arteriellen Drucks geschaffen werden. Bei einem Perfusionsdruck unter 60 mm Hg ist die Autoregulation gestört, unter 40 mm Hg erloschen. Andererseits führt eine Erhöhung des systolischen Drucks über 150 mm Hg bei Verletzten mit sonst normotensiven Blutdruckwerten durch die übermäßige Erweiterung der Arteriolen zu einer Störung der autoregulativen Mechanismen mit Störung der Blut-Hirn-Schranke, wodurch sich ein vasogenes Hirnödem ausbilden kann.

Der zerebrale Perfusionsdruck wird als Differenz zwischen dem mittleren arteriellen Blutdruck und dem mittleren intrakraniellen Druck definiert. Somit beeinträchtigt auch der Anstieg des intrakraniellen Drucks die zerebrale Durchblutung und kann so zur Ischämie führen. Physiologisch ist ein zerebraler Perfusionsdruck um 75 mm Hg. Eine ausreichende Hirndurchblutung beim Schädel-Hirn-Verletzten ist dann nicht mehr gewährleistet, wenn der mittlere arterielle Druck unter 70 mm Hg fällt oder wenn der intrakranielle Druck 20 mm Hg überschreitet.

Konservative Behandlung

Bei Abfall des systemischen Blutdrucks wird eine Volumensubstitution oder die medikamentöse Unterstützung des Blutdrucks mit Behebung eventuell vorhandener Herzrhythmusstörungen erforderlich.

Zur Behandlung der arteriellen Hypertension sind Betablocker besonders geeignet (z. B. Propranolol).

Nach einem schweren SHT kann der Grundumsatz in den ersten zwei Wochen stark erhöht sein. Eine frühzeitige Energie- und Nahrungsmittelzufuhr ist erforderlich. Die in den ersten Tagen bereits begonnene Infusion von Elektrolyt- und Kohlehydrat-Lösungen reicht nicht aus. Die Schwierigkeiten einer ausschließlich parenteralen Ernährung sind so groß, daß sie praktisch nicht möglich und auch nicht zu empfehlen ist, es sei denn, es liegen andere Indikationen dafür vor (Magenatonie, gastrointestinale Blutung). Wenn man auf dem Wege einer parenteralen Ernährung große Kalorien- und Nahrungsmengen zuführen will, muß folgendes berücksichtigt werden: Ein schweres SHT führt häufig zu einer Hyperglykämie. Die Zufuhr von großen Mengen Glukose kann diese verstärken. Dazu kann die hohe Glukose-Zufuhr die Kohlensäureproduktion, den Sauerstoffverbrauch und so die Energieabgabe weiter erhöhen; die parenterale Ernährung verlangt eine hohe Flüssigkeitszufuhr, die unter anderem zu Hyponatriämie führen kann (Ödembegünstigung, kardiovaskuläre Belastung).

Eine frühzeitige **enterale Sonden-Ernährung** ist bereits am zweiten oder dritten posttraumatischen Tag anzustreben. Die Ernährung über eine Magen-Sonde ist einfach und sicher. Die Konzentration der Nahrungsmittellösungen muß dabei langsam erhöht werden, der Mageninhalt ist in regelmäßigen Abständen abzusaugen, Kopf und Oberkörper des Verletzten werden höher gelegt, um Regurgitationen zu vermeiden. Zugeführt wird Nahrung mit hohem Proteingehalt (1,5 bis 2 g/kg KG) und genügende Kalorien (2000 bis 3000 kcal/d) durch die Sonde und zusätzlich Flüssigkeit durch i.v. Infusion.

Der frühzeitige Übergang zu Sondenernährung ist als vorbeugende Maßnahme von Streßulzera wichtig. Bei Patienten mit schwerem SHT muß mit dem Auftreten von **streßinduzierten Ulzerationen** im oberen Gastrointestinaltrakt gerechnet werden. Um lebensbedrohlichen Blutungen vorzubeugen, ist eine Prophylaxe der Streßulzera unentbehrlich. Dazu haben sich Medikamente bewährt, die die Magensäure neutralisieren (Antazida) oder ihre Bildung blockieren (H_2-Rezeptoren-Antagonisten, Muscarin-Rezeptorenblocker): Cimetidin (Tagamet®) alle 6 Stunden 400 mg i.v. und Pirenzepin (Gastrozepin®) sowie zusätzlich über die Magensonde aluminium-magnesiumhaltige Antazida.

Verletzte mit schwerem SHT haben wegen der besonderen katabolen Stoffwechsellage einen erhöhten Kalorienbedarf, der meist mit 3000 Kalorien pro Tag anzusetzen ist. Verletzte im Zustand des apallischen Syndroms bedürfen der Intensivpflege bis ins Remissionsstadium, da wegen der vegetativen Instabilität eine erhöhte vitale Gefährdung besteht.

Bewußtlose Patienten müssen jeden Tag **krankengymnastisch** bewegt werden. Verletzte, die bereits bei Bewußtsein sind, müssen aktive Bewegungsübungen durchführen sowie allgemein zur eigenen Aktivität aufgefordert werden (z.B. Aufsitzen, Essen). Die völlige Inaktivität führt rasch zu Verlust der Muskelkraft.

Verbindliche Richtlinien für eine **Thromboseprophylaxe** bei Schädel-Hirn-Verletzten gibt es nicht. Wir raten von einer medikamentösen Thromboseprophylaxe in den ersten Tagen ab: Wacht ein Patient bald auf, so soll er mobilisiert werden und braucht dann keine medikamentöse Thromboseprophylaxe. Bleibt der Patient bewußtseinsgetrübt oder ist er wegen anderer Verletzungen (z.B. bei Frakturen) länger immobilisiert, dann kann nach einigen Tagen mit low Dose-Heparinisierung begonnen werden, sofern die Art der Verletzung (CT-Befund!) nicht dagegen spricht.

Bei **epileptischen Krampfanfällen** wird initial Rivotril® 2 mg oder Valium® 20 mg i.v. gegeben; diese Dosierung ist bei Bedarf mehrfach zu wiederholen. Zugleich wird auf eine Dauermedikation mit Phenytoin-Präparaten (Phenhydan® oder Epanutin® 2 × täglich 125—250 mg i.v.) übergegangen. Serien epileptischer Anfälle oder ein Status epilepticus müssen konsequent behandelt werden, sowohl mit Antikonvulsiva wie auch mit Relaxation und maschineller Respiration. Im Falle eines Status epilepticus kann Xylocain 100 mg i.v. langsam injiziert nützlich sein. Grundsätzlich ist nach einem schweren SHT eine frühe Prophylaxe mit Antikonvulsiva (Epanutin® oder Phenhydan® 2 mal 125—250 mg/die) zu empfehlen. Treten in der frühen posttraumatischen Phase zerebralorganische Krampfanfälle auf, ist eine Medikation mit antikonvulsiven Mitteln über mindestens 6 Monate unter EEG-Kontrollen angezeigt, auch wenn es sich um ein leichtes SHT gehandelt hat. Eine routinemäßige medikamentöse Anfallsprophylaxe nach einem SHT ist weder sinnvoll noch erforderlich.

3.4 Behandlung des Hirnödems und der intrakraniellen Drucksteigerung

Der Wassergehalt des Gehirns ist sehr hoch, er beträgt in der normalen grauen Substanz 80% und in der weißen Substanz wegen ihres höheren Lipidgehalts 70%. Der Abtransport der Flüssigkeit erfolgt unter physiologischen Bedingungen überwiegend über die venöse Endverzweigung der Kapillaren, ein geringerer Teil über den Liquor.

Von einem Hirnödem wird dann gesprochen, wenn der Flüssigkeitsgehalt des Gewebes und damit das Gewebevolumen ansteigt. Das für die Hirntraumatologie bedeutsame **vasogene Ödem** betrifft überwiegend die weiße Substanz; seine Entstehung beruht im wesentlichen auf einer Störung der Blut-Hirn-Schranke mit Austritt von Eiweißmolekülen und auf konsekutiven Veränderungen des onkotischen Druckgefälles. Bedingt durch lokale Zirkulationsstörungen in der Umgebung von Kontusionsherden führt das Hirnödem zur zerebralen Hypoxie. Durch lokalen und generalisierten Verlust der Autoregulation kommt es zu einer Veränderung der zerebralen Durchblutung, Vermehrung des zerebralen Blutvolumens und Steigerung des intrakraniellen Drucks. Dem weiteren Anstieg des intrakraniellen Drucks folgen reflektorisch hypertone Blutdruckwerte (Sicherung der Perfusion), aber gleichzeitig wird der venöse Blutabfluß behindert. Ziel der Behandlung eines Hirnödems muß es daher sein, diesen Circulus vitiosus in seiner Entstehung zu unterbrechen und den Anstieg des intrakraniellen Drucks zu verhüten oder den bereits entstandenen intrakraniellen Druck zu senken.

> Das Hirnödem ist die häufigste und gefährlichste Komplikation nach mittelschwerem und schwerem SHT. Es ist häufiger als das intrakranielle Hämatom.

Ein für das Hirnödem spezifisches klinisches Bild gibt es nicht. Das diffuse oder globale Hirnödem äußert sich klinisch in der Symptomatik der intrakraniellen Drucksteigerung, die bei Fortschreiten in das axiale Hirnstamm-Kompressionssyndrom übergehen kann. Das lokale Hirnödem, das sich perifokal in Zusammenhang mit umschriebenen traumatischen Läsionen (Kontusion, Hämatom) entwickelt, bewirkt eine Verstärkung und Ausweitung der fokalen zerebralen Ausfälle und kann bei entsprechender Lokalisation und zunehmender Raumforderung zu einem lateralen Hirnstamm-Kompressionssyndrom führen. Das lokale Hirnödem kann durch ein globales Hirnödem kompliziert werden.

Die wirksamste Prophylaxe eines Hirnödems ist die ausreichende Sauerstoffversorgung des Gehirns. Ist diese nicht gewährleistet, bleiben andere Maßnahmen wirkungslos!

Eine Verringerung des Flüssigkeitsangebots unter den normalen Bedarf ist keine geeignete Maßnahme zur Vorbeugung des Hirnödems; die ausreichende Flüssigkeitszufuhr muß gewährleistet bleiben.

Hinsichtlich der Behandlung des SHT mit **Steroiden** haben neuerliche randomisierte Studien gezeigt, daß auch die Verwendung von ultrahohen Dosen keine nachweisbare Wirkung in der Behandlung des Hirnödems haben.

Bevor ein intrakranielles Hämatom computertomographisch ausgeschlossen worden ist, dürfen **hyperosmolare Lösungen** (Sorbit 40%ig, Mannit 20%ig, Glycerosteril 10%ig) keinesfalls infundiert werden. Durch leichtfertige Verwendung von hyperosmolaren Lösungen wird die Gefahr der lebensbedrohenden Größenzunahme eines Hämatoms heraufbeschworen und zugleich das klinische Bild verschleiert.

Von dieser Grundregel kann abgewichen werden, wenn wegen einer fortschreitenden klinischen Verschlechterung mit beginnender Hirnstammeinklemmung die Gefahr einer irreversiblen Hirnstammschädigung besteht. Diese Situation ist gleichbedeutend mit der Indikation zur Notfalltrepanation. Neben maschineller Hyperventilation werden dabei 100—125 ml einer hyperosmolaren

Lösung (Sorbit 40%ig, Mannit 20%ig) infundiert. Die durch diese Maßnahme gewonnene Zeit ist bei drohender Hirnstammkompression sehr kurz und beträgt erfahrungsgemäß weniger als eine Stunde. Das ist die Zeitspanne, die zwar für eine Operationsvorbereitung ausreicht, nicht aber für einen Transport.

Für die langfristige Behandlung des erhöhten intrakraniellen Drucks (Hirnödem, nach operativer Hämatomausräumung, raumfordernde Hirnkontusion) werden hyperosmolare Lösungen in fraktionierter und kleinerer Dosierung in kürzeren Zeitabständen verabreicht:

Sorbit 40%ig alle 2—4 Std.   0.5 ml/kg KG
Mannit 20%ig alle 2—4 Std.   1.0 ml/kg KG
Glycerosteril® 10%ig 3—4 × /die   100 ml

Furosemid (Lasix®) senkt die Liquor-Produktion. Die alleinige Anwendung von Furosemid scheint keine antiödematöse Wirkung zu haben, zusammen mit hyperosmolaren Lösungen wird ihm jedoch ein positiver additiver Effekt zugeschrieben.

> Die Behandlung mit hyperosmolaren Lösungen verlangt eine ständige Kontrolle der Elektrolyte und der Blutosmolarität. Sie kann zu pulmonalen und renalen Komplikationen führen und ist daher nicht unproblematisch.

Die Serumosmolarität darf nicht über 300 mosm/kg ansteigen. Auch Hyperosmolarität kann zu Bewußtseinsstörungen bis zum zerebralen Koma führen, wodurch traumatische Komplikationen wie ein Hämatom vorgetäuscht werden. Eine Behandlung mit Sorbit 40%ig oder Mannit 20%ig in der angegebenen Dosierung über mehr als eine Woche ist nicht sinnvoll. Hyperosmolare Lösungen bewirken eine Herabsetzung des intrakraniellen Drucks durch Schrumpfung der gesunden Hirnbezirke (Wasserentzug) und erzeugen wegen der gestörten Blut-Hirn-Schranke keine direkte Verminderung des Ödems in den traumatisierten Hirnstrukturen. Ein Einfluß hyperosmolarer Lösungen auf das Hirnödem kann also nur dann erwartet werden, wenn ausreichend gesundes Hirngewebe mit intakter Blut-Hirn-Schranke vorhanden ist. Das nicht seltene Versagen der Osmotherapie beim diffusen (vasogenen) Hirnödem findet dadurch eine Erklärung. Die schwere diffuse Hirnvolumenzunahme bei Kindern in der Frühphase nach SHT ist in über der Hälfte der Fälle Folge einer Hyperämie und nicht Ausdruck eines Hirnödems. Da hyperosmolare Lösungen die zerebrale Perfusion erhöhen, kann bei reduzierter intrakranieller Druck-Volumen-Compliance die Zunahme des zerebralen Blutvolumens zur weiteren Steigerung des intrakraniellen Drucks führen!

Zur Durchführung einer Osmotherapie ist immer ein zentraler Venenkatheter erforderlich.

Eine Behandlung des schweren SHT mit maximalen Barbiturat-Dosen — **Barbiturat-Koma** — zielt hauptsächlich auf die Senkung des Hirnstoffwechsels während der Zeit der erniedrigten zerebralen Durchblutung, um auf diese Weise das neuronale Überleben zu begünstigen bis zu dem Zeitpunkt, an dem sich wieder ein normales Verhältnis von zerebraler Perfusion und Metabolismus einstellt. Zusätzlich nimmt man an, daß die Barbiturate eine protektive Wirkung auf die Hirnödementwicklung und auf Steigerung des intrakraniellen Drucks haben, und führt diese auf die Beeinflussung der zerebralen Vasokonstriktion zurück. Der Einsatz von Barbituraten (z. B. Thiopental) oder anderer Hypnotika (z. B. Etomidate) zur kurzfristigen Senkung des intrakraniellen Drucks oder zur Verhinderung eines Hirndruckanstiegs (z. B. Umlagerung des Verletzten, Absaugmanöver) ist möglich. Hierfür genügen jedoch Dosierungen wie zur Narkoseeinleitung.

Vor Durchführung einer Therapie mit maximalen Barbiturat-Dosen muß man sich bewußt sein, daß das Barbiturat-Koma Intensivmaßnahmen und lückenlose Überwachung verlangt, wie dies für eine prolongierte Narkose erforderlich ist. Die neurologische Beurteilung ist dabei unmöglich. Allein deshalb ist eine kontinuierliche Messung des intrakraniellen Druckes notwendig, eine verläßliche Steuerung der effektiven Barbituratdosierung ist schwierig und Komplikationen sind relativ häufig (kardiorespiratorische Depression, Hypothermie, metabolische Dysbilanz, Sepsis). Wir halten eine generelle und unkritische Verwendung von Barbituraten für nicht gerechtfertigt.

In einigen Studien hat sich gezeigt, daß die Infusion von 1 mmol/kg KG THAM (Trishydroxymethylaminomethan) zu einer Reduktion erhöhter Hirndruckwerte führte, die ansonsten therapieresistent waren. Eine allgemeingültige Empfehlung für den Einsatz von

THAM kann allerdings noch nicht gegeben werden. Dies gilt auch für Lidocain, das ebenfalls zu einer Hirndrucksenkung zu führen scheint.

Die Anwendung einer aggressiven konservativen Therapie mit kontrollierter Hyperventilation und Muskelrelaxation, Barbituraten oder dehydrierender Maßnahmen, in Verbindung mit der kontinuierlichen Hirndruckmessung, erfordert spezielle Einrichtungen, Zeit und erfahrenes Personal. Fehlen diese Voraussetzungen, ist die Behandlung mit traditionellen Maßnahmen sicherer und im Ergebnis vergleichbar.

3.5 Überwachung und Behandlung auf der Allgemeinstation

Die Entscheidung, ob ein Verletzter nach einem SHT auf der Allgemeinstation eines Krankenhauses überwacht werden soll, richtet sich nicht nur nach dem Allgemeinzustand, sondern auch nach den zu erwartenden Verletzungskomplikationen.

Bewußtlose Verletzte nach isoliertem SHT oder bewußtlose Mehrfachverletzte mit SHT sind grundsätzlich auf einer Intensivstation zu überwachen und zu behandeln. Noch bewußtseinsgetrübte und wieder bewußtseinsklare Verletzte dürfen nur dann auf einer Allgemeinstation überwacht werden, wenn entsprechend ausgestattete Überwachungseinheiten vorhanden sind.

Ein Verletzter mit Schädelprellung ohne Bewußtseinsstörung ist sorgfältig klinisch-neurologisch zu untersuchen und zu röntgen (Schädel); Begleitverletzungen (z. B. Kopfschwartenverletzungen) werden chirurgisch primär versorgt.

Bewußtseinsklare Verletzte mit Schädelfraktur sind grundsätzlich stationär aufzunehmen und in den ersten 12 Stunden halbstündlich, danach stündlich für mindestens 24 Stunden zu überwachen: Kontrolle der Ansprechbarkeit, der Pupillenreaktion, der Motorik und Registrierung von Atmung, Puls und Blutdruck.

Verletzte, die kurzzeitig bewußtlos waren (leichtes SHT), sind stationär aufzunehmen und in gleicher Weise zu überwachen. Bei nachgewiesener Schädelfraktur gilt die erhöhte Aufmerksamkeit der möglichen Entwicklung einer intrakraniellen raumfordernden Komplikation (Hämatom, Hirnödem).

In allen Fällen einer sich verschlechternden Bewußtseinslage oder bei neurologischen Auffälligkeiten ist sofort eine weitergehende Diagnostik einzuleiten (z. B. Computertomographie).

Intrakranielle raumfordernde Komplikationen treten zwar bevorzugt in den ersten 24 Stunden nach dem Trauma auf, können sich aber auch später entwickeln.

Verletzte mit Schädelfraktur und unkompliziertem Verlauf werden in der Regel für 3 Tage stationär aufgenommen. Bei anhaltenden Beschwerden muß die stationäre Beobachtungszeit verlängert werden.

Bleibt ein Verletzter über einen längeren Zeitraum bewußtseinsgetrübt und ist eine Schädelfraktur ausgeschlossen, so ist die Beobachtung auf der Allgemeinstation vertretbar, wenn die Voraussetzungen für eine lückenlose Überwachung und pflegerische Betreuung vorhanden sind. Bewußtseinsgetrübte Verletzte mit Schädelfrakturen müssen bei Entwicklung zusätzlicher zerebraler (fokaler) Ausfälle umgehend neuroradiologisch untersucht werden. Ergibt sich kein pathologischer Befund und sind die vitalen Funktionen stabil (Blutgasanalyse!), so ist die Überwachung auf einer Allgemeinstation mit einfachem Monitoring unter den genannten Voraussetzungen vertretbar. Die Computertomographie ist zu wiederholen, wenn der klinische Verlauf eine Komplikation vermuten läßt.

Eine besondere Behandlung bewußtseinsklarer Verletzter mit Schädelfrakturen oder von Verletzten, die nur kurzzeitig bewußtlos waren (leichtes SHT, Commotio cerebri) ist im allgemeinen nicht erforderlich. Bei Kopfschmerzen werden Analgetika nur im Bedarfsfalle verabreicht, keineswegs dürfen sie routinemäßig über einen längeren Zeitraum gegeben werden. Die vielfach noch geübte Verordnung einer Bettruhe nach leichtem SHT hat keine Begründung. Bettruhe kann allenfalls kurzfristig bis zum Abklingen vegetativer Störungen (Erbrechen, Schwindelerscheinungen) erforderlich werden. Frühmobilisierung und gegebenenfalls physiko-mechanische Anwendungen führen bei diesen Verletzten in der Regel zu rascher Erholung und Wiederherstellung.

4 Verletzungsfolgen und operative Behandlung

Die frühzeitige Erkennung und operative Ausräumung von raumfordernden extrazerebralen (epiduralen und subduralen) Hämatomen sind wichtigste Aufgabe aller, die mit Schädel-Hirn-Verletzten zu tun haben.

Die Einschätzung unfallbedingter Schädigungsfolgen bei Schädel-Hirn-Verletzten muß schnell, systematisch und effektiv erfolgen. Eine aus didaktischen Gründen notwendige Einordnung der Schädel-Hirn-Verletzungen muß, nach Dringlichkeit geordnet, praktisch-diagnostische und therapeutische Gesichtspunkte berücksichtigen und auch die Komplikationen einschließen.

Eine SHV ist entweder geschlossen (gedeckt) oder offen. Alle anderen Verletzungsfolgen können kombiniert sein, sich überlagern oder ineinander übergehen. Neben einer lokalen Verletzung (Kontusionsherd) kann eine diffuse Hirnschädigung bestehen; eine umschriebene Hirn-Verletzung kann in eine diffuse übergehen; aus einer primären Verletzungsfolge (Fraktur) können sich sekundär Komplikationen (Hämatom) entwickeln.

Die Folgen eines SHT sind kein statisches, sondern ein dynamisches Geschehen. Die frische Schädel-Hirn-Verletzung erfordert eine lückenlose, regelmäßige Kontrolle ihrer Verlaufsdynamik.

4.1 Offene und penetrierende Verletzungen

Bei einer offenen Schädel-Hirn-Verletzung besteht als Folge einer Mitverletzung der Dura mater eine Verbindung zwischen Außenwelt und Liquorraum.

Bei penetrierenden Schädel-Hirn-Verletzungen kommt es durch Eindringen von Fremdkörpern oder Knochenfragmenten in das Schädelinnere zu Hirngewebszerreißungen. Penetrierende Verletzungen können auch geschlossen sein, z. B. bei Impressionsbrüchen.

Offene Schädel-Hirn-Verletzungen im Bereich des Schädelgewölbes sind zwangsläufig mit einer Durchtrennung der Kopfschwarte

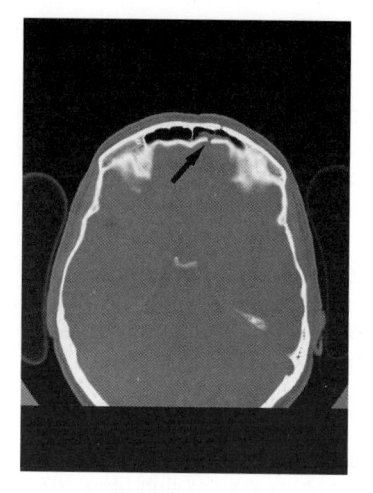

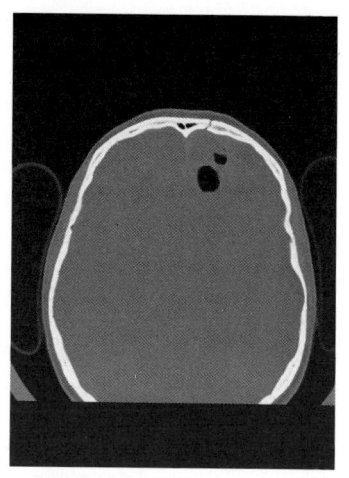

Abb. 24: **Stirnhöhlenfraktur mit Pneumatozele.** 42 J. Meningitis 10 Tage nach SHT. CT: Fraktur der Stirnhöhlenvorder- und Hinterwand (→). Intrazerebraler Lufteinschluß rechts frontal mit Hirnabszeß.

(ggf. auch der darunterliegenden Muskulatur) und mit einem Schädelbruch verbunden. Im Bereich der Schädelbasis liegt dann eine offene SHV vor, wenn eine Fraktur mit Durazerreißung eine Verbindung zwischen den pneumatisierten Räumen und dem Liquorraum schafft.

Das Risiko einer Infektion bestimmt das therapeutische Vorgehen. Die Behandlung ist grundsätzlich operativ; der Zeitpunkt der Operation und das Operationsverfahren richten sich nach Art und Schwere der Verletzung.

4.1.1 Verletzungen der Kopfschwarte

Verletzungen der Kopfschwarte, soweit sie mit schwerwiegenden anderen Verletzungen vorkommen, werden oft zu Unrecht als zweitrangig angesehen. Durch die starke Blutversorgung der Kopfhaut kann eine banale Riß-Quetschwunde zu erheblichem Blutverlust führen und einen Schock verursachen; dabei sind Säuglinge und Kleinkinder besonders gefährdet.

Verletzungen der Kopfschwarte

Der Anteil von Kopfschwartenverletzungen in einer unfallchirurgischen Ambulanz ist hoch und ihre Behandlung meistens unproblematisch. Werden jedoch Grundregeln der Versorgung von Kopfschwartenverletzungen nicht beachtet, so können begleitende offene oder penetrierende SHV übersehen werden.

Durch Inspektion des Kopfes kann Lage, Ausdehnung und Art der Kopfschwartenverletzung leicht diagnostiziert werden. Der erstbehandelnde Arzt muß sich nun in Abhängigkeit vom Gesamtzustand des Verletzten entscheiden, ob er eine primäre chirurgische Versorgung durchführen kann oder ob eine temporäre Blutstillung mit Notversorgung oder eine verzögerte primäre chirurgische Versorgung erforderlich ist.

Nach der orientierenden Inspektion wird die Umgebung der Wunde gesäubert, die Verletzung mit sterilen feuchten Kompressen vor einer ausreichenden Rasur der Kopfhaut gereinigt und während der Rasur komprimierend bedeckt (Vermeidung weiterer Verunreinigung und unnötigen Blutverlusts). Die Inspektion mit Palpation der Wunde muß unter sterilen Bedingungen erfolgen. Dabei läßt sich eine Blutungsquelle erkennen und nachweisen, ob eine Schädel- bzw. Impressionsfraktur vorliegt und ob es sich um eine offene oder penetrierende SHV handelt (Hirngewebe im Wundbereich).

Bei reinen Kopfschwartenverletzungen sind nach temporärer Blutstillung und Anlegen eines sterilen Kompressionsverbandes Röntgenübersichtsaufnahmen des Schädels in 3 Ebenen anzufertigen und ggf. durch Tangentialaufnahmen zu vervollständigen. Mit Hilfe der Computertomographie können knöcherne Imprimate sicher nachgewiesen und in ihrer Ausdehnung bestimmt werden. Nicht dislozierte Schädelfrakturen bedürfen keiner Behandlung. Die **primäre chirurgische Versorgung** von Kopfschwartenwunden erfolgt nach Unterspritzen des Wundbereichs mit einem Lokalanästhetikum. Da die Arterien subkutan an der Außenseite der Galea verlaufen, muß die blutstillende Naht unter Einbezug der Galea durchgreifend sein, bei mangelnder Adaptation der Hautränder mit Rückstichnaht. Das Periost soll nicht von der Naht erfaßt werden. Die Einlage einer Gummilasche ist zugunsten steriler, geschlossener Drainagen verlassen worden.

Ist eine primäre Wundversorgung wegen der Behandlungspriorität anderer Verletzungsfolgen nicht möglich, soll zumindest eine

temporäre Blutstillung durchgeführt werden. Die Ränder stark blutender Kopfschwartenwunden werden mit sterilen Kompressen umlegt, und der freie Galearand wird mit Michelklammern oder Kopfschwartenklemmen gefaßt. Durch die Auflage von sterilen Kompressen und durch Anlage eines Kompressionsverbandes wird unnötiger Blutverlust vermieden.

Die **verzögerte Primärversorgung** kann dann in Abhängigkeit von der Behandlungsbedürftigkeit anderer Verletzungsfolgen geplant werden. Der Zeitraum für eine verzögerte Primärversorgung sollte 6 Stunden, in Ausnahmefällen 12 Stunden nicht überschreiten.

Die Versorgung ausgedehnter **Kopfschwartenwunden** mit Zerreißungs- oder Skalpierungsverletzungen ist nach den Grundsätzen der plastischen Chirurgie vorzunehmen.

Bei ausgedehnten **Kopfschwartenhämatomen** (teigig) oder **subgalealen Hämatomen** (fluktuierend) besteht keine primär-chirurgische Behandlungsbedürftigkeit. Wegen des Risikos einer Sekundärinfektion sollte eine Punktion unterlassen werden. Bei Säuglingen und Kleinkindern besteht dazu noch die Gefahr, durch das wieder nachlaufende Hämatom einen hypovolämischen Schock auszulösen.

Die **sekundäre Versorgung** älterer oder zu spät erkannter Kopfschwartenverletzungen (nach 12 Stunden) erfolgt offen, nach Wundabstrich und Säuberung unter gleichzeitiger Antibiotikagabe. Der Wundverschluß wird vorgenommen, wenn der Wundabstrich steril ist. Begleitende Schädelfrakturen, offene oder penetrierende Verletzungen, besonders Stichverletzungen, begünstigen lokale, epi- und subdurale Infektionen.

4.1.2 Schädeldachfrakturen

Brüche des Schädeldachs und der Schädelbasis geben Hinweis auf Art und Schwere der Gewalteinwirkung. In der Gruppe der Schädel-Hirnverletzten mit traumatischer Bewußtseinsstörung finden sich gehäuft Schädelfrakturen. Bei Schädelfrakturen wiederum sind intrakranielle raumfordernde Blutungen häufig.

Brüche des knöchernen Schädels entstehen, wenn die Elastizitätsgrenzen des Knochens überschritten werden. In Abhängigkeit von der Krafteinwirkung werden **Berstungsbrüche** bei Schädel-

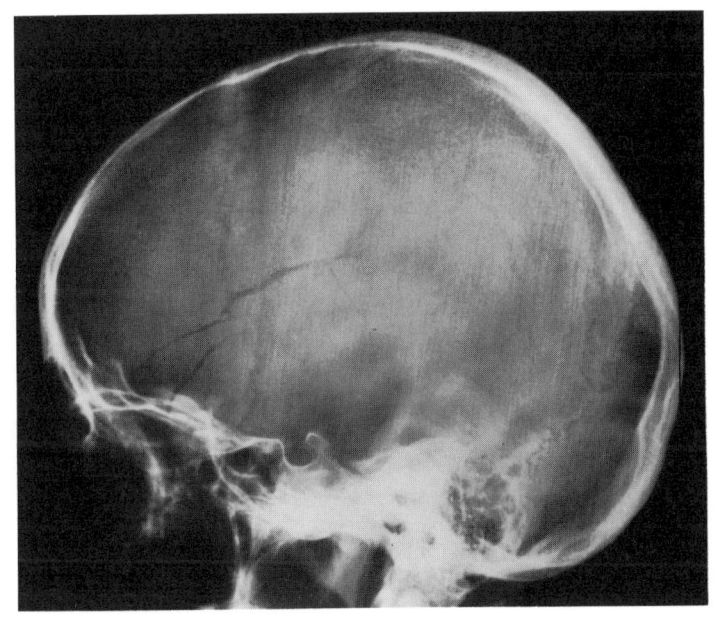

Abb. 25: **Kalottenfraktur.** Röntgennativaufnahme des Schädels. Kalottenberstungsfraktur rechts frontotemporal, in die Frontobasis hineinreichend.

kompression und **Biegungsbrüche** unterschieden, bei denen der Schädel von einem sich bewegenden Objekt getroffen wird oder das bewegte Objekt selbst ist. Schädeldachfissuren und **lineare Frakturen** sind im Hinblick auf die Entstehung epiduraler Hämatome besonders gefährlich, wenn sie die A. meningica media oder ihre Äste sowie große Blutleiter (Sinus) überqueren. Über 75% der Verletzten mit Hämatomen haben Frakturen (unter 15 Jahren bis zu 60%), und der Anteil von Frakturen bei epiduralen Hämatomen liegt mit über 90% noch höher (unter 15 Jahren etwa 75%). **Hinterhauptsfrakturen** können zu okzipitalen Hämatomen und zu den gefährlichen infratentoriellen Hämatomen führen, deren klinische Symptomatik uncharakteristisch beginnen und dramatisch verlaufen kann. **Lochbrüche** sind Folge umschriebener Verletzungen mit scharfen Gegenständen oder entstehen durch Schußver-

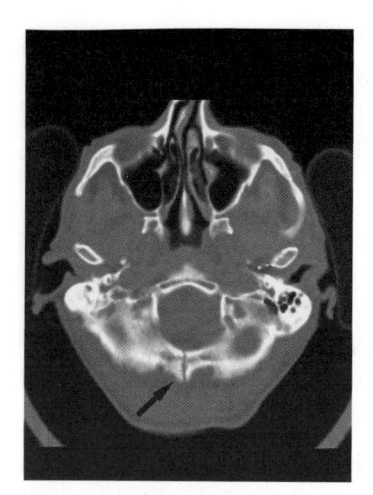

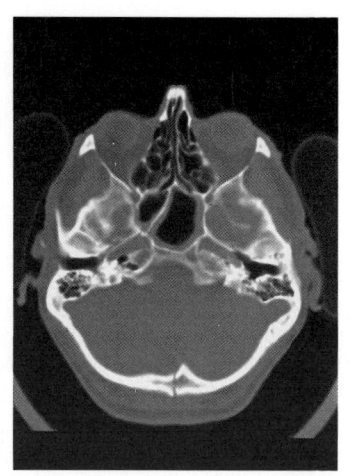

Abb. 26: **Schädelfraktur.** 66 J. Autounfall. CT in Knochenfenstereinstellung zeigt eine mediane okzipitale, in das foramen magnum einstrahlende Fraktur ohne wesentliche Dislokation.

letzungen, die, wie auch Impressionsfrakturen, wegen ihrer Problematik gesondert beschrieben werden.

Obgleich intrakranielle Hämatome insgesamt seltene Komplikationen nach Kopfverletzungen oder Schädel-Hirn-Verletzungen sind (etwa 1%), ist dennoch zu fordern, daß jeder Verletzte mit nachgewiesener Schädelfraktur, unabhängig von seinem Verletzungszustand, stationär zur Beobachtung einzuweisen ist: Hämatome können sich schnell entwickeln, und nur die rechtzeitige Diagnose ermöglicht eine erfolgreiche chirurgische Behandlung. Die Häufigkeit von Schädelfrakturen bei Verletzten mit posttraumatischen Hämatomen begründet die Forderung, daß **nach jeder Schädelverletzung Röntgenaufnahmen** anzufertigen sind. Besonders okzipitale Frakturen können auf Röntgenbildern in nur 2 Ebenen übersehen werden. Deswegen sollte routinemäßig eine halbaxiale frontonuchale Röntgenaufnahme gemacht werden. Bei Schädeldachfrakturen im Säuglingsalter mit fluktuierender Vorwölbung der Kopfhaut (Liquorkissen!) muß auf die Möglichkeit der Entstehung einer **wachsenden Fraktur** geachtet werden, die dann operativ behandelt werden muß.

4.1.3 Impressionsfrakturen

Eine behandlungsbedürftige Impressionsfraktur liegt vor, wenn Teile der Kalotte um mehr als Schädeldachdicke oder im Bereich der Schläfenbeinschuppe um mehr als etwa 1 cm gegen den Schädelinnenraum verlagert sind. Eine firstförmige Impression, die weniger als Kalottendicke imprimiert ist, bedarf nur dann einer Behandlung, wenn Zeichen einer umschriebenen Hirnverletzung auftreten.

Für die Praxis hat es sich bewährt, eine unkomplizierte (geschlossene) von einer komplizierten (offenen) Impressionsfraktur zu unterscheiden. Das Kriterium ist hierbei die Durchtrennung der Kopfschwarte. Bei einer komplizierten Impressionsfraktur liegt nur dann auch eine offene SHV vor, wenn die Dura mitverletzt ist und somit eine Verbindung zwischen Außenwelt und Liquorraum besteht.

Alle komplizierten Impressionsfrakturen müssen wie eine offene SHV behandelt werden, d. h. mit Antibiotika-Prophylaxe, da ohne operative Revision das Vorliegen einer Duraverletzung nicht ausgeschlossen werden kann.

Bei Impressionsfrakturen liegt oft lediglich eine umschriebene Hirnschädigung vor. Daher werden viele dieser Verletzten nicht oder nur kurzzeitig bewußtlos. Etwa 20% aller Impressionsfrakturen, vorwiegend die mit penetrierenden Hirnverletzungen, führen zu fokalen zerebralen Symptomen.

Der Verdacht auf eine Impressionsfraktur ergibt sich aus dem Palpationsbefund. Kephalhämatome mit randständiger harter Wulstbildung, die durch Zerreißung der Galea entsteht, können eine Impressionsfraktur vortäuschen. Die Diagnose wird röntgenologisch einschließlich der Tangentialaufnahmen gesichert. Das CT weist am zuverlässigsten das Ausmaß der Knochendislokation nach und gibt Auskunft über Art und Umfang weiterer Verletzungsfolgen. Vor der operativen Versorgung einer Impressionsfraktur sollte daher ein CT durchgeführt werden.

Frühe Komplikationen sind abhängig von Lokalisation und Ausmaß der imprimierten Knochenteile. Knochenabsprengungen in Sinusnähe können die großen Blutleiter verletzen, vorübergehend aber durch Tamponade eine schwere Blutung verhindern. In gleicher Weise können verletzte oberflächliche Hirngefäße durch

Knochenfragmente komprimiert werden. In etwa 10% der Fälle kommen zerebrale Anfälle vor.

Die Dringlichkeit der Operation einer behandlungsbedürftigen Impressionsfraktur richtet sich nach dem Allgemeinzustand des Verletzten und der Behandlungspriorität der Begleitverletzungen. Ferner ist sie abhängig vom Schweregrad der SHV und dem Ausmaß der Impressionsfraktur.

Bei **unkomplizierten Impressionsfrakturen** ohne Bewußtseinsstörungen und ohne korrespondierende zerebrale Ausfälle erfolgt die operative Versorgung möglichst bald, allerdings ohne Zeitzwang innerhalb der ersten 24 Stunden. Hat die Hebung einer geschlossenen Impressionsfraktur nur einen kosmetischen Zweck, so kann man bis zur Operation mehrere Tage verstreichen lassen. Bei **komplizierten Impressionsfrakturen** ohne Bewußtseinsstörung und ohne korrespondierende zerebrale Ausfälle wird die chirurgische Versorgung in den ersten 6 Stunden vorgenommen. Der Eingriff kann unter Umständen nach primärer Wundversorgung bis zu 24 Stunden aufgeschoben werden.

Die Impressionsfraktur **mit korrespondierenden zerebralen Symptomen** führt im Moment der Gewalteinwirkung zu einer umschriebenen, meist kortikalen Substanzschädigung und zu fokalen zerebralen Funktionsstörungen infolge der Kompressionswirkung. Die rechtzeitige operative Hebung einer Impressionsfraktur kann die Folgen der Kompression beseitigen, die beispielsweise durch örtliche Kreislaufstörungen zu ausgedehnten sekundären Schädigungen führen würden.

Die **operative Versorgung unkomplizierter Impressionsfrakturen** erfolgt nach den Regeln der osteoplastischen Kraniotomie. Sorgfältig ist nach einer Duraverletzung zu suchen. Ist die Dura unverletzt, wird sie nur dann eröffnet, wenn ein subdurales Hämatom vorliegt. Sind Dura und Gehirn verletzt, werden durch Erweiterung der Duraöffnung Gehirngewebstrümmer ausgeräumt, blutende Hirngefäße durch bipolare Koagulation unter Wasserspülung verschlossen und die Dura wasserdicht vernäht. Gleichzeitig wird die Dura an den freien Knochenrändern zur Vermeidung epiduraler Nachblutungen hochgenäht. Duradehiszenzen werden durch autologe Galea-Periosttransplantate oder lyophilisierte Dura versorgt. Die frakturierten Kalottenteile werden nach Drahtstabilisierung oder Osteosynthese wieder eingepaßt und der Knochendeckel reimplantiert.

Die **operative Versorgung komplizierter Impressionsfrakturen** kann unter Einbeziehung der bestehenden Weichteilverletzungen in gleicher Weise erfolgen. Bei ausgedehnter Verschmutzung der Wunde sollten freie Knochenstücke entfernt werden. Von der Verwendung lyophilisierter Dura in einer infektionsgefährdeten Wunde raten wir ab. Besteht keine stärkere Wundverschmutzung und hat sich die operative Behandlung nicht über 24 Stunden hinaus verzögert, können einzelne Knochentrümmer nach Säuberung in Kochsalzlösung oder antiseptischer Lösung reimplantiert werden. Das Infektionsrisiko steigt dadurch erfahrungsgemäß nicht. Die Gabe von Antibiotika ist nicht erforderlich, wenn die chirurgische Versorgung einer komplizierten Impressionsfraktur ohne Duraverletzung frühzeitig erfolgen kann. In Fällen aufgeschobener chirurgischer Behandlungsnotwendigkeit hat sich die hochdosierte Gabe von Penicillin bewährt. Wie bei jeder offenen Verletzung ist eine Tetanusprophylaxe selbstverständlich.

Wird die **Mitverletzung eines Sinus** durch ein Knochenfragment vermutet, so darf die operative Versorgung erst dann vorgenommen werden, wenn sich der Allgemeinzustand des Verletzten stabilisiert hat und ausreichende Blutkonserven zur Verfügung stehen. Es ist **kontraindiziert**, eingesprengte Knochenstücke bei der Erstuntersuchung zu entfernen, ohne ausreichende Vorsorgemaßnahmen getroffen zu haben. Schwerste, nicht beherrschbare Blutungen können dadurch ausgelöst werden und zu irreversiblem Kreislaufversagen führen.

Die operative Behandlung von Impressionsfrakturen sollte bevorzugt dem Neurochirurgen überlassen bleiben, zumal im allgemeinen ausreichend Zeit zur Verfügung steht, den Verlegungstransport vorzubereiten und durchzuführen.

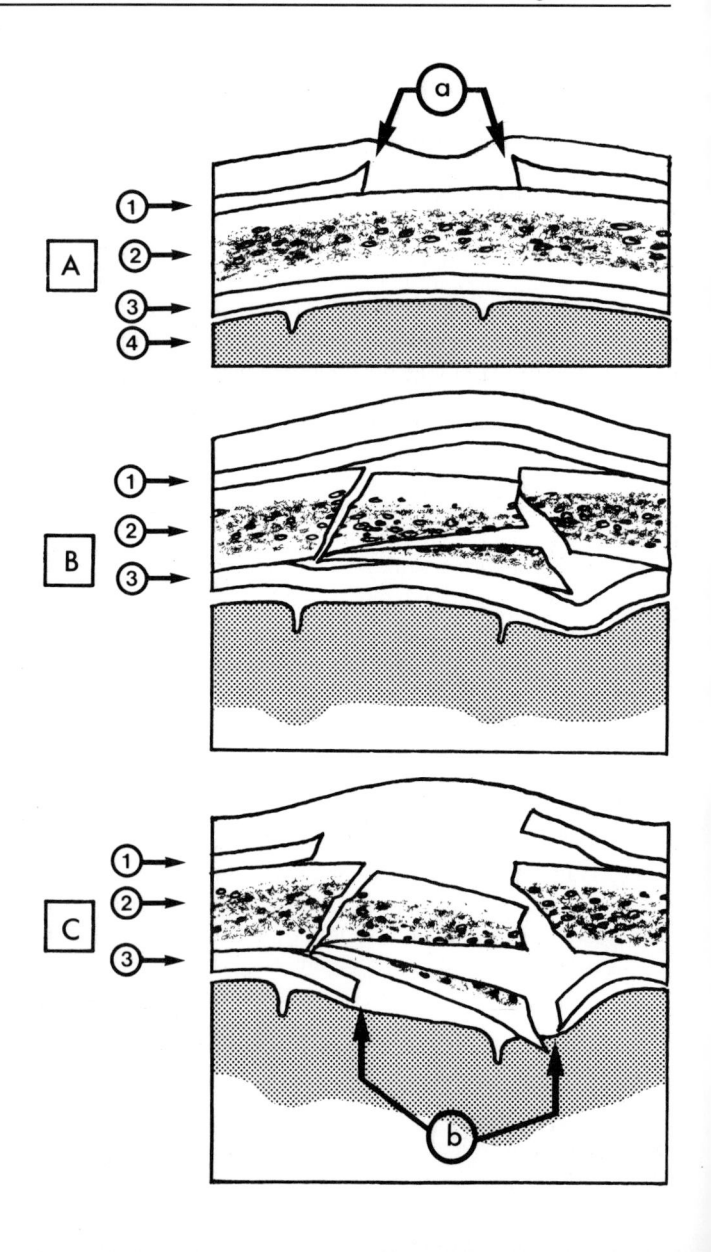

142 Verletzungsfolgen und operative Behandlung

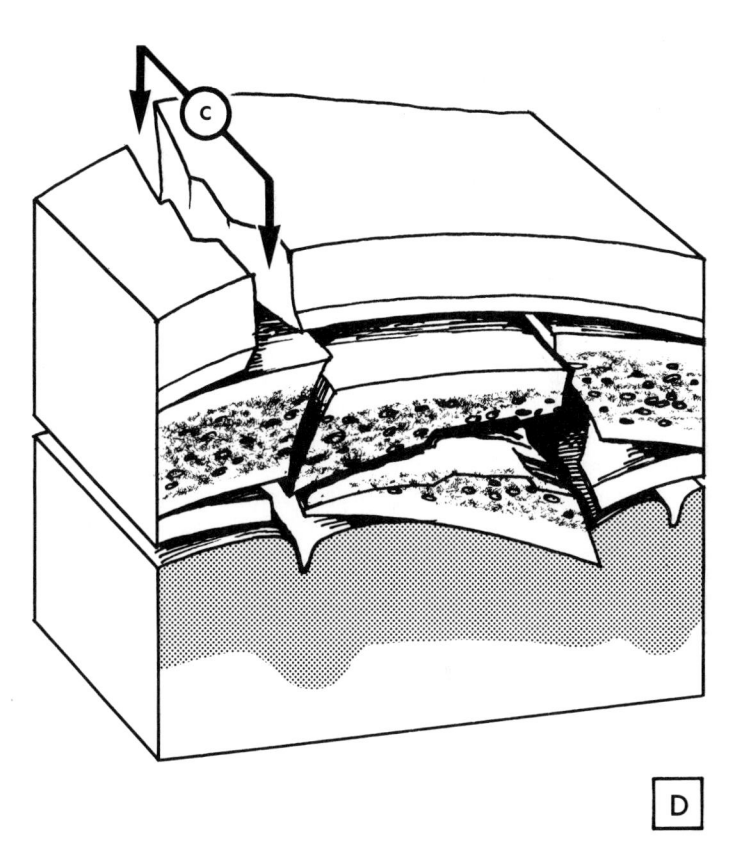

Abb. 27: **Impressionsfrakturen**
A. „Pseudoimpression" bei Zerreißung der Galea **(a)**
B. Unkomplizierte Impressionsfraktur ohne Duraverletzung
C. Unkomplizierte Impressionsfraktur mit Durazerreißung **(b)** und Rindenkontusion durch imprimierte Knochenstücke
D. Komplizierte Impressionsfraktur mit Kopfschwartendurchtrennung **(c)** und offener SHV.
 1 — Galea
 2 — Kalotte
 3 — Dura mater
 4 — Kortex

4.1.4 Frontobasale und laterobasale Frakturen

Liquoraustritt aus Nase und Ohr, Luftansammlungen im Schädelinneren (Aerozele, Pneumatozephalus) und entzündliche Komplikationen (Meningitis) sind sichere Zeichen einer offenen SHV im Bereich der vorderen oder mittleren Schädelbasis.

> Bei einer offenen frontobasalen Schädel-Hirn-Verletzung besteht immer die Gefahr einer aufsteigenden entzündlichen Komplikation (Meningitis).

Bei einer Blutung aus Ohr oder Nase ist zu prüfen, ob eine Liquorbeimengung besteht. Orientierend kann diese Prüfung mit Gazetupfern erfolgen: Der hellere Hof um den Blutstropfen ist Hinweis auf Liquor. Wird unmittelbar nach einem Unfall der Austritt klarer Flüssigkeit aus der Nase beobachtet und verstärkt sich die Flüssigkeitsmenge beim Herabhängen des Kopfes, bedarf es keiner weiteren Hilfsmittel, um die Diagnose einer Rhinoliquorrhö zu stellen. Zur Differenzierung gegenüber Nasensekret dienen der Hämo-Gluco-Test® und die Laboruntersuchung (Eiweiß, Glukose). Bei bewußtlosen Verletzten in Rückenlage kann der Liquorfluß unbemerkt den Rachen entlang erfolgen, bei bewußtseinsgetrübten und motorisch unruhigen Verletzten weist gelegentlich das nasse Kopfkissen auf die Liquorfistel hin. In der postakuten Phase nach einem SHT kommt als zuverlässigster qualitativer Nachweis das Liquorszintigramm und zur Lokalisation die konventionelle oder Computertomographie, ggf. mit intrathekaler Kontrastmittelgabe zur Anwendung.

Posttraumatisches Hirnödem oder intrakranielle Hämatome können die Duraöffnung und den Frakturspalt verlegen und einen Liquoraustritt verhindern. Die Eintrittspforte für eine Infektion bleibt jedoch bestehen. Bei röntgenologischem Nachweis einer Schädelbasisfraktur muß an eine offene frontobasale Verletzung gedacht werden, insbesondere dann, wenn gleichzeitig ein Orbitahämatom besteht. Ausgedehnte knöcherne Verletzungen der Nasennebenhöhlen mit Schleimhauteinrissen (Stirnhöhle, Siebbeinzellen, Keilbeinhöhle) und Mittelgesichtsfrakturen mit massiven Blutungen in den Nasenrachenraum, Augenmuskellähmungen, Optikusläsionen sowie weitere Hirnnerven- und Gefäßverletzungen erfordern das koordinierte Zusammenwirken von Neurochirurg, Kieferchirurg, HNO-Arzt, Ophthalmologen und Neuroradiologen.

Eine sofortige operative Behandlung wird erforderlich, wenn eine Blutstillung nur durch Stabilisierung der Mittelgesichtsfrakturen erreicht werden kann. Die Verlegung in eine Fachklinik ist notwendig. Sie darf jedoch nur dann erfolgen, wenn durch Stabilisierung des Kreislaufs und durch Freihalten der Atemwege die Sauerstoffversorgung des Gehirns gewährleistet ist. Dazu gehören evtl. Intubation oder Tracheotomie und die Tamponade des Nasen-Rachen-Raumes.

Die operative Behandlung von Schädelbasisfrakturen mit Duraverletzung und Liquorrhö ist ein Wahleingriff und wird in der Regel nicht in der Frühphase durchgeführt.

Sofern keine chirurgische Behandlung aus vitaler Indikation erforderlich ist, beschränkt sich die Frühversorgung auf lokale Maßnahmen und evtl. Antibiotikaprophylaxe.

Eine **Otoliquorrhö** bereitet diagnostisch kaum Schwierigkeiten. Sie muß nur selten operativ behandelt werden, da das Infektionsrisiko wesentlich geringer ist und sich die Liquorfistel in der Regel spontan schließt. Schädel-Hirnverletzte mit Otoliquorrhö müssen sorgfältig klinisch überwacht werden. Als Erstmaßnahme empfiehlt es sich, die Kopfhaut in der Umgebung des Ohres zu rasieren und zu säubern, das Ohr äußerlich schonend, aber sorgfältig zu reinigen, zu desinfizieren und durch sterile Kompressen abzudecken, die mehrmals täglich zu erneuern sind. So kann man auch dokumentieren, wann der Liquorfluß sistiert. Manipulationen im Gehörgang müssen in den ersten Tagen nach dem Unfall unterbleiben.

Ähnlich wird bei nasalem Liquorfluß verfahren. Medikamente zur Schleimhautabschwellung erleichtern den Sekretabfluß, eine gewissenhafte, mehrmals täglich durchgeführte Nasen- und Mundpflege verringert die Gefahr einer aufsteigenden Infektion.

Eine **Antibiotikaprophylaxe** bei Liquorrhö ist umstritten. Ihre Kritiker weisen auf die Gefahr einer Erregerselektion hin. Bei fehlen-

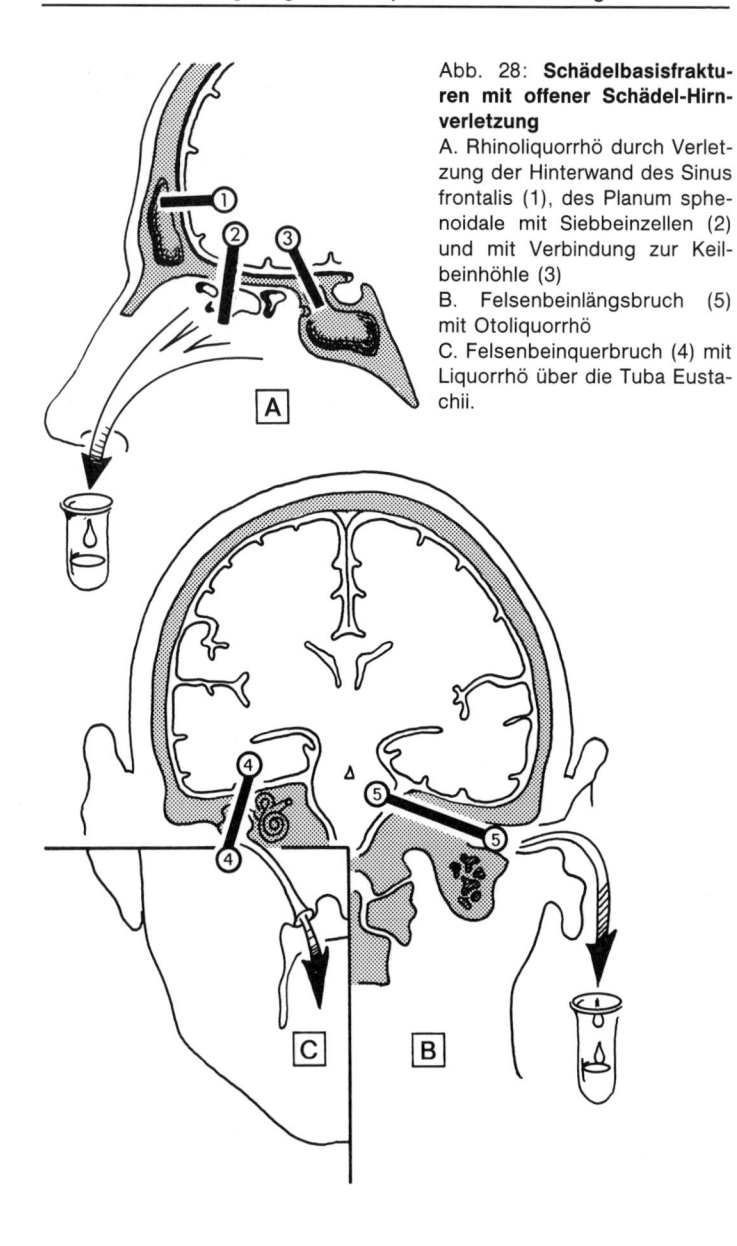

Abb. 28: **Schädelbasisfrakturen mit offener Schädel-Hirnverletzung**
A. Rhinoliquorrhö durch Verletzung der Hinterwand des Sinus frontalis (1), des Planum sphenoidale mit Siebbeinzellen (2) und mit Verbindung zur Keilbeinhöhle (3)
B. Felsenbeinlängsbruch (5) mit Otoliquorrhö
C. Felsenbeinquerbruch (4) mit Liquorrhö über die Tuba Eustachii.

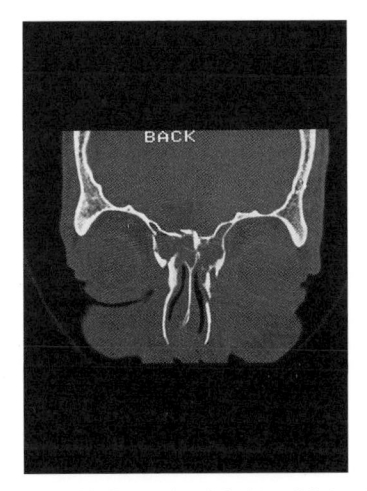

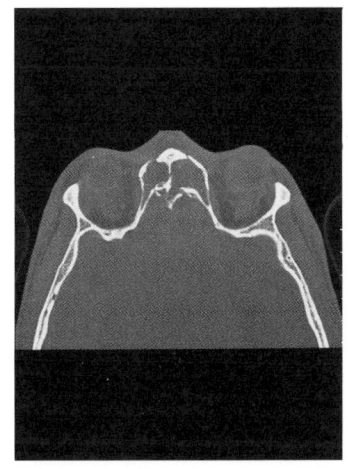

Abb. 29: **Frontobasisfraktur.** Mit hochauflösender Dünnschicht-CT lassen sich auch feine Frakturen und Stufenbildungen lokalisieren: hier multiple frontobasale Frakturen beidseits.

den Hinweisen auf eine Mittelohrentzündung wird man bei einer Otoliquorrhö ohne Antibiotika auskommen. Bei offenen frontobasalen Verletzungen halten wir eine antibiotische Prophylaxe für sinnvoll, besonders dann, wenn durch blutige Tamponade oder Sekretstau bei Intubation Ventilation und Abfluß aus den Nasennebenhöhlen behindert sind. Wird sie durchgeführt, muß sie ausreichend hoch sein und vor allem lange genug erfolgen, d. h. auch über den Zeitpunkt des operativen Verschlusses der Liquorfistel hinaus. Da die häufigsten Meningitiserreger Pneumokokken und bei Kindern Haemophilus influenzae sind, ist Penicillin oder Ampicillin zu empfehlen.

Die **Durchwanderungsmeningitis** ist eine schwere bakterielle Infektion mit akutem Verlauf. Der Liquorbefund (Lumbalpunktion) sichert die Diagnose und ermöglicht die Anlage einer Erregerkultur. Die Behandlung muß unverzüglich beginnen. Wir geben als Dauerinfusion hochdosiert Penicillin-G (50—60 Mega I. E./die) in Kombination mit Gentamycin (160 mg/die). Eine

148　　　Verletzungsfolgen und operative Behandlung

Abb. 30: **Spannungspneumatozephalus.** 16 J., CT 5 Tage nach SHT mit Frontobasisfraktur. Einblutungsbedingte Verschattung von Siebbeinzellen und Keilbeinhöhle; intrakraniell frontotemporal bds. ausgedehnte sichelförmige Lufteinschlüsse, die zu einer Dorsalstauchung beider Stirnhirnlappen geführt haben.

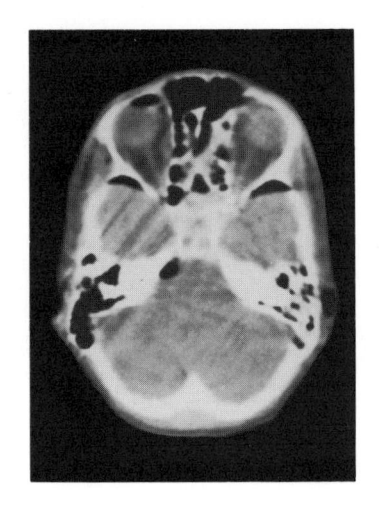

eitrige Meningitis, die bei nicht erkannter oder nicht adäquat behandelter Frontobasisverletzung auch noch nach Jahren unerwartet und foudroyant ausbrechen kann, beweist den persistierenden Duradefekt und zwingt zu nachträglicher operativer Revision.

Die Durchführung der häufig umfangreichen Diagnostik (konventionelle Röntgentomographie, CT, Kernspintomographie, Liquorszintigraphie) gehört wie die operative Behandlung in die Kompetenz der Fachklinik. Ob auch bei einem spontanen Verschluß der Liquorfistel eine operative Revision erfolgen muß, ist ebenfalls von der Fachklinik zu entscheiden.

4.1.5 Schußverletzungen

Schußverletzungen bewirken in Abhängigkeit von dem Auftreffen des Projektils auf den Schädel, der Geschoßart und seiner Geschwindigkeit verschieden schwere strukturelle Zerstörungen des Hirngewebes. Beim Durchstoßen des Gehirns kann es zu einer explosionsartigen Druckerhöhung innerhalb der Schädelkapsel kommen. Dadurch entsteht gleichzeitig sowohl eine umschriebene Gewebsläsion als auch eine diffuse Hirnfunktionsstörung mit unmittelbarem Bewußtseinsverlust. Häufigste Ursache einer rasch einsetzenden sekundären neurologischen Verschlechterung ist weniger die Entwicklung eines Hämatoms als vielmehr die eines Hirnödems.

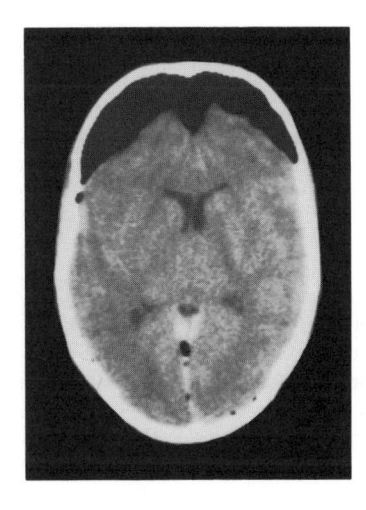

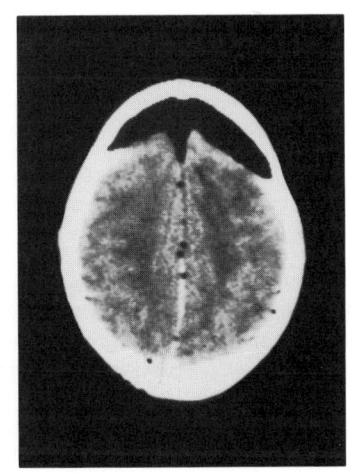

Ausmaß und Lokalisation der Hirngewebsläsionen, die diffusen Hirnfunktionsstörungen und das Hirnödem sind die Faktoren, die bei Schußverletzungen die Schwere der SHV bestimmen. Die primären intensivmedizinischen Behandlungsmaßnahmen müssen darauf ausgerichtet sein, Atmung und Kreislauf zu stabilisieren, die Entwicklung einer Hypoxie zu verhindern und sekundäre Verletzungsfolgen zu begrenzen. Für die primäre Versorgung von Schußverletzten unerheblich, jedoch für die Prognose bedeutsam ist die Art der Schußverletzung.

Es werden Impressions-, Steck-, Durch- und Konturschüsse unterschieden. Die Impressionsschüsse werden in Rinne-, Segment- und Zertrümmerungsschüsse unterteilt. Impressionsschüsse gehen in der Regel mit erheblichen knöchernen Schädelzertrümmerungen und ausgedehnten Substanzzerstörungen des Gehirns einher, wobei die eingedrungenen Knochensplitter zusätzliche Gewebsverletzungen hervorrufen. Eine Variante des Steckschusses ist der innere Prellschuß: Das Geschoß durchdringt das Gehirn bis zur gegenüberliegenden Schädelwand und wird hier wegen seiner verminderten kinetischen Energie abgelenkt. Bei Durchschüssen finden sich an der Ausschußstelle weitaus größere Schädel- und Kopfschwartenverletzungen als an der Einschußstelle. Bei Konturschüssen nimmt das Projektil nach Eindringen in den Schädel seinen Weg entlang der Kalotteninnenseite. Der äußere Prellschuß führt in der Regel zu örtlichen Hirnverletzungen durch Knochenimprimate, die Dura bleibt allerdings meistens intakt.

Schußverletzte in tiefem Koma haben so gut wie keine Überlebenschance, selbst bei noch vorhandener Schmerzreaktion. **Bewußtseinsgetrübte Schußverletzte** haben eine schlechtere Prognose als bewußtseinsklare. **Nicht bewußtlose Schußverletzte** können auch bei Vorliegen fokaler neurologischer Ausfälle zu einer guten Wiederherstellung gelangen. Nach Schußverletzungen kommt es besonders häufig, d. h. bei etwa 50 % innerhalb von 5 Jahren, zu einer Spätepilepsie. Intrazerebral verbleibende Knochenfragmente bilden auch später ein Infektionsrisiko.

Die **chirurgische Behandlung** von Schußverletzten muß in einer Spezialklinik erfolgen. Nach sorgfältiger Befunddokumentation (forensische Aspekte!) wird der Bezirk der äußerlich sichtbaren Verletzungsstellen rasiert, gereinigt und für den Transport ein steriler Kompressionsverband angelegt.

Die neurochirurgische Versorgung erfolgt nach der nativradiologischen und computertomographischen Untersuchung. Das CT gibt Auskunft über Umfang, Ausmaß und Lokalisation der Hirnverletzung. Ziel der primären neurochirurgischen Versorgung ist die Entfernung von Fremdkörpern, Knochenfragmenten und Gewebstrümmern, soweit dieses ohne zusätzliche Traumatisierung möglich ist. Demselben Prinzip folgt die intrazerebrale Blutstillung. Ein- und Ausschußstelle werden revidiert, die Dura wasserdicht verschlossen. Die Gefahr einer Infektion durch Geschosse selbst ist relativ gering. Auch aus diesem Grund ist es nicht erforderlich, den Schußkanal bis in die Tiefe zu verfolgen.

4.2 Intrakranielle Hämatome

Posttraumatische intrakranielle raumfordernde Blutungen (Hämatome) sind der Grund, warum Verletzte mit einer an sich harmlosen Schädelprellung oder mit einem leichten SHT innerhalb weniger Stunden in einen lebensbedrohlichen Zustand geraten können. Auch wenn nur eine geringe Anzahl Schädel-Hirn-Verletzter Hämatome entwickelt (etwa 1 %), ist der Anteil der nicht rechtzeitig erkannten intrakraniellen Hämatome noch immer sehr hoch.

Übersehen werden intrakranielle Hämatome bezeichnenderweise bei zwei unterschiedlichen Gruppen von Verletzten: Bei schwerem SHT mit anhaltender Bewußtlosigkeit wird die nachträgliche Verschlechterung nicht erkannt, nach leichtem Kopftrauma wird sie nicht erwartet.

Intrakranielle Hämatome werden üblicherweise sowohl nach der Zeit des Auftretens klinischer Erscheinungen als auch nach ihrer anatomischen Lage klassifiziert. Ein Hämatom ist danach akut, subakut oder chronisch und kann epidural, subdural oder intrazerebral liegen. Häufig treten die Blutungen in Kombination auf. Extrazerebrale (epidurale und rein subdurale) Hämatome haben bei rechtzeitiger Diagnose und zeitgerechter Behandlung im Hinblick auf ihre gute Prognose die größte Bedeutung.

Innerhalb der Gruppe der extrazerebralen Hämatome lassen sich epidurale von subduralen Hämatomen allein aufgrund der klinischen Symptome nicht sicher voneinander trennen. Ihre Unterscheidung ist auch hinsichtlich der therapeutischen Konsequenz zweitrangig, da sie immer operativ entleert werden müssen. Intrazerebrale Hämatome kommen gehäuft in Kombination mit Hirnkontusionen, Hirngewebszerreißungen, Einblutungen in die Hirnsubstanz und mit Hirnödem vor. Extrazerebrale (epidurale und rein subdurale) Hämatome von intrazerebralen Blutungen abzugrenzen, ist bei bewußtlosen Verletzten nur computertomographisch sicher möglich.

Die **Geschwindigkeit,** mit der sich ein intrakranielles Hämatom entwickelt, entscheidet über Art und Ausmaß der Hirnläsion. Die Prognose des Verletzten ist davon abhängig, ob die operative Be-

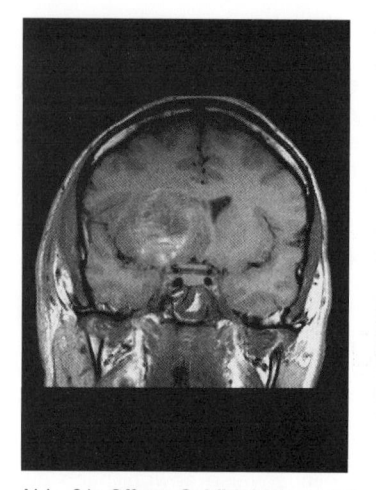

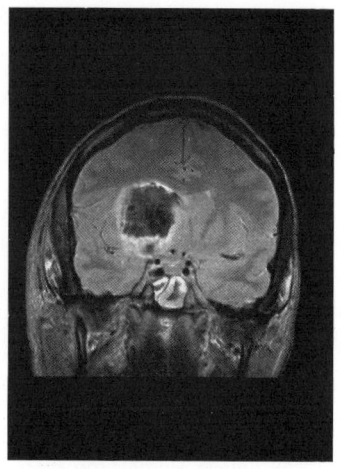

Abb. 31: **Offene Schädel-Hirnverletzung.** 37 J. Offenes SHT durch Holzsplitter, der durch Kieferhöhle und Orbita ins Hirn gedrungen ist. KST am 4. Tag: Hämatom im T1-gewichteten Bild noch überwiegend isointens, im T2-gewichteten Bild (rechts) zentral noch hypointens (dunkel).

Intrakranielle Hämatome 153

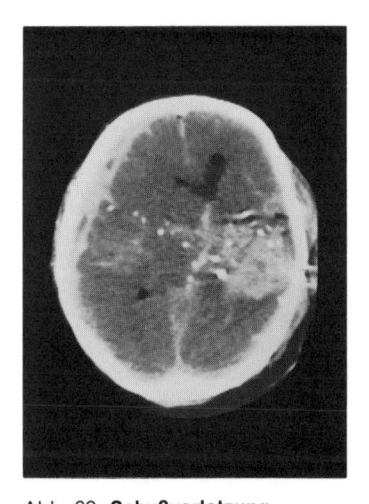

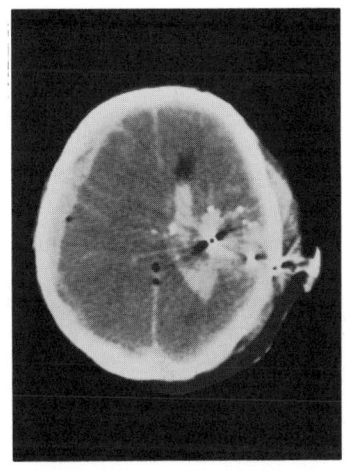

Abb. 32: **Schußverletzung**
40 J., CT 4 Stunden nach Schußverletzung (Suizid) mit Kleinkaliberwaffe (Einschuß parietal rechts). Tiefes Koma, weite reaktionslose Pupillen. Kalottenberstungsfraktur. Der transzerebrale Schußkanal wird durch eingesprengte Knochensplitter und Geschoßteile markiert; im Einschußbereich intrazerebrale Blutung, auf der Gegenseite ausgedehntes subdurales Hämatom mit starker Hirnmassenverschiebung nach rechts. Ventrikeleinblutung, traumatische Subarachnoidalblutung mit Lufteinschlüssen.

handlung rechtzeitig, d. h. vor Eintritt der irreversiblen Hirnschädigung, erfolgt.

Unabhängig von der Art des Hämatoms stützt sich die **klinische Diagnose** eines intrakraniellen Hämatoms auf die Veränderung der Bewußtseinslage, Pupillenstörungen, fokale zerebrale Symptome, Auftreten zerebraler Krampfanfälle und auf den Nachweis einer Schädelfraktur.

Bei **bewußtseinsklaren** Verletzten ist das erste klinische Zeichen eines sich entwickelnden intrakraniellen Hämatoms eine zunehmende Bewußtseinsstörung. Nur in einem Drittel der Fälle ist der klinische Verlauf eines epiduralen Hämatoms „klassisch": kurzer initialer Bewußtseinsverlust, nach luzidem oder freiem Intervall erneute Bewußtseinseintrübung mit Entwicklung zerebraler Ausfälle und lebensbedrohlichen Hirnstammfunktionsstörungen. Vor der manifesten Bewußtseinseintrübung fällt häufig eine motorische Unruhe auf. Eine homolaterale Pupillenerweiterung als erstes Zeichen der unkalen Herniation tritt in seltenen Fällen vor der Bewußtseinstrübung auf. Die Pupillenerweiterung ist ein recht zuverlässiges Zeichen für die Seitenlokalisation eines Hämatoms, das in etwa 90% auf der Seite der zuerst erweiterten Pupille liegt. In etwa 80% der intrakraniellen Hämatome kommen auch andere Seitenhinweise vor, die aber weniger zuverlässig sind.

Da intrakranielle Hämatome gehäuft mit Kalottenfrakturen einhergehen, muß auch ein Verletzter mit einfacher Schädelprellung und Fraktur stationär beobachtet werden.

Bei **primär bewußtseinsgetrübten** Verletzten ist die Zunahme der Bewußtseinsstörung, bei **bewußtlosen** Verletzten das Fortschreiten der Hirnstammdysfunktion der Indikator einer intrakraniellen raumfordernden Verletzungskomplikation mit Anstieg des intrakraniellen Drucks.

Oft genug sind die Verletzten bei Krankenhausaufnahme wegen der primären Behandlungsmaßnahmen (Sedierung, Intubation, Relaxation) klinisch nicht mehr beurteilbar, weswegen die intrakraniellen Verletzungsfolgen nur noch computertomographisch erkannt werden können.

Die kraniale Computertomographie erfaßt am sichersten Art und Ausmaß der traumatischen Hirnschädigung, ihrer Komplikationen und ihrer Folgen. Aus diesem Grunde muß bei jedem Verdacht auf ein raumforderndes intrakranielles Hämatom unverzüglich eine computertomographische Untersuchung durchgeführt werden. Ist wegen des raschen Verlaufs ein Transport zu einer CT-Untersuchung nicht mehr vertretbar, muß eine Nottrepanation erfolgen.

Es ist nicht notwendig und praktisch auch nicht zu verwirklichen, jeden Schädel-Hirn-Verletzten computertomographisch zu untersuchen. Die Indikation zu einer **CT-Untersuchung in den ersten Stunden nach einem Schädel-Hirn-Trauma** ist aber dann gegeben, wenn der Verletzte nachträglich eine Verschlechterung des Bewußtseins und/oder des neurologischen Befundes erfährt, der bewußtlose oder bewußtseinsgetrübte Verletzte keine Besserungstendenz zeigt oder wenn der Zustand des Verletzten klinisch nicht sicher beurteilt werden kann (vorausgegangene starke Sedierung; vor und während Barbiturattherapie oder Hyperventilation mit Relaxation; vorgesehene, längerdauernde Narkose zur Versorgung anderer Verletzungen).

Eine zu frühzeitig durchgeführte CT-Untersuchung bei tief Bewußtlosen kann dann zu therapeutischen Fehlentscheidungen führen, wenn anfänglich keine operationspflichtige intrakranielle Raumforderung nachgewiesen wurde und eine CT-Kontrolluntersuchung unterlassen wird: Hämatome können sich auch erst Stunden oder Tage nach einem SHT entwickeln.

Eine Behandlungskonsequenz ergibt sich nicht alleine aus dem CT-Befund, sondern aus der Korrelation mit der klinischen Gesamtsituation.

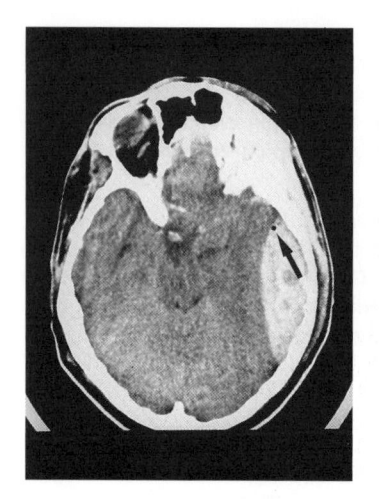

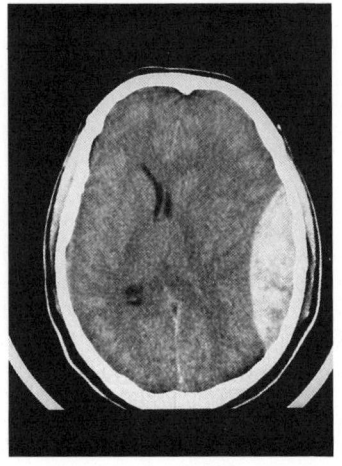

156　Verletzungsfolgen und operative Behandlung

Abb. 33: **Epidurales Hämatom.** 25 J. CT 6 Stunden nach SHT mit rechts temporaler Kalottenfraktur. Primär kurze Bewußtlosigkeit, Eintrübung nach freiem Intervall, Hemiparese links. CT: Typisches bikonvexes epidurales Hämatom rechts temporal. Lufteinschluß als Frakturhinweis (→), Mittellinienverlagerung nach links.

4.2.1 Extrazerebrale (epidurale und subdurale) Hämatome

Die Ursache **epiduraler Hämatome** ist in ⅔ der Fälle eine arterielle Blutung, überwiegend aus der A. meningica media oder ihrer Äste. Dementsprechend sind sie in 70 — 80% temporal oder temporo-frontoparietal lokalisiert. Sie führen in durchschnittlich 6—8 Stunden zu klinischer Symptomatik. Frontale epidurale Hämatome (etwa 10%) liegen entweder im Bereich der Stirnhirnpole oder der Basis der vorderen Schädelgrube. Im Bereich der Mittellinie parietal (unter 5%) und parieto-okzipital (etwa 5%) lokalisierte epidurale Hämatome sind seltener und nehmen in der Regel einen weniger dramatischen klinischen Verlauf. Bei ausgedehnten Frakturen können epidurale Hämatome auch durch venöse Blutung verzögert auftreten oder durch Einriß von Sinus hervorgerufen werden. Die Wahrscheinlichkeit, daß sich ein epidurales Hämatom entwickelt, ist bei Kalottenfrakturen zehnmal höher als in Fällen ohne Frakturen.

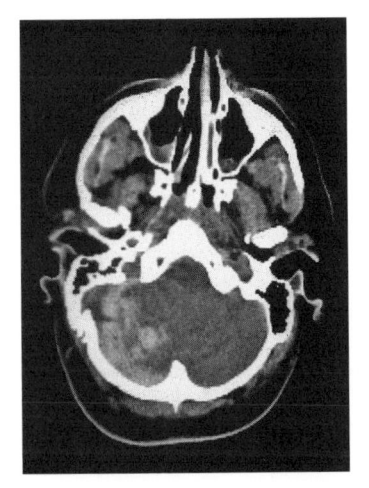

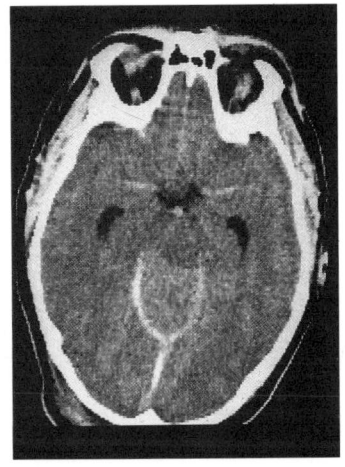

Abb. 34: **Infratentorielles Hämatom.** 24 J. Nach SHT mit okzipitaler Kopfplatzwunde sekundäre Eintrübung bis zur tiefen Bewußtlosigkeit. CT: Links intracerebelläres und subdurales Hämatom mit beginnendem Ventrikelaufstau supratentoriell (Temporalhörner balloniert). Oberwurm- und Mittelhirnzisternen eng. Galeahämatom links.

Besondere Probleme bieten die **Hämatome der hinteren Schädelgrube**. In der Regel kommt es zu einer rapiden Verschlechterung der Bewußtseinslage mit früh einsetzenden Atemstörungen. Ein plötzlicher Atemstillstand mehrere Stunden nach der Aufnahme im Krankenhaus, nach scheinbar stabilem Verlauf, ist fast pathognomonisch für ein infratentorielles Hämatom. Okzipitale Frakturen, eventuell mit lokalen Kopfschwartenverletzungen und Nackensteife, können Hinweise auf diese Blutungskomplikation geben. Bei langsamer Hämatomentwicklung, auch noch nach Tagen, sind Kopfschmerzen, Erbrechen, Stauungspapillen und zerebrale Symptome Zeichen der infratentoriellen Raumforderung. Die anfänglich fehlende oder geringe Beeinträchtigung des Bewußtseins kann dann plötzlich in tiefe Bewußtlosigkeit mit Zeichen der Hirnstammkompression übergehen. Hämatome der hinteren Schädelgrube können von supratentoriellen Contrecoup-Herden begleitet sein.

Rein subdurale Hämatome ohne kontusionelle Hirngewebszerstörungen sind selten und kommen durch Einriß von Brückenvenen, bevorzugt im höheren Lebensalter und bei Alkoholikern oder durch Verletzung kortikaler arterieller Gefäße zustande. Ausschließlich subdurale Blutungen können auch nach einem leichten SHT entstehen. Häufiger treten subdurale Blutungen jedoch in Zusammenhang mit einem schweren SHT auf, dessen Auswirkungen das klinische Erscheinungsbild verschleiern oder beherrschen können. In diesen Fällen findet sich kein freies Intervall, und die primäre Bewußtlosigkeit geht infolge zunehmender Hirnstammkompression fließend in eine sekundäre Bewußtlosigkeit über. Subdurale Blutungen können größer und ausgedehnter sein als epidurale Hämatome. Ihre bevorzugte Lokalisation ist temporo-fronto-parietal. Eine Sonderform des subduralen Hämatoms ist das sogenannte **Pfannkuchenhämatom,** eine schmale, nur wenige Millimeter breite Blutansammlung über der Hirnkonvexität.

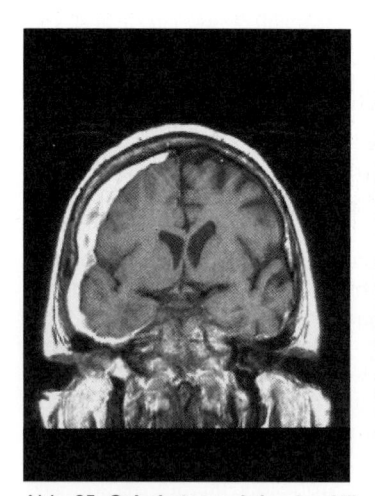

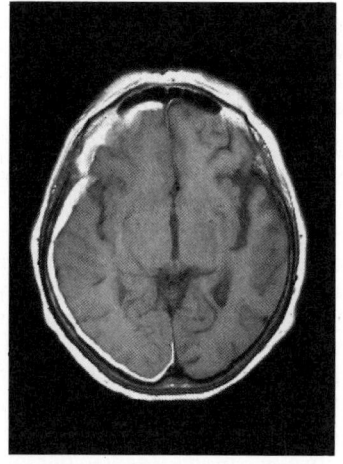

Abb. 35: **Subakutes subdurales Hämatom.** 69 J. Kopfschmerzen 17 Tage nach Sturz aus dem Bett. T1-gewichtete KST: Flaches, deutlich hyperintenses subdurales Hämatom über der gesamten linken Hemisphäre. Beachte die für subdurale Hämatome typische Ausdehnung auch auf die okzipitale Falx sowie temporobasal („Pfannkuchenhämatom"). Mittellinienverlagerung nur diskret wegen vorbestehender Hirnatrophie.

Das häufig diskrepante Ausmaß der Mittellinienverlagerung ist dabei eher Ausdruck einer gleichzeitigen primären oder sekundären Hirnschädigung als einer Raumforderung durch die Blutung selbst. Die Behandlung erfolgt durch die Fachklinik, da intrakranielle Druckmessung und engmaschige CT-Kontrollen erforderlich werden können.

Ein eigenes Krankheitsbild stellt das chronische subdurale Hämatom dar (s. 6.2).

4.2.2 Intrazerebrale und kombinierte Blutungen

Traumatische **intrazerebrale Blutungen** sind meist Folge schwerer SHV; sie liegen häufig entfernt von Herden oberflächlicher Hirnkontusionen bevorzugt im fronto-temporalen Bereich.

Kontusionsblutungen manifestieren sich nach schweren SHV als gemischt subdurale und intrazerebrale Hämatome mit umschriebener Hirngewebszerreißung. Das Gros dieser Kombinationsblutungen entsteht im Bereich des Temporalpols und des angrenzenden Stirnhirns. Der raumfordernde Charakter kontusioneller Kombinationsblutungen hängt nicht nur von der Hämatomgröße ab, sondern im wesentlichen von der Ausdehnung des Kontusionsherdes und des perifokalen Hirnödems.

Die **klinische Symptomatik** von intrazerebralen Hämatomen und Kombinationsblutungen wird in erster Linie von der **Schwere der primären Hirnverletzung** bestimmt. Eine fortschreitende Verschlechterung der noch bewußtlosen Verletzten kann sowohl durch Zunahme des Hämatoms bedingt sein wie durch perifokale oder generalisierte Ödementwicklung. In diesen Fällen wird das CT wesentliche Entscheidungshilfe hinsichtlich einer operativen Behandlungsindikation liefern. Raumfordernde Kontusionsblutungen mit starker Massenverschiebung (Mittellinienverlagerung von 15 mm und mehr) oder mit klinischen Einklemmungszeichen sollten operiert werden.

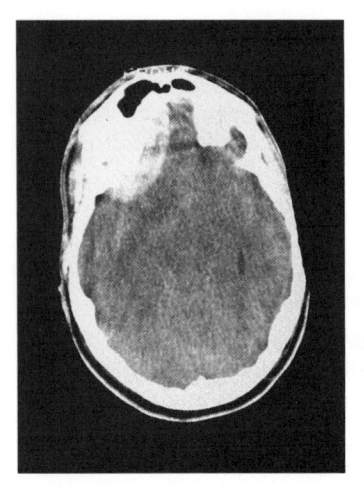

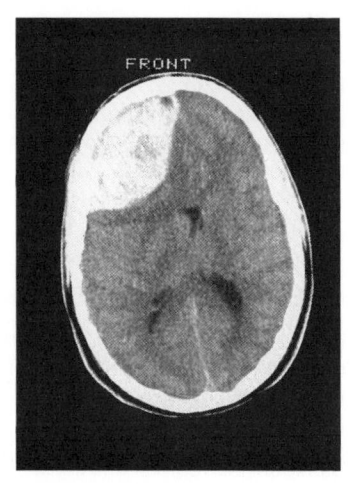

160 Verletzungsfolgen und operative Behandlung

Abb. 36: **Epidurales Hämatom, Einklemmung mit Posteriorinfarkt.** 17 J. Patient ging nach einem leichteren Sportunfall selbst nach Hause und wurde am nächsten Morgen unerweckbar mit beginnender Anisokorie vorgefunden.
a) CT bei Einlieferung: Großes, links frontales epidurales Hämatom mit massiven Verlagerungszeichen und ausgepreßten basalen Zisternen infolge tentorieller Herniation.

Abb. 37: **Akutes subdurales Hämatom.** 45 J., Pat. vor 3 Tagen komatös aufgefunden. Großes akutes subdurales Hämatom rechts mit charakteristischer sichelförmiger Konfiguration (zeltartige Aufweitung der Inselzisterne → und Ausdehnung bis auf das rechte Tentorium ⇉). Uncusherniation rechts und massive Massenverlagerung nach links.

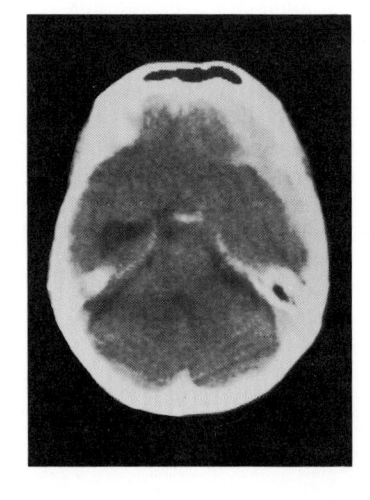

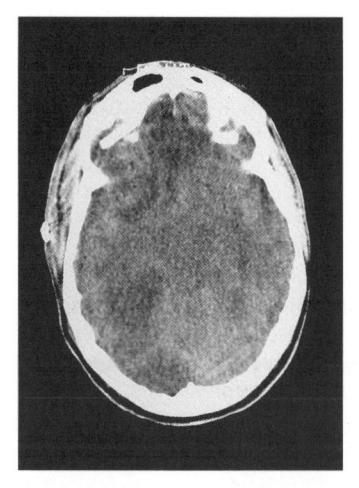

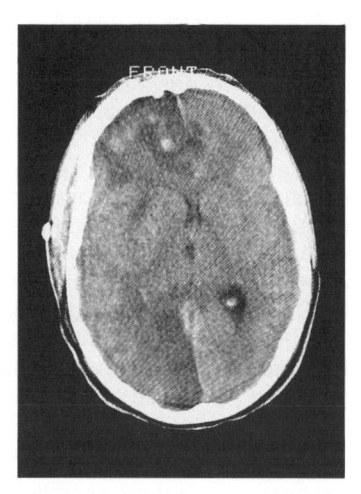

b) Kontroll-CT zwei Tage nach OP: Nur geringe Rückverlagerung des Ventrikelsystems; links frontal kompressionsbedingte Infarzierung mit gemischten Dichtewerten. Frischer hypodenser ischämischer Infarkt im Versorgungsgebiet der linken Arteria cerebri posterior, die während der tentoriellen Herniation komprimiert war.

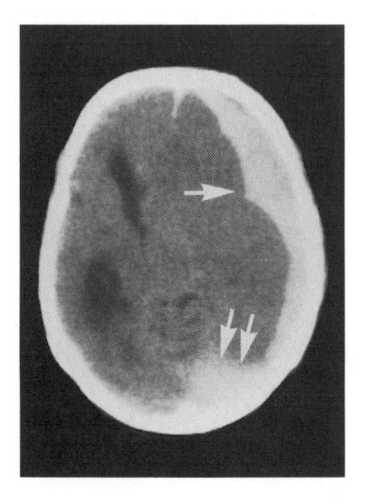

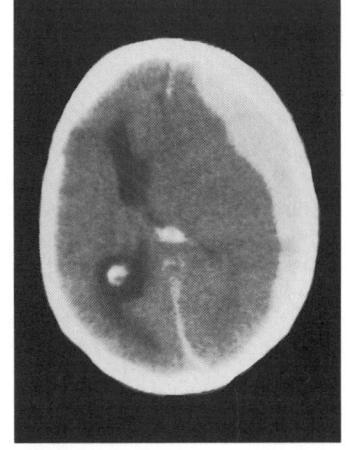

4.3 Operative Behandlung posttraumatischer Hämatome

Die operative Ausräumung eines intrakraniellen Hämatoms nach einem SHT ist immer ein Notfall. In dieser Situation ist zunächst zu entscheiden, ob für eine Verlegung in die Fachklinik ausreichend Zeit besteht. Führt ein extrazerebrales (besonders ein epidurales) Hämatom zu einer foudroyanten klinischen Verschlechterung, so bedeutet die sofortige Operation die einzige Überlebenschance für den Verletzten. Dieser lebensrettende Eingriff darf nicht deswegen unterbleiben, weil ein neurotraumatologisch nicht versierter Chirurg aus Angst und Unsicherheit den Notfalleingriff unterläßt. Der Chirurg vor Ort muß also wissen, wann eine Nottrepanation erforderlich ist. Ein einfaches Konzept der Behandlungsführung wird helfen, die Notfallsituation durchzustehen.

4.3.1 Verlegung in die neurochirurgische Klinik

Die beste Versorgung operationsbedürftiger Hämatome ist in der neurochirurgischen Klinik gewährleistet. Der Transport dorthin bedeutet jedoch stets einen Zeitverlust bis zur operativen Versorgung und eine mögliche zusätzliche Gefährdung, z. B. bei Mehrfachverletzten. Es ist nicht allgemeingültig festzulegen, wann die Verlegung eines Schädel-Hirn-Verletzten mit den klinischen Zeichen eines intrakraniellen Hämatoms oder mit einem bereits gesicherten extrazerebralen Hämatom (CT) in eine neurochirurgische Klinik vertretbar ist. Diese Entscheidung wird nach dem klinischen Verlauf getroffen: Ausschlaggebend ist dabei die Geschwindigkeit, mit der die Verschlechterung der Bewußtseinslage und neurologische Ausfälle auftreten und wie durch sie die vitale Gefährdung des Verletzten in den nächsten Stunden einzuschätzen ist. In den meisten Fällen eines früh erkannten Hämatoms bleibt ausreichend Zeit, einen Verlegungstransport durchzuführen. Die neurochirurgische Klinik muß jedoch rechtzeitig vor der Verlegung informiert werden, damit durch die Operationsvorbereitung kein weiterer Zeitverlust entsteht.

Als Faustregel kann gelten: Je früher nach dem Trauma die ersten klinischen Zeichen eines intrakraniellen Hämatoms sich entwickeln, desto foudroyanter ist der weitere Verlauf und desto kürzer ist die Zeitspanne, innerhalb der eine Operation noch mit Erfolg durchgeführt werden kann.

Fallbeispiel 1: Ein junger Mann erleidet ein leichtes SHT mit kurzer Bewußtlosigkeit. 8 Stunden danach wird er schläfrig und krampft links fokal. *Babinski*-Zeichen links positiv. Das CT ergibt ein parietales epidurales Hämatom rechts. Zu diesem Zeitpunkt sind 10 Stunden seit dem Trauma vergangen. Der Verletzte ist jetzt nur durch Schmerzreize erweckbar. Die rechte Pupille reagiert verzögert auf Licht, verminderte Abwehrreaktionen links (Hemiparese!). Die Verlegung in die neurochirurgische Klinik erfolgt sofort, und der Verletzte wird 11 Stunden nach dem Trauma operiert. Postoperativ vollständige Erholung.

Fallbeispiel 2: 45jährige Frau, seit einem Fahrradunfall bewußtlos; bei Einlieferung besteht ein Kopfschwartenhämatom rechts frontal mit frontoparietaler Fraktur; seitengleiche, auf Licht prompt und symmetrisch reagierende Pupillen; keine zentralen Paresen, kein *Babinski*-Zeichen. Dieser Zustand ist 10 Stunden unverändert. Die intubierte Verletzte atmet spontan, der Kreislauf bleibt stabil. 12 Stunden nach dem Trauma fehlende Abwehr- und Fluchtreaktion auf der rechten Seite mit positivem *Babinski*-Zeichen. *Cheyne-Stokes*-Atmung, keine Pupillenstörungen. Transport in eine neurochirurgische Klinik. Das CT 14 Stunden nach Trauma ergibt ein ausgedehntes subdurales Hämatom links und einen rechts frontalen Kontusionsherd. Zum Zeitpunkt der Operation, 15 Stunden nach dem Trauma, Anisokorie, linke Pupille weiter, reagiert träge und unausgiebig auf Licht. Nach operativer Hämatomausräumung Rückkehr des Bewußtseins nach 2 Tagen, verzögerte Erholung.

Die Entscheidung zur Verlegung war in beiden Fällen gerechtfertigt. Die Verlaufsdynamik wurde richtig gewertet: Die ersten Symptome der Verschlechterung entwickelten sich relativ spät und langsam, so daß bei dem Zustand der Verletzten vor Verlegung der Zeitverlust durch den Transport in Kauf genommen werden konnte.

In Zweifelsfällen kann eine telefonische Beratung oder eine Bild-Telekommunikation mit der neurochirurgischen Klinik die Entscheidung erleichtern.

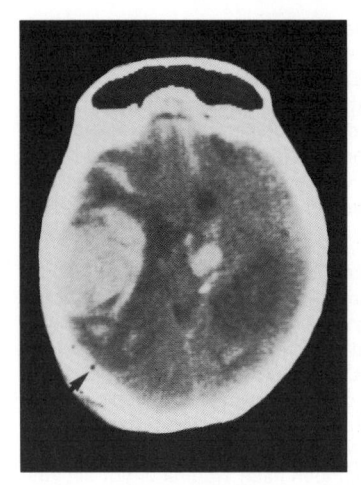

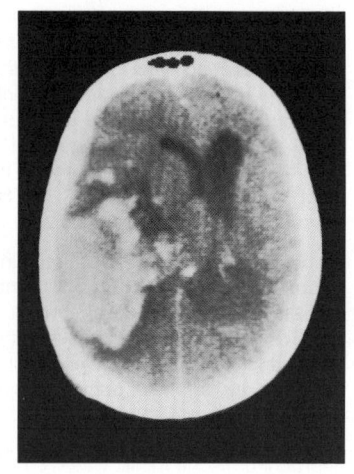

Abb. 38: Posttraumatisches intrazerebrales Hämatom.
46 J., CT 12 Stunden nach SHT mit Fraktur okzipital links. Großes Hämatom temporal links mit perifokaler hypodenser Ödemzone, Ventrikelkompression links, Massenverlagerung nach rechts. Flache extrazerebrale Hämatome links temporal und okzipital (hier mit Lufteinschluß durch Fraktur).

4.3.2 Der Sonderfall Nottrepanation

Eine Verlegung in eine neurochirurgische Klinik kommt nicht mehr in Betracht, wenn durch den unvermeidlichen Zeitverlust bis zur Operation mit dem Auftreten irreversibler Schäden zu rechnen ist. Dies ist der Fall

— wenn eine früh nach dem Unfall einsetzende und rasante Entwicklung der neurologischen Symptomatik eine baldige Hirnstammeinklemmung erwarten läßt oder

— wenn der Verletzte schon Zeichen einer bereits einsetzenden Hirnstammeinklemmung aufweist, sei es als Folge einer foudroyanten Hämatomentwicklung, sei es infolge einer zu spät gestellten Diagnose auch bei bis dahin protrahiertem Verlauf.

In diesen Fällen ist die Indikation zu einer Nottrepanation im jeweiligen Krankenhaus ohne oder mit computertomographisch gesicherter Diagnose und Lokalisation gegeben.

Wo trepanieren? Ist die Lage und Ausdehnung eines Hämatoms computertomographisch nachgewiesen, kann gezielt operiert werden. Liegt kein CT-Befund vor, so muß eine exploratorische Bohrlochtrepanation durchgeführt werden. Bestehen in klassischer Kombination eine einseitige Pupillenerweiterung, homolaterale Schädelfraktur und kontralaterale Hemiparese mit *Babinski*-Zeichen, wird auf der Seite der Mydriasis operiert. Liegt bereits eine bilaterale Pupillenerweiterung vor, so weist die zuerst erweiterte Pupille am zuverlässigsten auf die Seite des Hämatoms. Dies gilt auch dann, wenn die Hemiparese oder andere Zeichen nicht zu dieser Seite passen. Ist die Pupillenstörung nicht verwertbar (z.B. direkte Läsion des N. oculomotorius, fehlende Verlaufsangaben), so wird man sich zuerst nach der Fraktur richten, gegebenenfalls kontralateral zu einer Hemiparese oder entsprechend anderen zerebralen Seitensymptomen operieren. Ist die neurologische Symptomatik nicht mehr verwertbar und ist keine Fraktur bekannt, so kann eine äußere Kopfverletzung auf die Seite des Hämatoms hinweisen. Für die Lokalisation und Reihenfolge der exploratorischen Bohrlochtrepanation hat sich entsprechend der Häufigkeit der Hämatome ein Grundschema bewährt, das bei Vorliegen von Frakturen entsprechend modifiziert wird: das erste Bohrloch wird etwa über die Mitte der Fraktur gelegt.

Wird ein Hämatom gefunden, so erfolgt seine Ausräumung nach osteoklastischer Kraniotomie (siehe 4.3.3). Wird auf der hämatomverdächtigen Seite keine Blutung nachgewiesen, so muß die Gegenseite in gleicher Weise exploriert werden.

Jeder Verletzte, bei dem eine Nottrepanation außerhalb der Fachklinik vorgenommen werden mußte, ist postoperativ computertomographisch zu kontrollieren und gegebenenfalls in die neurochirurgische Klinik zu verlegen.

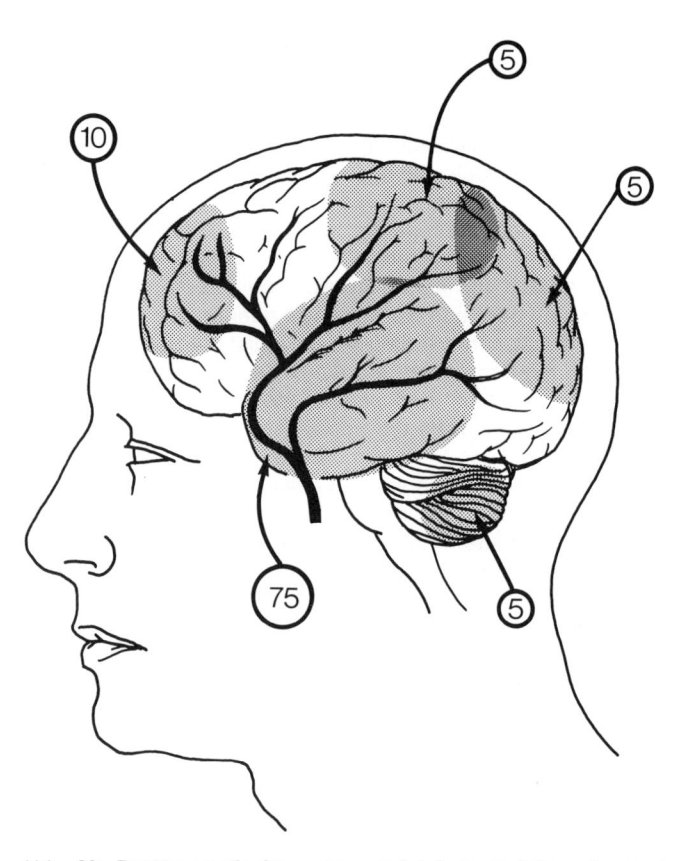

Abb. 39: **Posttraumatische supra- und infratentorielle extrazerebrale Hämatome**
a) Lokalisation und prozentuale Verteilung in Projektion auf die Hirnoberfläche mit Darstellung des Verlaufs der A. meningea media und ihrer Äste.

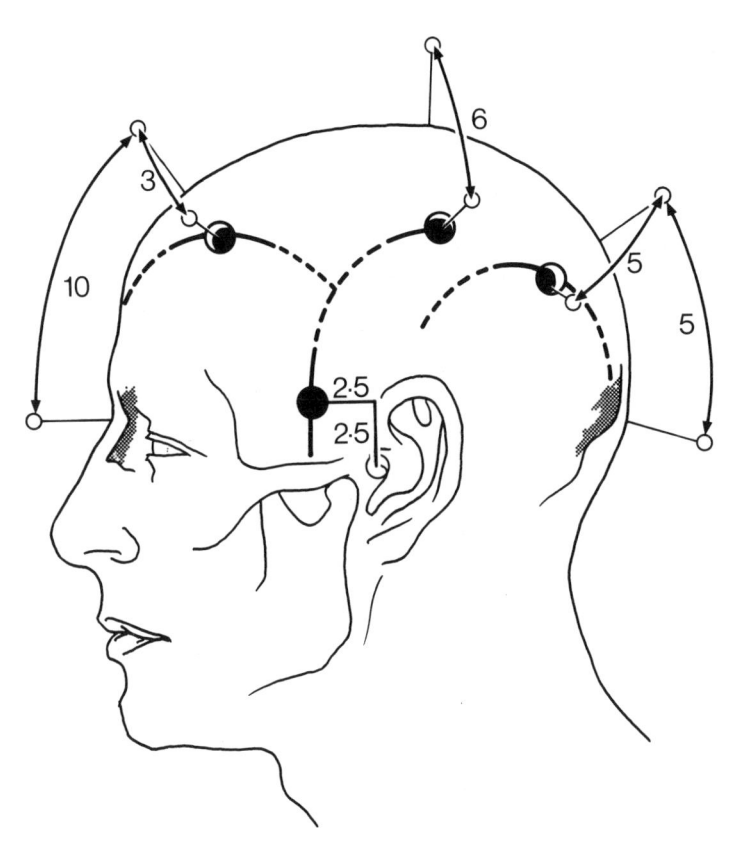

b) Lokalisation exploratorischer Bohrlochtrepanationen und der möglichen Verlängerung der Kopfschwartenschnitte. Bezugspunkte sind die Mittellinie des Schädels, das Nasion, das Inion (Protuberantia occipitalis externa), das Jochbein und der äußere Gehörgang. (Maßangaben in cm.)

4.3.3 Operationsverfahren und Komplikationen

Die operative Entleerung einer extrazerebralen Blutung in der Frühphase nach einem SHT ausschließlich durch Bohrlochtrepanation wird abgelehnt. Akute Hämatome sind nicht einheitlich flüssig, so daß aus diesem Grunde eine ausreichende Entleerung durch Ausspülen der Blutung mit körperwarmer physiologischer Kochsalzlösung nicht erreicht werden kann; es besteht auch keine Möglichkeit, die Blutungsquellen zu verschließen, außerdem prolabiert gewöhnlich das ödematös geschwollene Gehirn in die Dura- und Trepanationsöffnung.

Die **exploratorische Bohrlochtrepanation** ist nur für die Notfallsituation vorgesehen. Wird ein epidurales Hämatom nachgewiesen oder vermutet, muß der Kopfschwartenschnitt großzügig verlängert und die Trepanationsöffnung durch **osteoklastische Kraniotomie** erweitert werden. Mit Hilfe der *Luer*-Zange wird der Schädelknochen über dem Hämatom so weit entfernt, bis die Randbegrenzung des Hämatoms freigelegt und die Dura sichtbar wird. Das Hämatom wird erst dann von der Dura gelöst, wenn diese zur Vermeidung weiterer Blutungen über den freien Knochenrand hochgenäht worden ist. Wird die Blutungsquelle gefunden, ist das blutende Gefäß durch atraumatische Umstechung und Unterbindung zu verschließen, wobei darauf geachtet werden muß, daß das meistens ödematöse Gehirn nicht verletzt wird. Bei temporobasaler Hämatomlokalisation muß ausreichend weit nach basal kraniotomiert werden, um gegebenenfalls den Stamm der A. meningica media umstechen zu können. Wegen der regelmäßig beobachteten diffusen Blutungsneigung der Dura nach Hämatomentfernung ist es notwendig, blutstillende Gaze (z.B. Tabotamp®, Collagen-Hämostyptikum®, Gelitta Tampon®) aufzulegen. Die außerhalb des Operationsbereiches durch die Kopfschwarte ausgeführte subgaleal eingelegte Saugdrainage muß so lokalisiert sein, daß durch sie nicht neuere Blutungen ausgelöst werden. Abschließend wird ein Kompressionsverband angelegt.

Zu **intraoperativen Komplikationen** bei einer Notfalltrepanation kann es kommen, wenn es nicht gelingt, die Blutungsquelle eines Hämatoms zu finden, es aufgrund von Schädelbasisfrakturen diffus weiterblutet und wenn es durch Mitverletzung eines Sinus nicht möglich ist, die Blutungsquelle zu verschließen. Da durch die Entlastungstrepanation in der Regel das Ziel erreicht werden kann, die unmittelbare Gefahr der Hirnkompression zu beseitigen, werden im Falle auftretender nicht beherrschbarer Komplikationen unter ausreichender Volumensubstitution eine oder mehrere Drainagen mit Anschluß an sterile Beutel eingelegt, die Wunde adaptierend verschlossen, mit einem leichten Kompressionsverband versehen und nach telefonischer Absprache die sofortige Verlegung in die neurochirurgische Klinik durchgeführt. In gleicher Weise muß verfahren werden, wenn nach Ausräumung des epiduralen Hämatoms erkennbar wird, daß auch subdurale Blutungen vorliegen. Ihre operative Behandlung erfolgt in der neurochirurgischen Klinik, jedoch sollte vor Verlegung des Verletzten eine ausreichend große Duraöffnung einen Hämatomabfluß ermöglichen. Findet sich durch beidseitige exploratorische Bohrlochtrepanation kein Hämatom, so ist ebenfalls die umgehende Verlegung zur Diagnostik und Weiterbehandlung nach telefonischer Ankündigung erforderlich. In diesen Fällen ist die Verabreichung hyperosmolarer Lösungen (Sorbit 40%ig, Mannit 20%ig) gerechtfertigt.

Neuerdings können in diesen sehr seltenen Ausnahmesituationen dem zur Nottrepanation veranlaßten Kollegen mit Hilfe der Bild-Telekommunikation hilfreiche fachliche Hinweise gegeben werden.

Postoperative Komplikationen nach Hämatomentleerung sind computertomographisch sicher zu erfassen. Ausbleibende Besserung nach der Operation oder sekundäre Verschlechterung der Bewußtseinslage und des neurologischen Befundes können verschiedene Ursachen haben: so z.B. unvollständige Hämatomausräumung, Rezidivblutung (unzureichende Blutstillung, verlegte Drainagen), extrazerebrale Entlastungsblutungen. Operationsunabhängig können z.B. ein perifokales und generalisiertes Hirnödem oder verzögert auftretende intrazerebrale Kontusionsblutungen für das Ausbleiben der Besserung verantwortlich sein.

In einer neurochirurgischen Klinik erfolgt die operative Behandlung traumatischer Hämatome in der Regel durch **osteoplastische Kraniotomie**. Das Verfahren berücksichtigt kosmetische Gesichtspunkte, der Schädeldachknochen kann wieder eingelegt werden. Ist eine vorübergehende Dekompression des Gehirns nach Hämatomausräumung notwendig, wird der Schädelknochen mit physiologischer Kochsalzlösung von Gewebe- und

Blutresten gesäubert, steril verpackt und tiefgefroren (unter −18 °C) konserviert. Dadurch ist eine spätere plastische Deckung mit autologem Material möglich. In diesen Fällen ist gewöhnlich auch eine Duraerweiterungsplastik erforderlich.

Operative Dekompressionsverfahren sollen zu einer ausreichenden Entlastung des traumatisch geschwollenen Gehirns führen. Ein- oder beidseitig wird großzügig temporo-fronto-parietal trepaniert, die Dura breit eröffnet, die dehiszente Duralücke wird mit autologer Faszie oder mit lyophilisierter Dura (Lyoplant®, Tutoplast®) plastisch gedeckt. Die Behandlung des traumatischen Hirnödems durch operative Dekompression ist umstritten. Wir halten diesen Eingriff allenfalls bei Kindern und jüngeren Verletzten für gerechtfertigt. Bei älteren Verletzten sind diese Operationen sinnlos.

Eine vorübergehende Druckentlastung mittels **Ventrikel-Punktion mit äußerer Liquor-Drainage** (über ein frontales Bohrloch) kann, wenn eine Blockierung der Liquorwege mit Liquoraufstau in den Ventrikeln vorliegt, erzielt werden; anschließend ist immer die Ursache der Ventrikel-Blockade zu beseitigen (z. B. Ausräumen eines Hämatoms der hinteren Schädelgrube). Die Ventrikel-Punktion bei Vorliegen eines generalisierten Hirnödems ist ein nutzloses Unterfangen.

5 SHT bei Mehrfachverletzten

Unter einer Mehrfachverletzung (Polytrauma) ist eine gleichzeitig entstandene Verletzung von zwei oder mehreren Körperhöhlen oder Organsystemen zu verstehen, wobei mindestens eine Verletzung oder die Kombination mehrerer Verletzungen lebensbedrohlich ist. Eine Mehrfachverletzung kann weder als Begleitverletzung zu einem Schädel-Hirn-Trauma aufgefaßt noch als Summe der Einzelverletzungen interpretiert werden: Sie ist immer schwerwiegender.

So hat der Arzt in jedem Mehrfachverletzten grundsätzlich den Patienten zu sehen, der durch einen Unfall in Lebensgefahr gebracht worden ist und nur durch das Zusammenwirken einer reibungslos funktionierenden Versorgungs- und Behandlungskette gerettet werden kann. Aufgabe des Arztes ist es, immer die Gesamtverletzung in sein therapeutisches Konzept einzubeziehen.

Bei jedem Bewußtlosen ist zunächst eine Mehrfachverletzung auszuschließen, wobei in erster Linie an lebensbedrohliche Blutungen in Körperhöhlen gedacht werden muß. Es ist gefährlich, einen Mehrfachverletzten, der bewußtlos ist oder als bewußtlos angesehen wird (Schock!), überstürzt in eine Fachklinik zu verlegen!

Im Hinblick auf die Behandlungspriorität der verschiedenen Verletzungen beim Polytraumatisierten hat der Arzt rasch zu prüfen:

— Liegt überhaupt eine Schädel-Hirnverletzung vor?
— Ist eine Schädelfraktur nachweisbar und handelt es sich um eine offene SHV?
— Liegt eine lokale oder globale Hirnschädigung vor?
— Verschlechtert oder bessert sich der Zustand des Verletzten?

5.1 Organisation und Behandlung

Die Versorgung eines Mehrfachverletzten ist eine interdisziplinäre Aufgabe: Die ersten notärztlichen, intensivmedizinischen und operativen Behandlungsmaßnahmen sollen das Überleben des Verletzten sichern. Zeitgerechte Bergung und Qualität der Behandlungsmaßnahmen am Unfallort, Transport und Transportweg sowie Leistungsfähigkeit des erstbehandelnden Krankenhauses sind entscheidende Funktionsglieder dieser Versorgungs- und Behandlungskette. Im Krankenhaus müssen Organisation und primäre Behandlungsmaßnahmen systematisiert ablaufen. Die Behandlung verlangt spezielle klinische Erfahrung und setzt Kenntnisse der Pathophysiologie typischer Komplikationen bei Mehrfachverletzten voraus. Dabei ist die schnelle Erfassung, Einordnung und Behandlung komplexer Unfallfolgen mit ihren unterschiedlichen Auswirkungen auf den Gesamtorganismus entscheidend.

5.2 Versorgung am Unfallort und Primärtransport

Die das Überlebensschicksal des Verletzten bestimmende Weichenstellung erfolgt bereits am Unfallort. Das therapeutische ABC (**A**irway-Management, **B**reathing, **C**irculation) hat das Ziel, eine ausreichende Oxygenierung zu schaffen und durch Volumensubstitution eine Hypovolämie zu beseitigen. Unverzichtbar ist eine temporäre Blutstillung bei stark blutenden Wunden, beispielsweise der Kopfschwarte und des Gesichts; besonders Säuglinge und Kinder können infolge unterschätzten Blutverlustes rasch in einen irreversiblen Schock geraten. Frakturen (Extremitäten, Wirbelbrüche) müssen ruhiggestellt werden. Verletzte, die in kalten Jahreszeiten bewußtlos oder infolge Alkoholintoxikation längere Zeit am Unfallort gelegen haben, können **unterkühlt** sein und eine besondere Behandlung erfordern.*)

Der Notarzt entscheidet, in welches Krankenhaus der Mehrfachverletzte transportiert wird. Bei diesem **Primärtransport** handelt es sich um die schnellstmögliche Weiterführung des Verletzten in die nächstgelegene geeignete Behandlungseinrichtung.

Unzulänglichkeiten und Versäumnisse während der ersten Phase der Versorgung am Unfallort und des Transports sind:

— unterlassene Intubation und Beatmung,
— Unterlassung der erforderlichen Schocktherapie,
— ungenügende Blutstillung,
— unzureichende Vorbeugung einer Aspiration,
— kritiklose Verabreichung starker und langwirkender Sedativa, die die Beurteilung der Hirnverletzungsfolgen erschweren,
— Zeitverluste durch Einlieferung in Krankenhäuser, die nicht die notwendigen Voraussetzungen zur Versorgung Mehrfachverletzter bieten,
— Nichterkennen einer Mehrfachverletzung (z.B. stumpfes Bauchtrauma).

---

*) Die **akzidentelle Hypothermie** kann ein SHT überlagern und zu diagnostischen Schwierigkeiten führen. Die bei Unterkühlung unter 34°C Körpertemperatur auftretende Amnesie kann eine traumatische Erinnerungslücke vortäuschen. Die Sprache wird dysarthrisch, die Kontaktfähigkeit reduziert bis zum Stupor, der bereits bei 30°C Körpertemperatur auftritt. Dabei ist die Schmerzreaktion noch erhalten, die Pupillen sind normal weit, reagieren aber träge auf Licht. Der Muskeltonus ist erhöht. Die Rigidität nimmt mit weiterem Temperaturabfall bis zu einem Opisthotonus des Kopfes mit gebeugten Extremitäten zu. Bei Abfall der Körpertemperatur auf 27°C sind bereits keine willkürlichen Bewegungen, keine Sprache und keine Schmerzreaktion mehr möglich. Die Pupillen werden weiter und reagieren jetzt kaum noch auf Licht, der Kornealreflex ist abgeschwächt. Das EEG zeigt erst jetzt Veränderungen (Amplitudenreduktion, Verlangsamung, bei Kindern und Jugendlichen auch hypersynchrone Potentiale). Unterhalb von 27°C werden die Pupillen eng und reaktionslos, es bestehen Areflexie, Blutdruckabfall und Bradyarrhythmie. Unter 24°C erlöschen die physiologischen Mechanismen der Wärmeerhaltung, und es kommt zur Poikilothermie. Dieser Abfall der Körpertemperatur wird gewöhnlich nicht überlebt.

5.3 Einteilung nach Schweregraden

Mit der Einteilung der Verletzungsfolgen in Schweregrade wird ein Ordnungsprinzip für die Versorgung von Mehrfachverletzten geschaffen. Die von unfallchirurgischer Seite vorgeschlagene und eingeführte Einteilung soll einer Verharmlosung der Verletzungsfolgen vorbeugen, für den klinisch tätigen Arzt in therapeutischer und prognostischer Hinsicht Rüstzeug sein und allgemein das Augenmerk auf die prinzipiell lebensbedrohliche Mehrfachverletzung lenken. Dadurch kann die notwendige, gegenüber der isolierten Verletzung andersartige Behandlungstaktik eingeschlagen werden.

Andererseits ist eine derartige Einteilung aus der Sicht des Neurochirurgen problematisch, da sie die Gefahr birgt, bei schematischer Anwendung dem Einzelfall nicht gerecht zu werden. So kann z.B. ein gleichzeitig vorliegendes SHT bei einem Verletzten vom Schweregrad I jederzeit durch Entwicklung sekundärer Hirnverletzungsfolgen lebensbedrohlich werden. Umgekehrt kann eine Mehrfachverletzung vom Schweregrad III nur von einem leichten SHT begleitet sein. Aus diesem Grunde muß der besondere Verletzungszustand im Einzelfall die Behandlungstaktik bestimmen.

Schweregrad I: Mäßig verletzt, jedoch stationäre Behandlung erforderlich. Keine Schocksymptome, arterieller pO_2 normal. (Multiple Prellungen, oberflächliche und tiefe Wunden, Gelenk- und Muskelzerrungen. Leichtes SHT kombiniert mit ein bis zwei Frakturen der oberen Extremität oder mit einer einzelnen Fraktur des Unterschenkels, mit einer stabilen Wirbelfraktur, mit Beckenrandbruch oder einseitigem vorderem Beckenringbruch.)

Schweregrad II: Schwer verletzt, jedoch zunächst nicht lebensbedrohlich verletzt. Zeichen des Schocks mit wenigstens einem Parameter, der auf einen klinisch signifikanten Verlust bis zu 25% der zirkulierenden Blutmenge hinweist. Arterieller pO_2 gering erniedrigt. (Oberschenkelfraktur, zwei Unterschenkelfrakturen, Trümmerfrakturen, besonders der unteren Extremität, komplexe Beckenringfrakturen, offene Frakturen zweiten und dritten Grades, ausgedehnte, tiefgreifende Weichteilwunden mit oder auch ohne mittelschweres SHT.)

Schweregrad III: Lebensbedrohlich verletzt, geschätzter Blutverlust bis zur Hälfte und mehr der zirkulierenden Blutmenge. Schwerer Schock, arterieller pO_2 unter 60 mm Hg. (Gefährliche Thorax- und Bauchverletzungen, Wunden mit gefährlicher Blutung, schweres SHT, kombiniert mit offenen oder geschlossenen Extremitätenfrakturen.)

5.4 Stufenplan der intensivmedizinischen und operativen Behandlung

Kombinationsverletzungen, aber auch Einzelverletzungen werden häufig in ihrer Auswirkung auf Hämodynamik, Lungenfunktion, Gerinnung und Homöostase unterschätzt. Die Summierung der Einzelverletzungen führt gewöhnlich zu einem erheblichen Blutverlust mit Gewebstraumatisierung und Gerinnungsaktivierung. Neben den Folgen eines traumatischen Schocks führen Mitverletzungen von Schädel, Thorax und Abdomen zu Ventilationsstörungen und lebensbedrohlicher Hypoxämie.

Die Auswirkungen eines Schocks können eine Hirnverletzung schwerer erscheinen lassen, als sie in Wirklichkeit ist.

Nur bei Säuglingen und Kindern kann ein (hypovolämischer) Schock Folge eines Kopftraumas sein (Blutverlust durch Hämatom). Von einem zentralen, zerebral bedingten Schock darf nur dann gesprochen werden, wenn Schocksymptome in Kombination mit den Zeichen einer schwersten Hirnstammdysfunktion vorliegen. Dieser Zustand geht in der Regel in den dissoziierten Hirntod über.

Der Plan einer intensivmedizinischen und operativen Behandlung umfaßt die Reanimationsphase, die erste Operationsphase mit nachfolgender Stabilisierungsphase, die zweite Operationsphase und die Intensivtherapie.

Die häufigsten Todesursachen eines Mehrfachverletzten sind unzureichende Atmung, Kreislaufstörungen und schwerer Blutverlust. Die Sicherstellung von Atmung und Kreislauf bedeutet in der Regel Intubation, kontrollierte Beatmung (Hyperventilation bei SHT), Blutvolumensubstitution und Korrektur der metabolischen Azidose mit Natriumbikarbonat. Gleichzeitig werden alle für das Überleben des Verletzten notwendigen Maßnahmen einer Notfalldiagnostik durchgeführt: Notfallabor (Hb, Hk, Blutgruppe, Blutzucker, Gerinnungsstatus, Blutgasanalyse), Sonographie zum

Mehrfachverletzte

Nachweis insbesondere abdomineller Blutungen (Peritoneal Lavage, wenn Sonographie nicht verfügbar), Röntgen (lebensbedrohliche, intrathorakale Verletzungen, Aspiration), CT, gegebenenfalls Angiographie (Verdacht auf Verletzung und Zerreißung großer Blutgefäße). In dieser **Reanimationsphase** dürfen Operationen nur dann durchgeführt werden, wenn sie zur unmittelbaren Lebensrettung unerläßlich sind (Sofortoperation). Operative Eingriffe im manifesten Schock dienen daher nur der Beseitigung der Schockursache.

> Eine Indikation zu einer neurotraumatologischen Sofortoperation unmittelbar nach dem Unfall gibt es praktisch nicht (Ausnahme: Verblutungsgefahr). Bei perakut sich entwickelnden intrakraniellen Hämatomen der ersten Stunde kommt erfahrungsgemäß auch die schnellste Hilfe zu spät.

Der **ersten Operationsphase** zuzuordnen sind verzögerte Primäroperationen: Operative Versorgung von Verletzungen, die im Moment nicht lebensbedrohlich sind, jedoch im weiteren Verlauf, zum Teil ganz plötzlich, lebensbedrohliche Komplikationen oder den Verlust von Organen oder Gliedmaßen bewirken können. Das Ziel einer jeweils zwischengeschalteten **Stabilisierungsphase** ist die ausreichende Normalisierung der wesentlichen Funktionssysteme (Hämodynamik, Gasaustausch, Nierenfunktion, Blutgerinnung und Zellstoffwechsel).

Von neurotraumatologischer Seite können in Abhängigkeit von der Zeitdauer dieser Operationsphase extrazerebrale Hämatome oder offene SHV mit Zerreißungen größerer Blutleiter eine operative Behandlung erforderlich machen.

Alle operativen Maßnahmen, die nicht der unmittelbaren Lebensrettung dienen, werden nach einer ausreichenden Stabilisierungsphase vorgenommen. Diese hat zum Ziel, Voraussetzungen für die definitive operative Versorgung **(zweite Operationsphase)** durch Normalisierung der wichtigsten Organ- und Systemfunktionen zu schaffen (intensivmedizinische Maßnahmen im Notfallraum oder auf der Intensivstation).

Alle operationspflichtigen Schädel-Hirn-Verletzungen (z.B. Impressionsfrakturen, offene SHV), die einen Behandlungsaufschub von 6 (bis 12) Stunden zulassen, werden erst in dieser zweiten Operationsphase definitiv versorgt. Da posttraumatische Blutungen in der Regel Zeit bis zur Entwicklung einer Raumforderung brauchen, fällt ihre Operation oft erst in diese Behandlungsphase. Die Zeit wird auch dann noch ausreichen, eine Weiterführung des Verletzten in die Fachklinik zu veranlassen. Der **Verlegungstransport** eines Mehrfachverletzten darf aber keine zusätzliche vitale Bedrohung bringen, und es darf keine Verzögerung in der Behandlung eintreten. Bestehen noch vitale Funktionsstörungen (Atmung, Kreislauf) oder sind lebensbedrohliche Blutungen nicht ausgeschlossen worden, ist ein Verlegungstransport nicht erlaubt.

Eine bezeichnende Konfliktsituation kann bei gleichzeitiger Schädel-Hirn- und Extremitäten-Verletzung entstehen: Einerseits schränkt die SHV die Operationsfähigkeit allgemein ein, andererseits macht das Vorliegen der SHV eine frühzeitige Stabilisierung von Extremitätenfrakturen wünschenswert.

Mikrobewegungen im Frakturgebiet können Azidose, chronische Hypovolämie, Verbrauch an Gerinnungsfaktoren und Erythrozytenmangel hervorrufen. Nachfolgende zerebrale Mikrozirkulationsstörungen können dann die Entwicklung eines Hirnödems begünstigen und dieses unterhalten.

Eine primäre Osteosynthese bis zu 2 Stunden Dauer kann dann ausgeführt werden, wenn Verletzte bewußtlos sind, aber keine weiteren neurologischen Ausfallserscheinungen haben. Ein derartiger Eingriff bei bewußtlosen Verletzten mit neurologischen Ausfällen kann nur dann vertreten werden, wenn komplizierte (offene) Extremitätenfrakturen eine Stabilisierung und Versorgung erfordern. In jedem Fall hat zuvor eine CT-Untersuchung zu erfolgen.

6 Besonderheiten nach SHT bei Kindern, im höheren Lebensalter und bei Alkoholmißbrauch

6.1 SHT im Kindesalter

Die häufigste Todesursache im Kindesalter sind Unfälle; zwei Drittel der tödlich Verletzten haben ein SHT erlitten.

Bei der Gewalteinwirkung auf den Kopf bestimmen hauptsächlich zwei Faktoren das Ausmaß der Schädigung — die Beschleunigung und die Deformation des Kopfes. Säuglinge und Kleinkinder haben einen noch weichen und elastischen Schädel, deswegen ist im Kleinkindalter die Schädeldeformation ein besonders wirksamer Faktor. Die kinetische Energie des Schlages wird beim Beschleunigungstrauma durch die Verformung des Schädels zum Teil abgefangen, wodurch sich die Hirnschädigung vermindert. Andererseits führt die Schädelverformung auch zu einer größeren Hirndeformierung mit Einwirken von Scherkräften in der Tiefe. Eine sich langsam entwickelnde intrakranielle Drucksteigerung kann bei Kleinkindern durch Vergrößerung des Schädels kompensiert werden, weil die Schädelnähte noch nicht fest verknöchert sind.

Das leichte und mittelschwere SHT führt bei Kindern weniger häufig als bei Erwachsenen zu einer initialen Bewußtlosigkeit. Es kommt aber bei kleinen Kindern häufiger zu verzögertem Auftreten von Erbrechen, Schläfrigkeit und Erregung. Die Kinder zeigen nach einem freien Intervall oft eine dramatische und beunruhigende Entwicklung. Sie können innerhalb weniger Stunden nach der Verletzung verschiedene Stadien von schläfriger Apathie, Verwirrung mit Unruhe bis zum Stupor durchlaufen und sich dann rasch wieder bessern. Diese als **„Einschlafsyndrom"** oder **„posttraumatic stupor in children"** beschriebene Störung spiegelt aber nicht die Schwere des Traumas wider. Die Kinder verfallen nach einem symptomfreien Intervall von gewöhnlich ¼ bis 1 Stunde nach dem Kopftrauma in einen schlafähnlichen Zustand, aus dem sie nur durch grobe Reize (Schmerz) für kurze Zeit geweckt werden können. Sie sprechen nicht, drehen sich weg oder schreien, wenn sie gestört werden. In Ruhe gelassen, schlafen sie weiter. Inkonstante Anisokorie, seitenwechselnde Muskelhypertonie, ein- oder doppelseitiges *Babinski*-Zeichen können diesen schlafähnlichen Zustand begleiten. Nach wenigen Stunden klingt dieser Zustand ohne Residuen ab oder hinterläßt nur vorübergehende vegetative Symptome wie Blässe, Pulslabilität, Kopfschmerzen oder Erbrechen.

Ein anderes vorwiegend bei Kindern beobachtetes traumatisches Syndrom ist die **transitorische kortikale Amaurose**. Nach einem freien Intervall von ebenfalls ¼ bis ½ Stunde nach einem meist leichten Kopftrauma tritt für 1 bis mehrere Stunden ein vorübergehender Sehverlust ohne Pupillenstörungen auf (s. 2.6).

Epidurale Hämatome bei Kindern setzen keineswegs das Vorliegen einer Kalottenfraktur voraus — bei etwa ⅓ der kindlichen epiduralen Hämatome fehlt eine Schädelfraktur. Anders als bei Erwachsenen sind die epiduralen Hämatome von Säuglingen und Kleinkindern häufig flach, aber relativ großflächig, da die Dura — außer im Bereich der Kranznaht — noch nicht fest an der Tabula interna haftet. Epidurale Hämatome im Kindesalter sind relativ oft atypisch lokalisiert.

Nur in der Hälfte der Fälle bei Kindern mit epiduralen Hämatomen ist ein primärer Bewußtseinsverlust nachzuweisen. Das freie Intervall ist häufig länger als bei Erwachsenen. Andererseits hat ein freies Intervall nach dem Trauma bei Kindern eine andere Wertigkeit als bei einem Erwachsenen: In ⅔ der Fälle ist eine Verschlechterung nach einem symptomfreien Intervall nicht durch ein Hämatom bedingt, sondern z. B. durch ein „Einschlafsyndrom".

Eine Erhöhung der Pulsfrequenz, Blässe und Blutdruckabfall sind für das epidurale Hämatom im Kindesalter typisch. Häufig sind die Hämatome atypisch lokalisiert (frontal, okzipital). Im Säuglingsalter kann sich eine intrakranielle Blutung wegen der geringen Gesamtblutmenge (ca. 300 ml bei Neugeborenen, etwa 700—800 ml mit einem Jahr) sogar als **hypovolämischer Schock** manifestieren. Auch Kopfschwartenhämatome, die sich bei Kindern infolge der noch lockeren Verbindung von Galea und Kalotte leicht bilden, können zu einer Hypovolämie führen.

Die häufig im CT feststellbare diffuse „Hirnschwellung" bei Kindern in den ersten Stunden nach einem SHT ist in der Regel Folge einer Hyperämie mit erhöhter zerebraler Perfusion, und nicht Ausdruck eines Hirnödems.

Strecksynergien ohne das Vollbild einer mesenzephalen Dysfunktion sind nach SHT im Kindesalter häufig. Sie haben nicht dieselbe klinische und prognostische Bedeutung wie beim Erwachsenen und treten oft nur vorübergehend auf. Sie schließen eine vollständige Wiederherstellung nicht aus. Bei Kindern unter 5 Jahren sind auch nach relativ leichtem SHT früh auftretende posttraumatische **Krampfanfälle** häufig.

Eine Relation zwischen Vorhandensein bzw. Fehlen einer **Fraktur** und der Schwere der Hirnschädigung besteht bei Kindern nur bedingt. Eine typische Verletzungsfolge ist die traumatische **Nahtsprengung**. Sie ist röntgenologisch schwer erkennbar, wenn nicht eine breite Dehiszenz besteht. **Klaffende Kalottenfrakturen** setzen sich bevorzugt als Nahtsprengungen fort. Die klaffenden Frakturen sind häufig Ursache von epiduralen Hämatomen. Bei den röntgenologisch schwer erkennbaren **Schädelbasisfrakturen** kommt es nur selten zur **Rhinoliquorrhö**.

Lineare Frakturen werden knöchern rasch überbrückt und sind nach 3 Monaten röntgenologisch nicht mehr nachweisbar. Die sogenannte **wachsende Fraktur** entsteht nur im Säuglings- und Kleinkindalter: Aus einer meist klaffenden Fraktur entwickelt sich ein zunehmender ovaler Knochendefekt. Eine wachsende Fraktur ist immer Folge eines Durarisses mit Interposition der Hirnhäute und des Gehirns in den Frakturspalt, wodurch im Laufe der Zeit ein Hirnprolaps und eine leptomeningeale Zyste entstehen. Posttraumatische Epilepsien sind bei wachsenden Frakturen häufig.

Die sog. „**Tischtennisball**"-Fraktur, nämlich eine Knochenimpression ohne Knochenbruch, kommt nur im Säuglingsalter vor, meistens als Folge eines Geburtstraumas. Die Dura ist unter der Fraktur nicht zerrissen, kleinere Tischtennisball-Frakturen bilden sich spontan zurück.

Die primäre Mortalität nach SHT ist bei Kindern nicht geringer als bei Erwachsenen. Die **Prognose** des schweren SHT bei Kindern, die die ersten Stunden nach der Verletzung überlebt haben, ist aber wesentlich besser als bei Erwachsenen — auch nach lang anhaltendem Koma ist die Mortalität geringer, und die Wiederherstellungschancen sind größer. Eine fast vollständige geistige Wiederherstellung kann bei Kindern sogar noch nach einem Koma von vier Wochen Dauer erfolgen, und eine befriedigende Wiederherstellung ist selbst nach viermonatiger Komadauer noch gesehen worden.

Eine erhebliche Anzahl von Kindern in tiefem Koma mit Mittelhirndysfunktion, Enthirnungsstarre, Pupillen- und Atemstörungen überlebt das SHT. Ein prognostisch schlechtes Zeichen ist die **Atonie** der Muskulatur — ein Drittel der Kinder, die nach dem SHT diese Schlaffheit aufweisen, stirbt oder bleibt apallisch. Das **traumatische apallische Syndrom** ist im Kindesalter gewöhnlich kürzer und zeigt bessere Rückbildungstendenzen als beim Erwachsenen.

Als Folge der Amnesie, der mangelnden Orientierungsfähigkeit in fremder Umgebung (Intensivstation), der Intubation und der körperlichen Restriktion (Fixierung wegen Unruhe, Streckvorrichtung, Gipsverbände) reagieren Kinder nach einem SHT leicht mit einer psychomotorischen Hemmung, die manchmal das Ausmaß eines mutistisch-akinetisch-apathischen Stupors erreicht. Dieser psychoreaktive Zustand — **Dornröschenschlaf-Syndrom** — kann ein apallisches Syndrom vortäuschen, löst sich aber durch gezielte und aktivierende Zuwendung mit Änderung der äußeren Bedingungen.

Die funktionelle Plastizität des kindlichen Gehirns bedingt eine schnellere und auch weitergehende Rückbildung der Ausfälle, als dies im Erwachsenenalter der Fall ist. Trotzdem darf man sich durch rasche Wiederherstellung nicht täuschen lassen: Die traumatische Noxe trifft ein noch unreifes und in Entwicklung befindliches Organ. Auch wenn häufig keine neurologischen Ausfälle zurückbleiben, so bestimmt doch ein schweres SHT allzuoft nachhaltig die geistige und soziale Entwicklung des Kindes. Neben der Schwere des Traumas ist also die Reifungsstufe des Gehirns zusammen mit dem Entwicklungsstand des Kindes von Bedeutung für den späteren, endgültigen Ausgang eines Schädel-Hirn-Traumas.

Behandlung

Auch nach leicht erscheinendem SHT mit anamnestisch unsicherer oder nur kurzer Bewußtseinstrübung ist eine stationäre Beobachtung für 2—3 Tage ratsam*), weil es bei Kindern oft nicht möglich ist, einen harmlosen Schlag auf den Kopf von einem potentiell ernsthaften SHT zu unterscheiden. Bettruhe muß dabei nicht erzwungen werden. Eine Kontrolle der Bewußtseinslage auch während der Nacht (Wecken!), ggf. Puls- und Blutdruckkontrolle sind in den ersten 12 Stunden alle halbe Stunde, danach in zunehmend größeren Zeitabständen angezeigt. Bei wiederholtem Erbrechen ist eine Infusion von isotonischen Elektrolytlösungen erforderlich, um einer Dehydratation vorzubeugen.

Man muß mit der Flüssigkeitszufuhr bei Kindern sehr vorsichtig sein. Besonders kleinere Kinder können leicht überwässert werden, womit der Entwicklung eines Hirnödems Vorschub geleistet werden kann.

Die Beurteilung der Kreislauflage ist bei Kindern schwieriger, sie können noch relativ große Volumenverluste durch eine Herzfrequenzsteigerung kompensieren, bis dann plötzlich ohne Vorboten ein Kreislaufzusammenbruch auftritt. Insbesondere bei mehrfach verletzten Kindern mit Schädel-Hirn-Trauma kann die Kreislauflage besser erscheinen, als sie in Wirklichkeit ist.

Zur Volumensubstitution bei Kindern ist am besten geeignet 5%iges Humanalbumin und an zweiter Stelle Plasmaexpander.

Eine **Blutung** aus Kopfschwartenwunden muß bei Kindern alsbald gestillt werden, weil bereits bei einem geringen Blutverlust eine Hypovolämie entstehen kann.

Wegen der relativ größeren Körperoberfläche neigen Kinder leicht zu **Unterkühlung.** Das sollte bei länger anhaltenden Untersuchungen und während Eingriffen in Narkose berücksichtigt werden.

Wenn eine Intubation erforderlich ist, muß man bei Kindern besonders auf einen **passenden Tubus** achten — ein zu kleiner Tubus erhöht die Aspirationsgefahr und führt zu insuffizienter Beatmung, ein zu großer Tubus birgt die Gefahr von Druckschäden der Trachea. Eine Regel für die Wahl der Tubusgröße: vom 3. Le-

---

*) Wenn die häuslichen Verhältnisse eine zuverlässige Überwachung gewährleisten, kann das Kind auch zu Hause überwacht werden.

bensjahr an: Charrière-Nummer = 18 + Alter. Bis zum 10. Lebensjahr nur einen ungeblockten Tubus verwenden.

Bei Bewußtlosigkeit von mehr als 6 Stunden ist in jedem Fall, unabhängig von der sonstigen Symptomatik, eine CT-Untersuchung vorzunehmen.

Eine routinemäßige „Prophylaxe" des Hirnödems mit hyperosmolaren Lösungen (Sorbit- oder Mannitlösungen) ist sinnlos und darf nicht vorgenommen werden. Hyperosmolare Lösungen führen durch Entzug der Flüssigkeit aus den Extrazellulärräumen zu einer Schrumpfung des Gehirns und können zu Volumenzunahme eines eventuellen intrakraniellen Hämatoms bei gleichzeitiger Verzögerung seiner klinischen Manifestation führen. Hyperosmolare Lösungen sind zur Akutbehandlung bei Hirnstammeinklemmung und zur Therapie des manifesten Hirnödems nach CT-Diagnostik (Hämatomausschluß!) indiziert (Dosierung siehe 3.4). Alle diuretisch wirksamen Medikamente führen bei Kindern schnell zu einer Dehydratation und Elektrolytverschiebung. Deswegen ist bei ihrer Anwendung eine minutiöse Flüssigkeits- und Elektrolytbilanzierung erforderlich.

Die Sedierung von Kindern sollte in der Anfangsphase nach SHT möglichst vermieden werden, weil der wichtigste Parameter, nämlich die Veränderung der Bewußtseinslage, dadurch verfälscht wird.

Bei Auftreten von **Krampfanfällen** wird Valium®, Rivotril® oder Luminal® verabreicht. Nach dem Kupieren der Anfälle geht man auf eine Dauermedikation mit Phenytoin-Präparaten über. Wenn nach einem SHT keine Anfälle aufgetreten sind, ist keine routinemäßige Prophylaxe mit Antikonvulsiva erforderlich.

Sowohl die Infusionstherapie wie auch die medikamentöse Behandlung der Kinder sollte strikt nach entsprechenden pädiatrischen Dosierungstabellen durchgeführt werden. Es ist zweckmäßig, bei der Behandlung kopfverletzter Kinder einen Pädiater zu beteiligen.

Bei anhaltender Bewußtlosigkeit und Dauerintubation sollte die Indikation zu einer Tracheotomie großzügig gestellt werden. Sowohl die Tracheotomie als auch der Verschluß des Tracheostomas sind schwieriger durchzuführen als bei Erwachsenen, so daß man gegebenenfalls einen HNO-Arzt hinzuziehen sollte.

6.2 SHT im höheren Lebensalter

Der Ausgang eines Schädel-Hirn-Traumas wird vor allem von der Schwere des Traumas und vom Alter des Verletzten bestimmt. Die Mortalität ist bei Schädel-Hirn-Verletzten über 60 Jahre doppelt so hoch wie bei Kindern und Jugendlichen. Auch die Wiederherstellungschancen sind im fortgeschrittenen Alter wesentlich schlechter: Nur jeder 4. Patient hat nach einem schweren SHT (Koma über 24 Stunden) eine gute Wiederherstellungschance. Nach einer Bewußtlosigkeit von mehr als 3 Tagen ist nicht mehr mit der völligen Wiederherstellung zu rechnen. Nach einem Koma von mehr als einer Woche besteht praktisch keine Chance auf eine Wiederherstellung.

> Die Ursache für den schlechten Ausgang nach prolongierter Bewußtlosigkeit im höheren Alter liegt vor allem in extrazerebralen Komplikationen.

Im Senium sind häufig blande, aber protrahierte posttraumatische Verläufe mit auffallender Symptomarmut zu beobachten. Bei leichtem SHT sind primäre Bewußtlosigkeit oder erhebliche Bewußtseinstrübung seltener, auch vegetative Störungen treten weniger häufig auf. Im Vordergrund stehen Benommenheit, Verwirrtheit und amnestische Störungen.

Häufig besteht eine Diskrepanz zwischen dem relativ leichten SHT und der Schwere von später auftretenden psychotischen Bildern mit Desorientiertheit, Verwirrtheit und psychomotorischer Unruhe. Das Trauma dient hier nur als Auslöser zur Dekompensation einer bereits vorhandenen zerebrovaskulären Insuffizienz.

Kardiovaskuläre und pulmonale Probleme spielen eine gravierende Rolle nach einem Schädel-Hirn-Trauma bei älteren Patienten; dagegen tritt das posttraumatische Ödem im Alter etwas in den Hintergrund.

Abb. 40: **Chronisches subdurales Hämatom**
a) Chronische subdurale Hämatome beidseits. 64 J., CT wegen Kopfschmerzen, kein Trauma erinnerlich. Keine neurologischen Ausfälle. Darstellung charakteristisch sichelförmig konfigurierter Subduralhämatome beidseits. In den okzipitalen Hämatombezirken angedeutete Spiegelbildung durch Sedimentation.

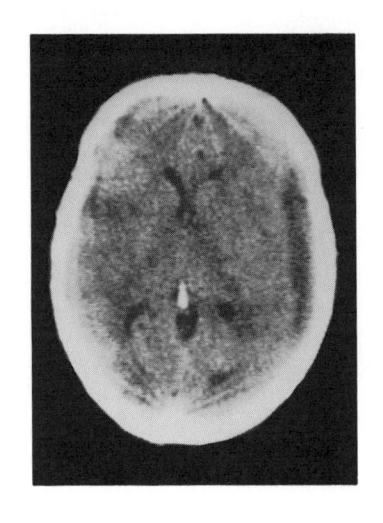

b) Chronisches subdurales Hämatom rechts. 70 J., CT 4 Wochen nach Bagatelltrauma. Bis 1 Tag vor der Untersuchung lediglich leichtes hirnorganisches Psychosyndrom, danach erstmals Halbseitenparese links und Bewußtseinstrübung. Darstellung eines mehrfach septierten und gekammerten Hämatoms mit zahlreichen Spiegelbildungen. Deutliche Massenverlagerung nach links.

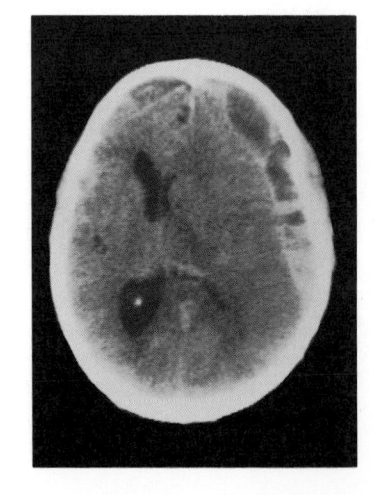

SHT im höheren Lebensalter 187

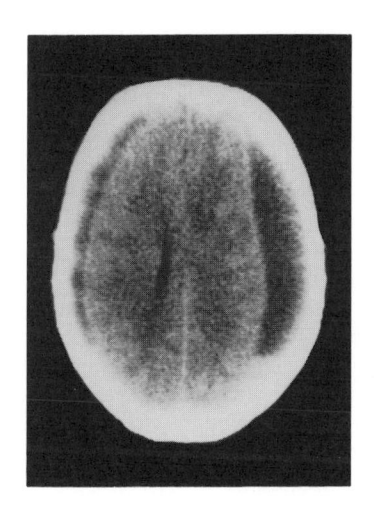

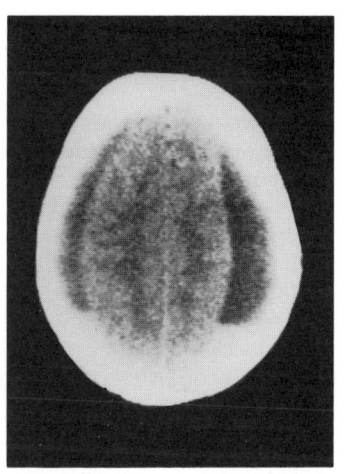

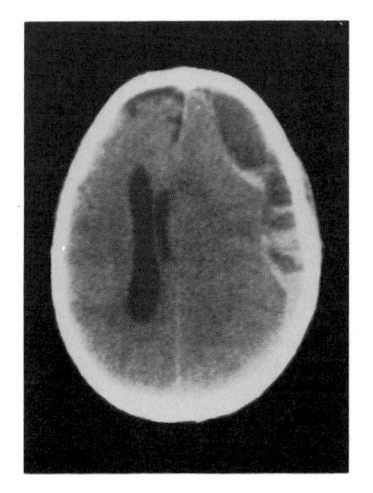

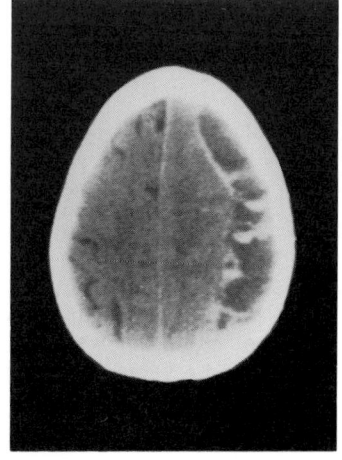

Mit zunehmendem Alter steigt die Häufigkeit subduraler gegenüber epiduralen Hämatomen. Öfter als bei jungen Patienten finden sich intrazerebrale Hämatome.

Eine posttraumatische Komplikation, die bevorzugt bei alten Patienten vorkommt, ist das **chronische subdurale Hämatom**. Nach einem meist leichten, häufig nicht mehr erinnerten Trauma treten Kopfschmerzen und Wochen später psychische Veränderungen auf mit Merkschwäche, Desorientiertheit und nächtlicher Verwirrtheit. Weil in der Mehrzahl der Fälle ein meist weit zurückliegendes Bagatelltrauma stattgefunden hat und fokale neurologische Ausfälle fehlen können, werden diese Störungen als Ausdruck einer „Zerebralsklerose" fehlgedeutet und die Patienten in eine psychiatrische Klinik eingewiesen. Bei weiterer Vergrößerung des Hämatoms kann es zur raschen Bewußtseinstrübung und zur Manifestation von Halbseitensymptomen kommen.

In der Regel werden die chronischen subduralen Hämatome erst bei der CT-Untersuchung entdeckt. Etwa um die 3. Woche nach einer Hämatombildung oder infolge frischer Blutbeimischungen in einem älteren Hämatom, kann das chronische subdurale Hämatom im Computertomogramm dieselben Dichtewerte wie das Gehirn aufweisen. Wenn eine Massenverschiebung fehlt, können solche isodensen Hämatome im CT schwer erkannt oder in ihrer Größe nicht klar dargestellt werden. Ein kontrastangehobenes CT oder Kernspintomogramm, gegebenenfalls eine zerebrale Angiographie, bringt dann das Hämatom gut zur Darstellung.

Behandlung

Bei der Behandlung der Patienten im fortgeschrittenen Lebensalter, die ein leichtes oder mittelschweres SHT erlitten haben, sollte man nicht mit der Flüssigkeitszufuhr sparen. Angst vor einer vermehrten Hirnödembildung ist dabei unberechtigt, man sollte aber die kardiale Belastung berücksichtigen. Vielmehr kann man oft erleben, daß nach reichlicher Flüssigkeitsinfusion, sogar bei Vorliegen eines chronischen subduralen Hämatoms, die Patienten aufklaren und die Verwirrtheit verschwindet.

Wichtig ist die Behandlung der oft vorliegenden Herzinsuffizienz und der Herzrhythmusstörungen. Bei bekanntem Hypertonus soll man eine drastische Blutdrucksenkung vermeiden, um nicht eine weitere Verminderung der zerebralen Perfusion herbeizuführen. Infolge des oft vorliegenden Lungenemphysems, chronischer Bronchitis und Atelektasen muß für Luftbefeuchtung, gute Bronchialtoilette und ausreichende Ventilation gesorgt werden. Eine frühe Mobilisierung ist anzustreben. Pulmonale Komplikationen sind meist die Ursache für die Verschlechterung in der posttraumatischen Periode, und sie sind für die hohe Mortalität bei älteren Patienten auch nach relativ leichten Kopfverletzungen verantwortlich.

Abb. 41: **Chronische subdurale Hämatome beidseits.** 65 J. CT (a) und KST (b) 4 Wochen nach leichtem SHT. Klinisch Kopfschmerzen, verlangsamt:
a) CT: Zeichen bilateraler Raumforderung mit engen, beidseits medialisierten Seitenventrikeln. Die subduralen Hämatome sind beidseits nur leicht hyperdens gegenüber der von der Kalotte abgedrängten Hirnrinde.

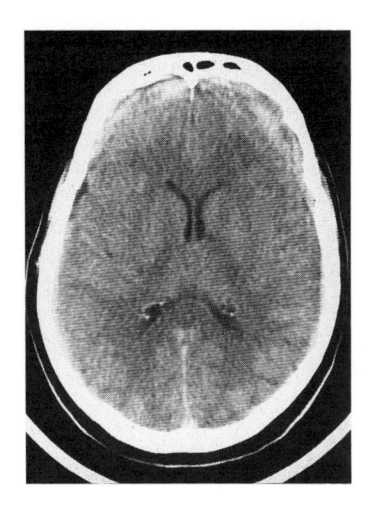

b) Die T1-gewichtete KST vom selben Untersuchungstag zeigt deutlich große subdurale Hämatome mit erhöhter Signalintensität gegenüber dem Parenchym.

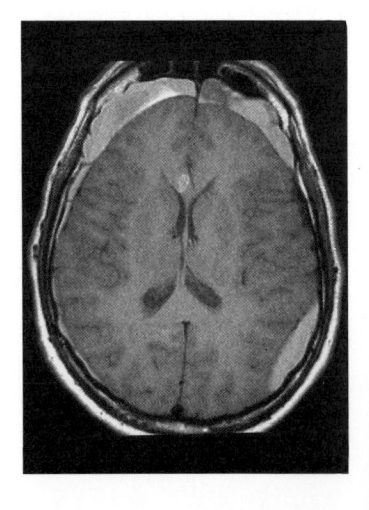

SHT im höheren Lebensalter 191

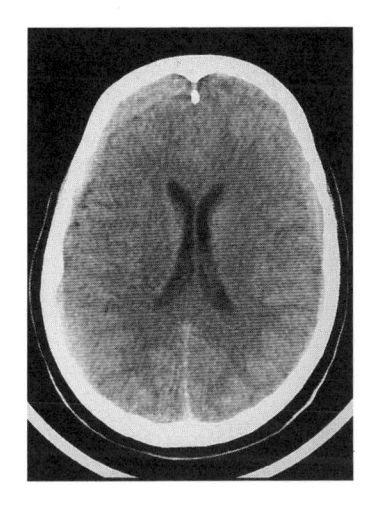

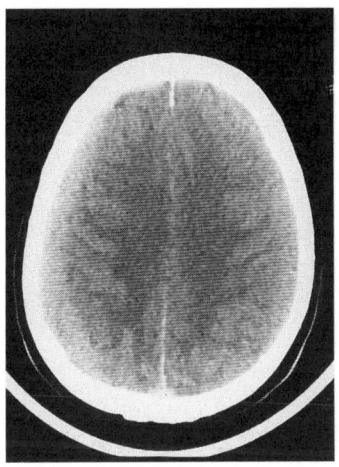

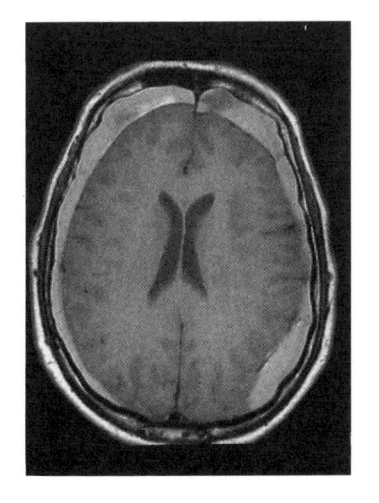

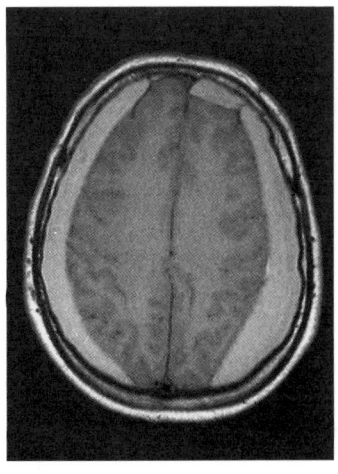

6.3 SHT und Alkohol

Alkohol spielt in etwa der Hälfte aller Unfälle eine Rolle. Bei Kopfverletzten, die bei Einlieferung ins Krankenhaus unter Alkoholeinfluß zu stehen scheinen, sind Vorsicht und Umsicht geboten.*) Weder das Verhalten des Patienten noch der Alkoholgeruch sind verläßliche Indikatoren für das Vorliegen bzw. den Grad der Alkoholintoxikation. Das einzig verläßliche Kriterium für den Grad einer akuten Alkoholintoxikation sind die Blutalkoholwerte, sie können auch helfen, die Schwere des Traumas gegenüber der Intoxikation abzuschätzen. Leider bekommt man das Ergebnis meist zu spät, nämlich erst dann, wenn der Alkoholrausch schon vorbei ist.

Symptome einer Hirnverletzung und eines Alkoholrausches können sehr ähnlich sein.

Eine schwere **akute Alkoholintoxikation** führt zu Blässe, Blutdruckabfall, Tachykardie und Extrasystolie, zu flacher Atmung bis zur ausgeprägten Atemdepression, Bewußtlosigkeit, Hypothermie und Kreislaufschock. Bei einem Blutalkoholspiegel von 2,5—3,5 g/l ist der Patient betrunken: lallende Stimme, schwankender Gang, mangelhafte Orientierung, starke psychomotorische Verlangsamung und inadäquater Stimmungswechsel. Bei höheren Blutalkoholwerten über 3,5 g/l treten eine ausgeprägte Ataxie und zunehmende Bewußtseinstrübung auf. Bei Werten über 4,0 g/l ist der Patient bereits im Koma, er reagiert ungezielt auf Schmerzreize, die Atmung ist röchelnd, der Blutdruck fällt bis zum Kollaps, die Muskeleigenreflexe sind abgeschwächt oder erloschen, es treten Krampfanfälle auf.

Für den Zustand des Verletzten sind häufig beide Faktoren, das Schädel-Hirn-Trauma und die Alkoholintoxikation, verantwortlich. Eine schwere Alkoholintoxikation kann durch Beeinträchtigung

---

*) Vor Entnahme von Blutalkoholproben für forensische Zwecke sollte versucht werden, die Einwilligung des Patienten oder der Angehörigen einzuholen. Auf Aufforderung der Staatsanwaltschaft kann die Blutentnahme auch ohne Einwilligung des Patienten erfolgen. In BG-Fällen darf neuerdings eine Blutalkoholprobe auch vom Versicherer angeordnet werden! Äußerungen wie „betrunken" o. ä. sowohl verbal wie auch als Vermerk in den Krankenunterlagen sind zu vermeiden! Es ist vielmehr aus medizinischen und aus juristischen Gründen angemessen, zurückhaltende Formulierungen zu verwenden, wie z.B. „Alkoholgeruch" oder „Patient scheint im Rausch zu sein".

der Blut-Hirn-Schranke die Hirnödembildung begünstigen und auch allein zur Atemdepression und zum Blutdruckabfall führen.

Die durch die akute Alkoholintoxikation verursachte Bewußtseinsbeeinträchtigung kann eine sekundär auftretende Bewußtseinstrübung infolge eines intrakraniellen Hämatoms überdecken.

Durch eine alkoholtoxische Bewußtseinstrübung kann die Erkennung und Therapie posttraumatischer Komplikationen verzögert werden. Man darf deshalb niemals einen „betrunkenen" Kopfverletzten ohne fortlaufende Beobachtung „ausnüchtern" lassen!

Chronische Alkoholiker neigen wegen Vaskulopathie und Gerinnungsstörungen leicht zu posttraumatischen hämorrhagischen Komplikationen. Massive intrazerebrale Kontusionsblutungen kommen bei Alkoholikern häufig vor, sie können auch nach Bagatelltraumen auftreten. Chronische subdurale Hämatome treten im Erwachsenenalter, außerhalb des Seniums, fast ausschließlich bei Alkoholikern auf. Man sollte deswegen bei Auftreten von Kopfschmerzen und psychischen Veränderungen bei Alkoholikern nach einem SHT an das Vorliegen eines chronischen subduralen Hämatoms denken und eine CT-Untersuchung veranlassen.

Wegen der häufig vorhandenen Hirnatrophie werden auch große Hämatome oft ohne wesentliche Beschwerden und ohne neurologische Symptomatik erstaunlich gut toleriert.

Bei anamnestisch bekanntem chronischem Alkoholmißbrauch muß man mit der Entwicklung eines **Entzugsdelirs** in den ersten Tagen nach einer Verletzung rechnen.

Die Prodromalerscheinungen zeigen sich gewöhnlich bereits in den ersten 24—48 Stunden: Schlaflosigkeit, Rastlosigkeit, Erregung, grobschlägiger Tremor, rotes, bebendes Gesicht und profuses Schwitzen. Während des voll entwickelten Delirs sind die Patienten meist nur leicht bewußtseinsgetrübt, sie sind angsterfüllt, verkennen Situationen und Personen, häufig werden sie von unangenehmen oder bedrohlichen Halluzinationen zu rastloser Unruhe getrieben, kämpfen gegen jede Bewegungseinschränkung (z.B. Anbinden) und drängen aus der Station und dem Krankenhaus hinaus (Unfallgefährdung!).

194 Besonderheiten

Abb. 42: **SHT bei chronischem Alkoholiker.** 47 J., Treppensturz, leichtes SHT.

a) 3 Tage nach SHT Nachweis multipler linksseitiger Kontusionsblutungen intrazerebral mit Ventrikelhinterhorneinblutung. Nur lokale Raumforderungszeichen (verstrichene Sulci), aber keine Massenverschiebung und Mittellinienverlagerung; freie, nicht komprimierte Basalzisternen als Ausdruck der vorbestehenden Hirnatrophie (!).

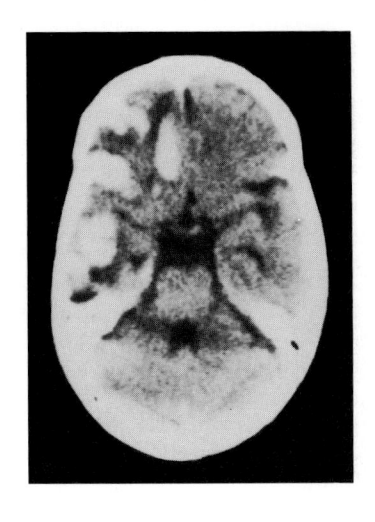

b) Bei Kontrolle 7 Wochen nach Trauma Resorption der Blutung, Wiederentfaltung der linksseitigen Liquorräume und Nachweis multipler Substanzdefekte.

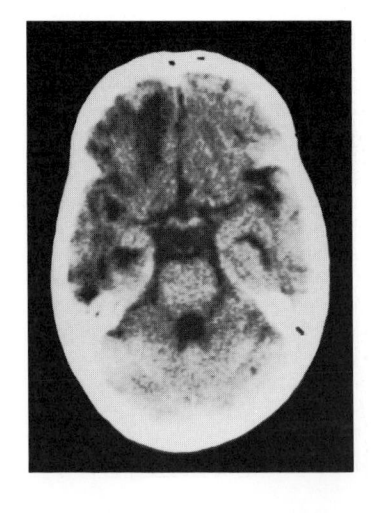

SHT und Alkohol 195

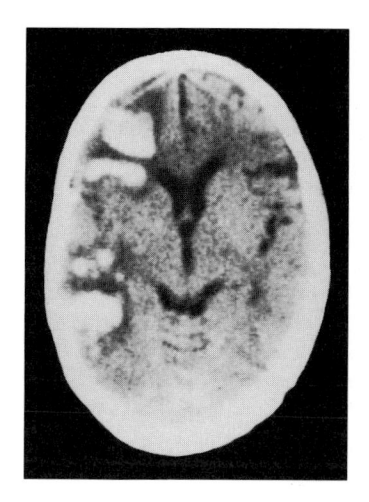

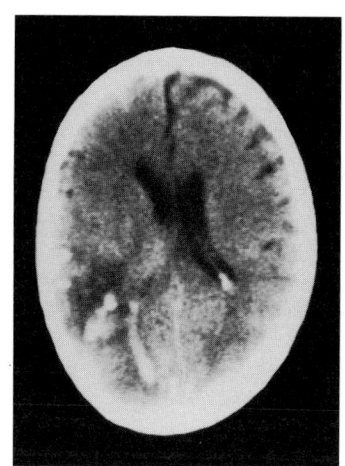

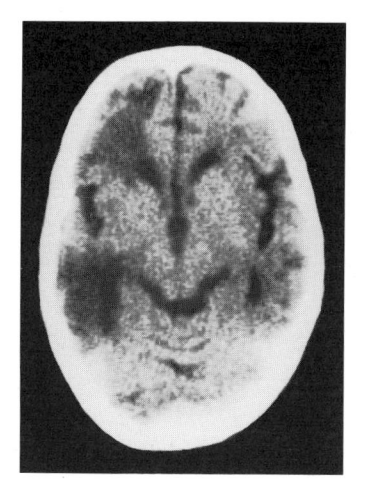

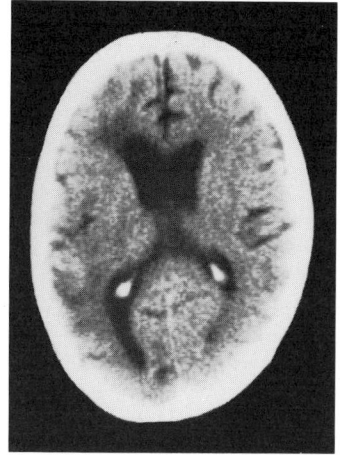

Besonderheiten

> Ein vollentwickeltes Delirium tremens ist eine lebensgefährdende Komplikation.

In den ersten 24 Stunden muß der Schädel-Hirn-Verletzte mit einer Alkoholintoxikation laufend überwacht werden. Starke sedierende Medikamente sollen vermieden werden, auch wenn der Patient unruhig ist. Bei anamnestischen Hinweisen auf chronischen Alkoholabusus sind Maßnahmen zur **Vorbeugung eines Delirs** erforderlich: Infusionen mit Glukose und Vitamin B1, Insulin 20 I. E. Wenn sich ein Delirium tremens anbahnt, ist unbedingt eine Herz-Kreislaufunterstützung (Digitalispräparate, Analeptika) erforderlich, außerdem die Sedierung mit Haloperidol (z. B. Haldol® 10 mg) i. v. mehrmals täglich oder 0,8%ige Distraneurin®-Infusionslösung fraktioniert je ca. 100 ml i. v. mehrmals täglich. Bei bereits entwickeltem Delirium ist der Intensiv-Überwachung und Intensiv-Therapie in jedem Fall vor der Behandlung auf einer Allgemeinstation der Vorzug zu geben.

7 Verletzungen der Halswirbelsäule*)

Bei fast jedem 10. Schädel-Hirn-Verletzten besteht gleichzeitig eine Wirbelsäulenverletzung, in ⅔ der Fälle ist dabei die Halswirbelsäule (HWS) betroffen. Je schwerer das SHT, desto höher ist die Wahrscheinlichkeit, daß die HWS mitverletzt ist.

Bei einem bewußtlosen Verletzten sollte immer zunächst eine begleitende HWS-Verletzung unterstellt und der Verletzte dementsprechend behandelt werden.

Durch traumatisch bedingte Bewußtlosigkeit oder medikamentöse Auswirkungen einer vorausgegangenen Wiederbelebung können klinische Befunde, wie z.b. die motorischen Reaktionen, zweifelhaft oder irreführend sein und ein spinales Trauma übersehen werden. Während bei einem bewußtlosen Verletzten gewöhnlich ein SHT angenommen wird, ist es wesentlich schwieriger, eine begleitende Wirbelsäulenverletzung frühzeitig zu erkennen. Selbst nach der ersten Röntgenuntersuchung kann eine Wirbelfraktur (z.B. im zerviko-thorakalen Übergang) unentdeckt bleiben, und umgekehrt kann eine Rückenmarksverletzung bei einem komatösen Verletzten übersehen werden, wenn radiologisch keine knöcherne Verletzung vorliegt.

7.1 Zur Einteilung und Art der Verletzung

Wichtigstes Kriterium für eine Klassifikation spinaler Verletzungen ist das Vorliegen einer Schädigung des Rückenmarks. Drei Gruppen von spinalen Verletzungen können unterschieden werden:
— Verletzungen des knöchernen und des Bandapparates ohne feststellbare Rückenmarks- oder Nervenwurzelläsion.
— Rückenmarks- oder Nervenwurzelläsionen ohne feststellbare Verletzungen des knöchernen oder des Bandapparates.

---

*) Unter Verletzungen der HWS werden Unfallfolgen zusammengefaßt, die die Weichteile, die knöchernen und neuralen Strukturen isoliert oder in Kombination vorkommend betreffen.

198 Verletzungen der Halswirbelsäule

— Verletzungen des knöchernen oder des Bandapparates mit Rückenmarks- oder Nervenwurzelläsion.

Verletzungen der HWS (Frakturen, Luxationen*, Zerreißungen der Bänder) können allein oder in Kombination vorkommen. Wichtig ist die Unterscheidung zwischen **stabilen** und **instabilen** HWS-Verletzungen. Bei Instabilität besteht eine abnorme Beweglichkeit, wodurch die schützende Funktion der Wirbelsäule für das Rückenmark verlorengeht und eine zusätzliche Schädigung der nervalen Strukturen entsteht.

Im HWS-Bereich können Kompressions- u. Berstungsbrüche der Wirbelkörper **stabile** Frakturen sein, wenn Bandapparat und Bandscheiben unverletzt sind. Die Extensionsfrakturen der HWS (etwa ¼ der HWS-Verletzungen sind Folge eines Hyperextensionstraumas) sind gewöhnlich stabil, weil der dorsale Bandapparat intakt geblieben ist. Frakturen infolge eines Flexions-Rotations-Traumas und Wirbelbrüche mit Dislokation eines Wirbelkörpers sind **instabile** Frakturen. Es findet dabei eine Verletzung der spinalen Bänder und der Bandscheibe statt. Für die Stabilität ist der dorsale Bänderkomplex sehr wichtig. Aber auch die ventralen Ligamente und die Bandscheiben spielen eine wesentliche Rolle.

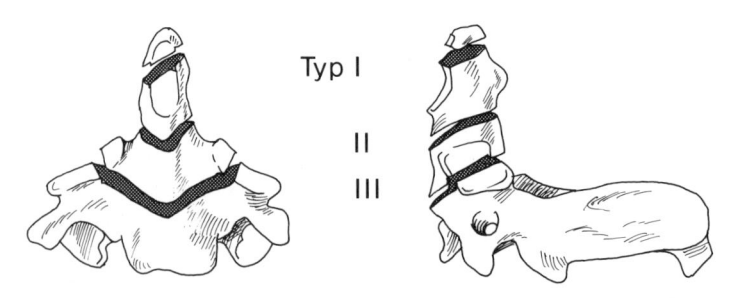

Abb. 43: **Densfrakturen Typ I, Typ II und Typ III,** nach ANDERSON und D'ALONSO.

---

*) Bei einer Luxation geht der Kontakt der Gelenkfacetten verloren. Im HWS-Bereich zwischen dem 2. und 6. Halswirbel führt dies gewöhnlich zu einer Einklemmung (Blockierung) der Gelenkfortsätze. Wenn die Kongruenz der Gelenkflächen weniger als 50% beträgt, besteht eine Subluxation.

Eine besondere Stellung nehmen Frakturen der ersten zwei Halswirbel ein. Das atlanto-okzipitale Gelenk und die atlanto-axialen Gelenke funktionieren gemeinsam fast wie ein Kugelgelenk und bedingen den großen Bewegungsumfang des Kopfes. Bei extremen Flexions-, Reklinations- oder Rotationsbewegungen des Kopfes, wie sie beim Dezelerations- oder Akzelerationstrauma stattfinden, ist dieser HWS-Abschnitt besonders gefährdet.

Die **Frakturen des 2. Halswirbels** sind in der Regel instabil. Es erfolgt eine Dislokation gegenüber dem Atlas (bei Densfrakturen Typ II und Typ III nach Anderson und D'Alonso) und/oder gegenüber dem 3. Halswirbel (bei Wirbelbogenabrissen wie bei der sog. hangman's-fracture). Der Berstungsbruch des Atlas (Jefferson-Fraktur) ist Folge einer Stauchung der HWS mit großer Gewalt durch axial übertragenen Stoß auf den Kopf, wie bei Zweiradunfällen oder Sturz aus der Höhe (z. B. bei Sprung ins flache Wasser).

Ein zervikales Trauma kann ausschließlich Weichteilverletzungen (Bänder, Bandscheiben, Muskulatur) zur Folge haben — ohne knöcherne Verletzungen oder Luxationen. Man spricht in solchen Fällen von HWS-Distorsion. Das sogenannte **Schleudertrauma der HWS** (whiplash-injury = Peitschenschlagtrauma) kommt häufig bei Auffahrunfällen vor. Bei diesem indirekten Trauma erfolgt eine schlagartige Extension mit nachfolgender Flexion der HWS. Durch Überdehnung und Scherwirkung kommt es zu einer Verletzung der Bänder, der Muskulatur und/oder der Bandscheibe; selten können Oesophagus, Trachea, Gefäße oder Halssympathikus in Mitleidenschaft gezogen werden.

Die schwerwiegendste Folge eines spinalen Traumas ist die **Verletzung des Rückenmarks.** Das Rückenmarkstrauma kann mit oder ohne radiologisch erkennbare Wirbelsäulenverletzung erfolgen. Verletzungen zervikaler Nervenwurzeln können ohne Rückenmarksläsion stattfinden. Die prätraumatische Beschaffenheit der HWS spielt eine Rolle für die Auswirkungen eines Trauma. Hierbei hat die Relation zwischen der Wirbelkanalweite und dem Rückenmarksdurchmesser besondere Bedeutung, vor allem im unteren HWS-Bereich.

Im unteren HWS-Abschnitt beansprucht das Rückenmark (Intumescentia cervicalis) mehr als 50% des Wirbelkanaldurchmessers. Der transversale

Durchmesser des Rückenmarks beträgt im Bereich der Intumescentia cervicalis durchschnittlich 13,2 mm, der sagittale Durchmesser 7,7 mm. In derselben Höhe ist der Wirbelkanaldurchmesser durchschnittlich 24,5 mm bzw. 14,7 mm.

Bei älteren Personen kann der Wirbelkanal infolge degenerativer Veränderungen so weit eingeengt sein, daß er fast vollständig durch das Rückenmark ausgefüllt wird. Daher können bei älteren Verletzten häufiger Rückenmarksläsionen (Querschnittssyndrom) ohne erkennbare HWS-Verletzungen beobachtet werden. Einen gewissen Schutz vor Rückenmarksverletzungen bei Flexions- oder Extensionstraumen bietet die physiologische Beweglichkeit des Rückenmarks. Bei maximaler Flexion/Extension kann sich das Halsmark bis zu 10–20 mm in Längsrichtung bewegen.

Bei HWS-Verletzungen (Wirbelfrakturen) tritt häufig Blut in den Wirbelkanal aus. Anders als intrakraniell erlaubt der spinale Epiduralraum eine flächenhafte, nicht raumfordernde Ausbreitung des Blutes, so daß in der Regel dadurch keine Rückenmarkskompression entsteht.

Schwere Luxationsbrüche können zustande kommen, wenn eine unflexible HWS, z.B. als Folge eines M. Bechterew oder einer ausgeprägten Spondylosis deformans, einem Trauma ausgesetzt wird.

Bei **Kindern** sind Wirbelsäulenverletzungen seltener als bei Erwachsenen. Die größere Elastizität der Wirbelsäule bietet offensichtlich einen gewissen Schutz gegenüber Verletzungen, die erst bei erheblicher Gewalteinwirkung eintreten. Im HWS-Bereich sind Subluxationen ohne Frakturen häufig. Bevorzugt betroffen sind die ersten zwei Halswirbel. Auch im Kindesalter sieht man oft Rückenmarksverletzungen ohne radiologische Veränderungen der HWS, ihre Prognose ist aber besser als bei Erwachsenen.

Die anatomischen und psysiologischen Besonderheiten der kindlichen HWS: Hypermobilität, insbesondere die große Beweglichkeit und Verschieblichkeit im atlanto-axialen Segment, die besondere Wirbelkonfiguration, die unvollständige Ossifikation sowie das Vorhandensein von Synchrondrosen und Epiphysen kann bis zum 10. Lebensjahr große Schwierigkeiten bei der radiologischen Festlegung einer HWS-Verletzung bereiten und zur Fehldiagnose führen.

7.2 Untersuchung

Die klinisch-physikalische Untersuchung Wirbelsäulenverletzter geht der apparativen Diagnostik voraus. Die Diagnose einer Rückenmarks- oder Nervenwurzelverletzung wird ausschließlich auf Grund der klinischen Untersuchung gestellt. Die Palpation und die vorsichtige Bewegung bis zur Schmerzgrenze kann Auskunft über Höhe und Ausmaß der HWS-Verletzung geben.

Jeder Verletzte mit Para- oder Tetraparese ist als Notfall zu behandeln.

Sind die vitalen Funktionsstörungen unter Kontrolle und sind lebensbedrohende Unfallfolgen (z. B. Blutungen) ausgeschlossen, kann sich der Arzt für eine genaue Untersuchung Zeit nehmen, da eine Operation von HWS-Verletzungen in den ersten Stunden sehr selten erforderlich ist. Bei bewußtseinsklaren Verletzten bietet die Feststellung einer Para- und Tetraplegie keine Schwierigkeiten. Oft verrät der Patient selbst die Diagnose: Er spüre seine Glieder nicht oder er könne sie nicht bewegen.

Der Untersucher muß feststellen:
— die Höhe der Sensibilitätsstörung — das unterste Segment mit intakter Sensibilität bezeichnet die Höhe der Querschnittslähmung*)
— fehlt die Sensibilität auch im perianalen Bereich oder bleibt diese Zone ausgespart? Die erhaltene Sensibilität in den sakralen Segmenten hat aus folgenden Gründen große Bedeutung:
— — sie kann bei der Erstuntersuchung das einzige Zeichen dafür sein, daß die Rückenmarksläsion inkomplett ist;
— — mit Wahrscheinlichkeit ist eine gute, ja sogar vollständige Wiederherstellung zu erwarten;
— — man kann mit einer guten viszeralen Funktion rechnen;
— besteht ein Früh-Priapismus, so ist dieses als Zeichen einer schweren Rückenmarksläsion zu werten;

---

*) Die erhaltene Sensibilität an Hals und Schultern sowie infraklavikulär darf nicht zu der Annahme verleiten, es liege keine Läsion im zervikalen Bereich vor: die sog. „Schalzone" wird von den oberen Zervikalsegmenten (C 3 und C 4) versorgt.

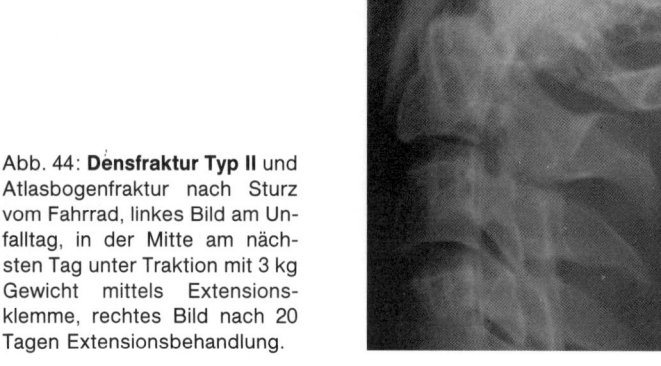

Verletzungen der Halswirbelsäule

Abb. 44: **Densfraktur Typ II** und Atlasbogenfraktur nach Sturz vom Fahrrad, linkes Bild am Unfalltag, in der Mitte am nächsten Tag unter Traktion mit 3 kg Gewicht mittels Extensionsklemme, rechtes Bild nach 20 Tagen Extensionsbehandlung.

— Bradykardie und niedriger Blutdruck weisen auf einen neurogenen Schock hin.

Ist ein Rückenmarksverletzter infolge eines zusätzlichen Hirntraumas **bewußtlos,** kann eine vollständige Areflexie auf das Vorliegen einer spinalen Verletzung hinweisen. Bei **Bewußtseinstrübung** lassen schlaffe Extremitäten an eine Rückenmarksläsion denken. Schmerzreaktion mit Grimassieren und Kopfdrehen durch Schmerzreize im Gesicht mit fehlenden Schmerzreaktionen bei Schmerzreizen an Extremitäten und am Stamm muß den Verdacht auf eine Halsmarkläsion wecken.

Die Ergebnisse der neurologischen Untersuchung in der 1. Stunde sowie die Wiederholungsuntersuchung nach 6, 24 und 48 Stunden müssen schriftlich fixiert werden. Bei traumatischer Para- bzw. Tetraplegie kann der Verlauf in die klinische **Klassifikation nach Frankel** eingeordnet werden:

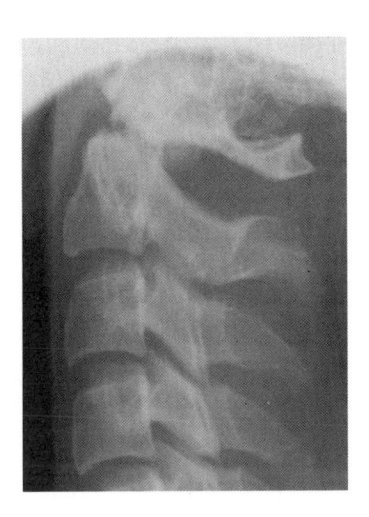

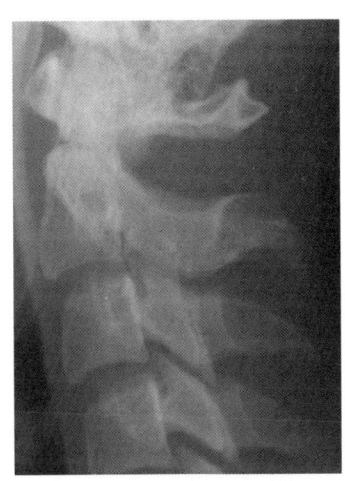

A. Vollständiger Funktionsverlust
B. Vorhandensein von gewisser Sensibilität
C: Vorhandensein von motorischer Funktion, funktionell nutzlos
D: Motorische Funktion, funktionell nützlich
E. Normale Funktion

Durch wiederholte Untersuchung und korrekte Dokumentation ist es möglich, frühzeitig festzustellen, ob eine Rückbildung oder eine Zunahme der Symptomatik erfolgt ist oder ob die Symptome weiterhin unverändert bestehen.

Aufgrund der körperlichen Untersuchung kann der Arzt einen präziseren Auftrag für die röntgenologische Suche nach einer Verletzung erteilen.

Schwierigkeiten entstehen gewöhnlich in der radiologischen Darstellung der 1. und 2. Halswirbel und der unteren HWS — vom 6. Halswirbel bis zum 1. Brustwirbel (in seitlichen Aufnahmen). Erlauben die ersten Aufnahmen keine sichere Beurteilung, müssen sie wiederholt werden. Aufnahmen der unteren HWS sind mit heruntergezogenen Armen anzufertigen, um die Schulterüberlagerung zu vermeiden. Die Auswertung von HWS-Röntgenaufnahmen bei Kindern setzt besondere Erfahrung voraus.

In Zweifelfällen können **konventionelle Tomogramme** bei einer HWS-Verletzung weiterhelfen, insbesondere für die Beurteilung einer Instabilität. Frakturverlauf, Stellung der Wirbelfragmente, Weite des Spinalkanals, Position dislozierter Knochenfragmente in bezug zu Rückenmark sind häufig erst im **Computer-Tomogramm** (Knochenfenster) ausreichend zu beurteilen. Eine **Früh-Myelographie** ist in seltenen Fällen notwendig. Wird sie durchgeführt, gibt sie in Verbindung mit dem CT (als Myelo-CT) zusätzliche Informationen. Im **Kernspintomogramm** (NMR) kommen mitunter die Höhe und Ausdehnung einer Rückenmarksverletzung am besten zur Darstellung (siehe Seite 19). Eine Lumbalpunktion ist diagnostisch nutzlos.

7.3 Behandlung der WS- und Rückenmarksverletzungen

Die Behandlung einer Wirbelsäulenverletzung beginnt am **Unfallort**. Grundsatz der ersten Hilfe ist es, Bewegungen der Wirbelsäule zu vermeiden. Die Verletzten müssen behutsam gehoben, gedreht und in eine stabile Rücken- oder Seitenlage gebracht werden. Bei Motorradfahrern ist bei Abnahme des Sturzhelmes Vorsicht geboten. Die Intubation sollte ohne Reklination des Kopfes durchgeführt werden.

Lebensrettende Maßnahmen zur Sicherung der Atmung, zur Verhinderung von Obstruktionen der Atemwege und zur Verringerung des Blutverlustes haben Priorität.

Bei jedem Verdacht auf eine HWS-Verletzung wird eine weiche Halsstütze angelegt. Bei Bewußtlosen mit SHT sollte man immer ein begleitendes HWS-Trauma voraussetzen und für den Transport eine Halskrawatte anlegen. Auch wenn die Halskrawatte nicht sicher weitere Verletzungen durch grobe Manipulationen verhindert, ist sie doch von beachtlicher Signalwirkung für die beteiligten Helfer. Nach Eintreffen des Rettungswagens wird der Verletzte entweder mit Hilfe einer sog. Schaufeltrage oder auf einer Vakuum-Matratze gelagert, auf dieser weiterbehandelt und transportiert. Während des Transportes eines HWS-Verletzten ist eine manuelle Traktion des Kopfes in leichter Flexion zu empfehlen.

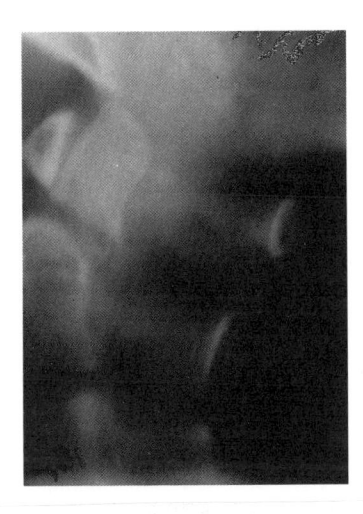

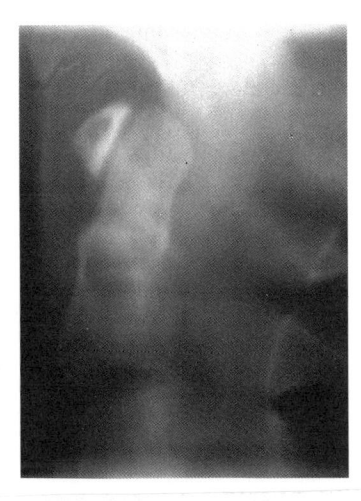

Abb. 45: **Densfraktur:** Seitliches Tomogramm bei gleichem Verletzten von Abb. 44 nach 24 Stunden Traktion mit 3 kg Gewicht (Bild links) und 5 Monate später nach konserv. Therapie mit Extension und nachfolgender Immobilisation mit steifer Hals-Kopfstütze.

Wird am Unfallort oder während des Transportes eine Rückenmarksverletzung (Querschnittslähmung) festgestellt, wird neuerdings die ultrahohe Steroidgabe empfohlen: Methylprednisolon (Medrate solubile®, Urbason solubile®) 30 mg/kg Körpergewicht langsam innerhalb 15 Minuten i. v.

Ist nach der Einlieferung ins **Krankenhaus** eine HWS-Verletzung mit Wirbeldislokation gesichert worden, sollte bereits in der Ambulanz eine Extensionsklemme mit anfänglicher Traktion von 3 kg Gewicht angelegt werden. Die Traktion wird anschließend nach Bedarf erhöht. Bei jeder HWS-Verletzung sind laufende Kontrollen von Blutdruck, Puls und Atmung erforderlich. Wo die stationäre Überwachung und Behandlung eines HWS-Verletzten zunächst stattfinden soll, muß nach der Art der Verletzungen entschieden werden:
— Verletzte mit stabilen oder instabilen, aber bereits immobilisierten HWS-Frakturen benötigen keine Intensivpflege, müssen aber regelmäßig überwacht werden.

— Verletzte mit Querschnittssyndrom (Para- oder Tetraplegie) müssen auf der Intensivstation behandelt werden. Eine frühzeitige Verlegung in ein Zentrum für Behandlung von Querschnittsgelähmten ist anzustreben.
— Mehrfachverletzte mit HWS-Beteiligung werden auf einer Intensivstation behandelt.

7.3.1 Rückenmarksverletzung

Bei einer Tetraplegie ist die Interkostalmuskulatur gelähmt. Wegen der Magen-Darm-Atonie kann auch die Zwerchfellatmung erschwert sein, so daß eine vorübergehende Intubation und maschinelle Atemunterstützung notwendig wird. Auch die frühe Tracheotomie zur Verkürzung der Atemwege muß bei Tetraplegie in Erwägung gezogen werden. Bei Verletzungen des oberen Halsmarks — in Höhe C-4-Segment und darüber — entsteht eine Atemlähmung.*)

Mit besonderer Sorgfalt sind Harnwegsinfektionen und Dekubitalulcera zu vermeiden. Durch entsprechende Lagerung der Extremitäten wird Schwellungen und Kontrakturen vorgebeugt.

Einem Rückenmarkstrauma folgt unmittelbar der **spinale Schock.** Darunter wird ein vorübergehender totaler Verlust aller Rückenmarksfunktionen (Plegie einschließlich Blasenatonie, Areflexie, Sensibilitätsausfall) unterhalb des verletzten Segments verstanden. Der spinale Schock kann bis zu mehreren Tagen dauern. Erste Zeichen seiner Rückbildung ist die Wiederkehr des Bulbokavernosus- und des Analreflexes. Es folgen der Fluchtreflex der Beine, der Babinski-Reflex und später Spastik mit Muskeltonuserhöhung, Hyperreflexie und Kloni. Hat eine komplette Rückenmarksläsion stattgefunden, bleibt der vollständige Sensibilitätsverlust unverändert bestehen. Direkt oberhalb des verletzten Rückenmarksegmentes läßt sich eine schmale hyperästhetische Zone feststellen. Liegt aber eine inkomplette Rückenmarksläsion vor,

---

*) Manchmal kann eine Fraktur des 4. Halswirbels ohne Rückenmarksverletzung zu einseitiger (selten doppelseitiger) Diaphragmalähmung infolge Verletzung der Nervenwurzel C4 (Nervus phrenicus) führen.

so geht die sensorische Wiederherstellung der motorischen voraus, da das sensible System eine geringere Vulnerabilität gegenüber Traumen hat als das motorische.

Mit der **Prognose einer Tetraplegie** sollte man in den ersten Tagen zurückhaltend sein. Es besteht oft keine Relation zwischen Schwere der HWS-Verletzung und Rückenmarksschädigung. Letztere kommt ohne radiologisch erkennbare Verletzungen vor, umgekehrt sieht man nicht selten schwere HWS-Verletzungen (Luxationsfrakturen mit Dislokation von fast einer Wirbelkörperbreite) ohne Rückenmarksläsion.

Kommt es bei einem HWS-Trauma ohne knöcherne oder ligamentäre Verletzungen zu einer akuten Rückenmarkssymptomatik, die sich rasch innerhalb der ersten 3 Tage zurückbildet, spricht man von Commotio spinalis (spinal cord concussion). Wenn eine komplette Tetraplegie länger als 12 Stunden bestehen bleibt, ist nur in ca. 15% der Fälle mit einer Besserung zu rechnen.

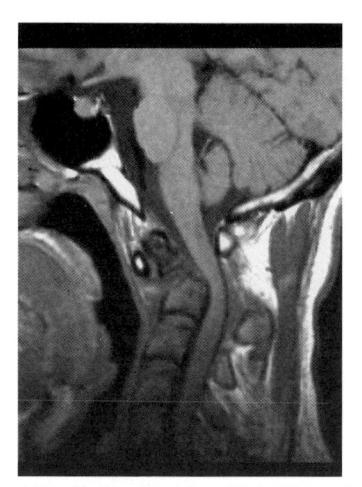

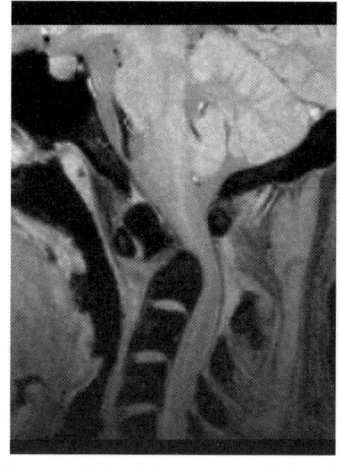

Abb. 46: **Densfraktur.** 28 J. 5 Monate (!) nach Schleudertrauma anhaltend lokale Schmerzen, Fehlhaltung. Neurologisch keine Paresen, nur leichte Sensibilitätsstörung im re Bein. T1- (a) und T2-gewichtete (b) KST: Deutlich nach ventral abgekippter Dens, Rückenmark nach dorsal verlagert und komprimiert.

Verletzungen der Halswirbelsäule

Experimentelle und klinische Untersuchungen geben Anlaß zur Hoffnung, daß die Frühbehandlung mit Kortikosteroiden den Verlauf einer Rückenmarksverletzung positiv beeinflussen kann. Die Behandlung der traumatischen Querschnittslähmung sollte, unter Berücksichtigung bekannter Kontraindikationen und Wechselwirkungen, so früh wie möglich — in den ersten 2 Stunden — eingeleitet werden. Die Behandlungsempfehlung des Arbeitskreises der Leiter deutschsprachiger Querschnittszentren von 1991 lautet:

Behandlung mit Methylprednisolon (Medrate solubile®, Urbason solubile®
— Bolusinjektion: i.v. 30 mg/kg Körpergewicht Methylprednisolon innerhalb von 15 Minuten injizieren:
— Erhaltungsdosis: 5,4 mg/kg Körpergewicht Methylprednisolon pro Stunde über eine Gesamtdauer von 23 Stunden über Perfusor i.v.

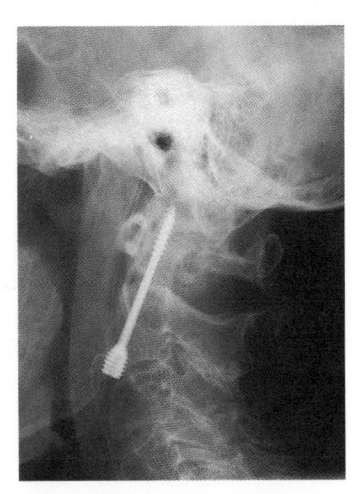

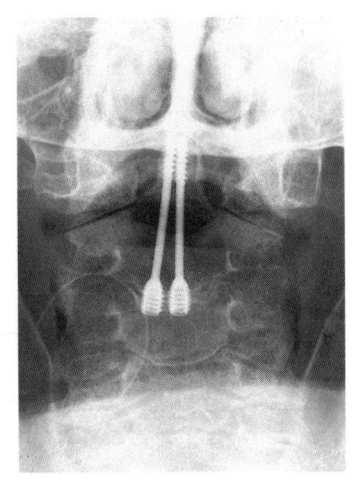

Abb. 47: **Densosteosynthese** mit Doppelgewindeschrauben (nach Knöringer)

Abb. 48: **Traumatischer Bandscheibenvorfall.** 59 J. Nach Auffahrunfall zunehmende Tetraparese und Schulterschmerzen links. Babinski bds positiv. Nach Röntgenaufnahme keine knöcherne Verletzung. T1-gewichtete KST: Medianer Bandscheibenvorfall HWK 3/4 mit Aufbruch des Subarachnoidalraumes und Kompression des Rückenmarks.

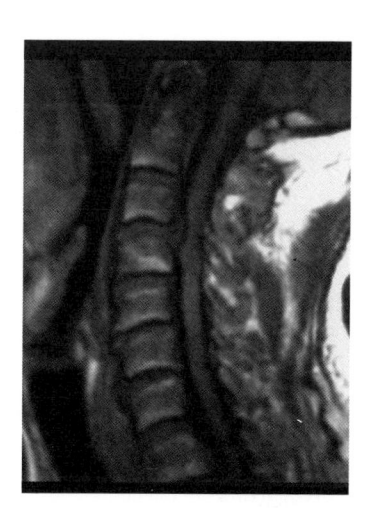

7.3.2 HWS-Frakturen und Luxationen

Bei **Wirbelkörperfrakturen** kommt es zu verschieden starker Verschiebung der Fragmente. Es besteht immer eine Knochenquetschung mit Gefäßschädigung. Die Revaskularisierung und Regeneration erfolgt langsam. Die Stabilität der Wirbelkörper wird — mit oder ohne Reduktion des Frakturspaltes — in ca. 3 Wochen erreicht. Diese Stabilität der Wirbelkörperfraktur ist nicht gleichzusetzen mit der funktionellen Stabilität der Wirbelsäulenverletzung. Eine spontane Fusion der Fraktur kann in 85% der Fälle erwartet werden. Es kommt in fast allen Fällen zu paravertebraler Kallusbildung, eine vollständige Formwiederherstellung des Wirbels ist selten.

Instabile HWS-Verletzungen werden auch bei Immobilisation erst nach etwa 3 Monaten stabil. Bei einer reponierten Luxationsfraktur kann die Stabilität früher, nach etwa 6–8 Wochen, erreicht werden. Durch die Repositon wird eine anatomisch und funktionell bessere Stellung der Wirbelsäule erzielt.

Die **Reposition einer Luxationsfraktur** wird ungefährlich und sicher mittels Anlegen einer **Extensionszange** oder eines **Halo-**

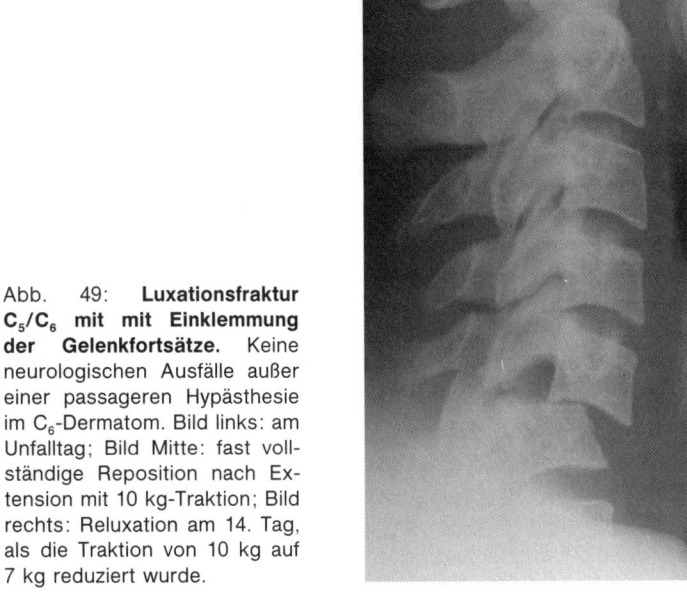

Verletzungen der Halswirbelsäule

Abb. 49: **Luxationsfraktur C_5/C_6 mit mit Einklemmung der Gelenkfortsätze.** Keine neurologischen Ausfälle außer einer passageren Hypästhesie im C_6-Dermatom. Bild links: am Unfalltag; Bild Mitte: fast vollständige Reposition nach Extension mit 10 kg-Traktion; Bild rechts: Reluxation am 14. Tag, als die Traktion von 10 kg auf 7 kg reduziert wurde.

Ringes und dosierter **Dauertraktion** erreicht. Eine manuelle Reposition ist gefährlich und sollte unterlassen werden.

Für die Extension wird gewöhnlich die Crutschfield-Klemme empfohlen. Einfacher zu handhaben sind Extensionsklemmen mit spitzen Dornen (z. B. Barton- oder Gardner-Wells-Extensionsklemme). Das Anlegen einer solchen Extensionsklemme ist ohne Bohren möglich, sie kann einfach bei Lockerung oder Änderung der Applikationsstelle wieder angepaßt werden. Die Extensionsklemme wird in Lokalanästhesie am Tuber parietale symmetrisch gefestigt. Wird die Klemme in die Linie des Gehörgangs gelegt, erfolgt ein axialer Zug auf die HWS. Um eine Fraktur oder die Gelenkfortsätze zu reponieren, ist in vielen Fällen eine Traktion in leichter Flexion der HWS notwendig (30–35 Grad). Die Extensionsklemme muß in einem solchen Fall etwas dorsal der Gehörgangslinie gelegt werden. Es ist empfehlenswert, die Traktion mit 3 kg Gewicht zu beginnen und in etwa 3stündigen Abständen mit je 1 kg zu verstärken. Bei Dens-Frakturen reicht gewöhnlich ein Gewicht von 3 kg aus.

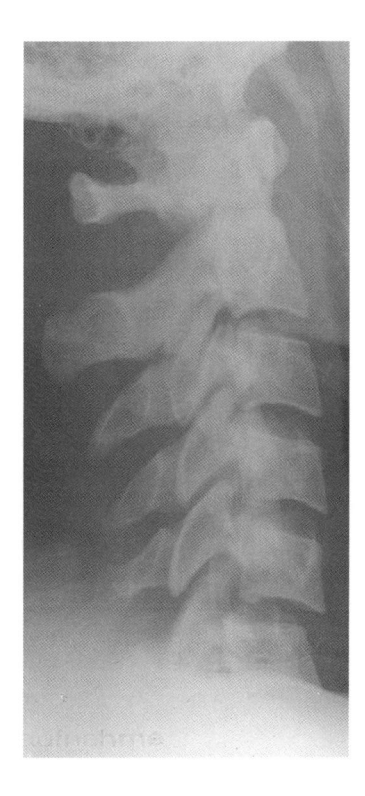

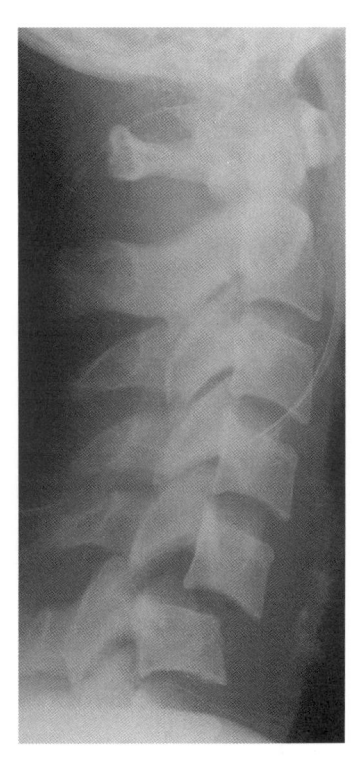

Durch seitliche Röntgenaufnahmen kann der Erfolg der Reposition kontrolliert werden. Diese wird erfahrungsgemäß innerhalb von 24 Stunden und mit einem Gewicht bis zu 10 kg erreicht. Der Patient muß in leichter Schräglage — Kopfteil des Bettes erhöht — liegen, damit er durch die Traktion nicht kopfwärts verlagert wird.

Es empfiehlt sich, den Verletzten zu sedieren (z.B. Diazepam). Nach der Reposition wird dann die Traktion in leichter Reklination der HWS fortgesetzt und das Gewicht stufenweise um insgesamt

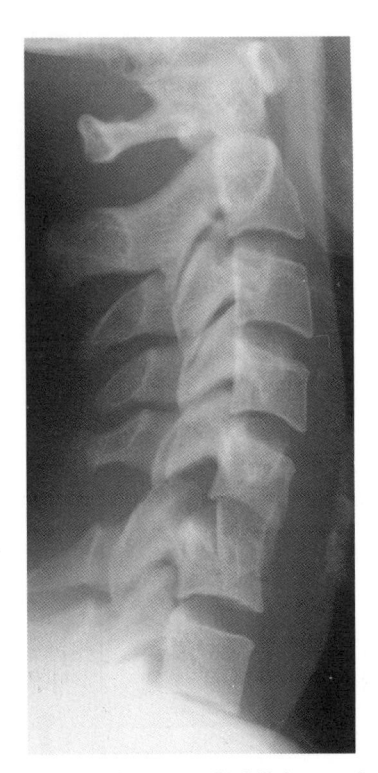

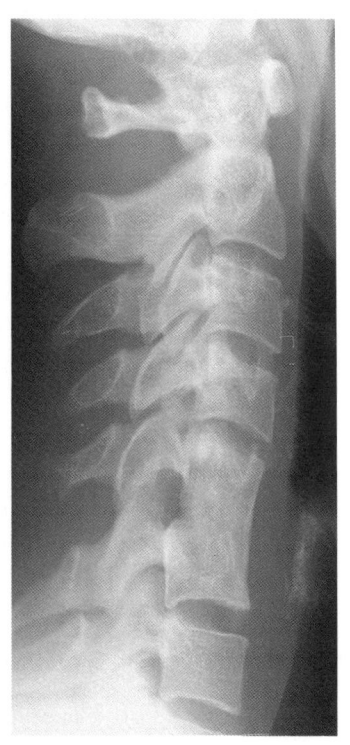

Abb. 50: **Operative Stabilisierung der Luxationsfraktur** des 5./6. Halswirbels (Pat. von Abb. 49). Linkes Bild am Tag nach der operativen Stabilisierung mit autologem Knochenspan. Rechts ein Jahr später mit vollständiger knöcherner Fusion mit Blockwirbelbildung.

3 – 4 kg verringert. Die Extensionsbehandlung bei instabilen Frakturen dauert gewöhnlich 6 – 8 Wochen.

Wird eine zufriedenstellende Reposition der Luxationsfraktur erreicht, stellt sich nach einigen Tagen bei der Mobilisierung des Verletzten die Frage der weiteren **Immobilisation der HWS.** Hier konkurrieren 2 Verfahren: Die Immobilisation der HWS durch **Halo-Weste,** die zugleich auch eine Dauerextension möglich macht, oder eine Immobilisation mittels Körper-Kopf-**Plastik-Jackett** bzw. **Minerva-Gips** (Baycast). Beide Methoden haben ihre Vorzüge und ihre Nachteile. In jedem Fall ist die Immobilisation einer instabilen Fraktur für 3 Monate erforderlich. Die konservative Behandlung von instabilen Frakturen mißlingt in mindestens 10% der Fälle, eine spätere operative Stabilisierung wird erforderlich.

Bei stabilen HWS-Frakturen genügt die Immobilisation durch eine individuell angepaßte steife Stütze, möglichst für 8 Wochen. Anschließend wird eine weiche Halskrawatte noch für 4 Wochen getragen. Krankengymnastische Übungen zur Stärkung der Halsmuskulatur (isometrisches Muskeltraining) sind während der Immobilisation und danach notwendig.

7.3.3 Operative Therapie

Die HWS-Chirurgie hat in den letzten Jahren große Fortschritte gemacht. Es sind heute Stabilisierungsoperationen mit sehr guten funktionellen Ergebnissen möglich. Die Einstellung zur operativen Behandlung von Wirbelsäulenverletzten wird weitgehend von der jeweils vertretenden Fachrichtung bestimmt.

Bei Rückenmarksverletzungen hat sich bisher weder die ventrale noch die dorsale operative Dekompression nachweisbar als nützlich erwiesen, obwohl immer wieder empfohlen. Es besteht wahrscheinlich keine absolute Indikation für eine Operation in den ersten 48 Stunden, auch nicht für eine offene Reposition und Stabilisierung einer HWS-Fraktur. In folgenden Fällen jedoch kann eine **Operation** schon **im akuten Stadium** der Verletzung notwendig und hilfreich sein:
— bei Fortschreiten oder sekundärer Entwicklung eines Querschnittsyndroms;
— bei Schuß- und anderen perforierenden Verletzungen;
— bei Zeichen einer Rückenmarkskompression infolge massiver Wirbel- oder Knochenfragment-Dislokation mit inkompletten Ausfällen;
— bei manchen Querschnittsläsionen ohne knöcherne HWS-Verletzung (z. B. Hämatomyelie, traumatischer Bandscheibenvorfall).

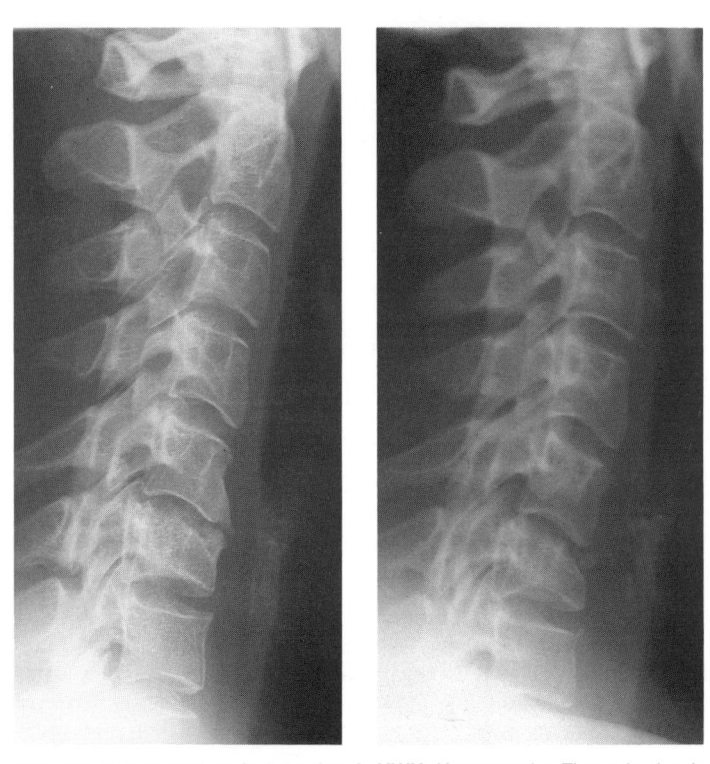

Abb. 51: **Kompressionsfraktur des 6. HWK.** Konservative Therapie durch Immobilisation mit steifer Hals-Kopfstütze für 10 Wochen. Linkes Bild am Tag der Verletzung, rechtes Bild 20 Monate nach dem Trauma.

Bei **Dens-Frakturen** mit einer Verschiebung von mehr als 6 mm ist die Wahrscheinlichkeit einer spontanen knöchernen Fusion gering. Es empfiehlt sich eine frühe operative Stabilisierung mittels Verschraubung. Dadurch wird die physiologische Beweglichkeit zwischen Atlas und Epistropheus erhalten. Verletzte über 60 Jahre sollten auch bei geringeren Densverschiebungen frühzeitig operiert werden, weil die konservative Therapie in diesen Fällen häufig zur Pseudarthrosebildung führt.

Bei **Luxationsfrakturen** unterhalb des 2. Halswirbels, die durch Traktion nicht reponiert werden können, ist eine frühzeitige operative Fusion zu empfehlen, ebenfalls bei reinen Facettenfrakturen mit Subluxation. Wird eine instabile HWS-Fraktur später als 1 Woche nach dem Trauma entdeckt, ist die operative Versorgung der Dauertraktion vorzuziehen.

Stabilisierungsoperationen der HWS werden bei **Querschnittsgelähmten** erst nach Abklingen des spinalen Schocks, also meistens nach dem 5. posttraumatischen Tag vorgenommen. Bei HWS-Frakturen ohne Rückenmarksverletzungen sind Komplikationen ebenfalls seltener, wenn nach dem 5. postoperativen Tag operiert wird.

Grundsätzlich ist es empfehlenswert, sich frühzeitig mit einer Spezialklinik in Verbindung zu setzen, um sich über Behandlung und eventuelle Verlegung der HWS-Verletzten zu beraten. Bei Rückenmarksverletzungen muß eine baldige Verlegung in ein Zentrum für Querschnittsgelähmte angestrebt werden.

Literaturhinweise

Aebi, M., J. Mohler, G. A. Zäch: Indication surgical technique and results of 100 surgically treatend fractures and fracture-dislocations of the cervical spine. Clin. Orthop. 203: 244—257 (1986)

Ahnefeld, F. W., H. Bergmann, C. Burri, W. Dick, M. Halmágyi, G. Hossli, H. J. Reulen und E. Rügheimer: Anästhesie in der Neurochirurgie. Klinische Anästhesiologie und Intensivtherapie, Bd. 27, Springer, Berlin, Heidelberg, New York, Tokyo, 1983

Ahnefeld, F. W., H. Bergmann, C. Burri, W. Dick, M. Halmágyi, G. Hossli und E. Rügheimer: Der bewußtlose Patient. Klinische Anästhesiologie und Intensivtherapie, Bd. 19, Springer, Berlin, Heidelberg, New York, Tokyo, 1979

Ahnefeld, F. W., W. Dick, J. Kilian und H.-P. Schuster (Hrsg.): Notfallmedizin. 2. Aufl. Springer Berlin, Heidelberg, New York, London, Paris, Tokio, Hongkong 1990

Althoff, B., P. Bardholm: Fracture of the odontoid prozess. A clinical and radiographic study. Acta Orthop. Scand (Suppl.) 177, 61—95 (1979)

Bakay, L. und F. E. Glasauer: Head Injury. Little, Brown and Company, Boston 1980

Blümel, G. und H. E. Diemath: Das chronische Subduralhämatom — neue Erkenntnisse in Klinik und Forschung. Schattauer, Stuttgart, New York 1987

Braakman, R., L. Penning: Injuries of the cervical spine. In: Vinken, P. J., Bruyn, G. W. (eds): Handbook of neurology, vol 25. PP 227—380, North Holland, Amsterdam 1976

Brihaye, J., P. Clarke, F. Loew, J. Overgaard, E. Pásztor, B. Pertuiset, K. Schürmann and L. Symon: Proceedings of the 6th European Congress of Neurosurgery. European Association of Neurosurgical Societies, Paris, July 15—20, 1979. Acta Neurochirurgica, Supplementum 28 (1979)

Brihaye, J., R. A. Frowein, S. Lindgren, F. Loew and G. Stroobandt: Report of the Meeting of the W. F. N. S. Neurotraumatology Committee, Brussels, 19—23 September 1975. Acta neurochirurgica 40, 181 (1978)

Brock, M. und H. Dietz (Ed.): Intracranial Pressure. Springer, Berlin, Heidelberg, New York 1972

Literaturhinweise 217

Buchholz, R.D., K.Ch. Cheung: Halo vest versus spinal fusion for cervical injury; evidens from an outcome study. J. Neurosurg 70: 884 – 892 (1989)

Bushe, K. A. und K. H. Weis (Hrsg.): Schädel-Hirntrauma. Melsunger Medizinische Mitteilungen, Bd. 54. Bibliomed, Melsungen 1982

Cervòs-Navarro, J. und R. Ferszt (Editors): Brain Edema. Pathology, Diagnosis and Therapy. Adv. Neurol. Vol. 28, Raven Press, New York 1980

Dacey, R.G. jr., H.R. Winn, R.W. Rimel and J.A. Jane (eds.): Trauma of the Central Nervous System. Raven Press, New York 1985

Darmody, W. R.: Die Versorgung des bewußtlosen Patienten. Intensivmedizin, Notfallmedizin, Anästhesiologie Bd. 24, Thieme, Stuttgart, New York 1981

Delank, H.W.: Grundriß der Unfallneurologie. Steinkopff, Darmstadt 1970

Dietz, H.: Die frontobasale Schädel-Hirnverletzung. Monographien aus dem Gesamtgebiet der Neurologie und Psychiatrie, Heft 130. Springer, Berlin 1970

Dietz, H.: Die Multicenter-Dexamethason-Studie. Internationale Neurochirurgentagung und 15. Jahrestagung der Österreichischen Gesellschaft für Neurochirurgie, 21. u. 22. 09. 1991, Salzburg

Faust, C. und E. Müller: Die Prognose und Rehabilitation des Schädel-Hirntraumas. 18. Tagung der Deutschen Gesellschaft für Hirntraumatologie und klinische Hirnpathologie 1979. Arbeit und Gesundheit. Neue Folge, Heft 94, Thieme, Stuttgart, New York 1980

Fisher, C. M.: The Neurological Examination of the Comatose Patient. Acta Neurol. Scand. 45, Suppl. 36 (1969)

Franke, K., R. R. Unger und B. Paul: Das Schädel-Hirntrauma in der Notfallpraxis. Volk und Gesundheit, Berlin 1973

Frowein, R. A.: Classification of Coma. Acta neurochir. 34, 5 (1976)

Frowein, R.A. (Editor): Cerebral Contusions, Lacerations and Hematomas. Advances in Neurotraumatology. Vol. 3, Springer, Wien, New York 1990

Ganzoni, N.: Die Schußverletzung im Krieg. Wesen, Behandlung, Prognose. Aktuelle Probleme in der Chirurgie: 21. Huber, Bern, Stuttgart, Wien 1975

Gelpke, G.J., R. Braakman, J.D.F. Habbema and J. Hilden: Comparison of outcome in two series of patients with severe head injuries. J. Neurosurg. 59, 745 (1983)

Gerstenbrand, F.: Das traumatische apallische Syndrom. Springer, Wien 1967

Gobiet, W.: Intensivtherapie nach Schädel-Hirntrauma. Springer, Berlin, Heidelberg, New York 1977

Grossman, R. and P. L. Gildenberg (Editors): Head Injury: Basic and Clinical Aspects. Seminars in Neurological Surgery, Raven Press, New York 1982

Grumme, Th.: Volon A beim Schädel-Hirn-Trauma — Ergebnisse einer deutschen und österreichischen Multicenter-Studie. Internationale Neurochirurgentagung und 15. Jahrestagung der Österreichischen Gesellschaft für Neurochirurgie, 21. u. 22. 09. 1991, Salzburg

Grote, W. und W. J. Bock (Hrsg.): Führerschein bei Hirnerkrankungen und Schädel-Hirntrauma. Thieme, Stuttgart, New York 1980

Gurdjian, E. S., J. Brihaye, J. C. Christensen, R. A. Frowein, S. Lindgren, W. Luyendijk, G. Norlén, A. K. Ommaya, I. Oprescu, A. de Vasconcellos Marques and R. P. Vigouroux: Glossary of Neurotraumatology. Supplementum 25, Acta Neurochirurgica, Springer, Wien, New York 1979

Hadley, M.N. et al: Pediatric spinal trauma. J. Neurosurg 68: 18—24 (1988)

Hadley, M.N. et al: Acut axis fractures: A review of 229 cases. J. Neurosurg 71: 642—647 (1989)

Hartel, W., F.W. Ahnefeld und Ch. Herfarth (Hrsg.): Polytrauma. Prioritäten und Behandlungstaktik. Notfall-Medizin Bd. 11, Perimed, Erlangen 1983

Hausdörfer, H.: Schädel-Hirntraumen und Enzymveränderungen. Urban u. Schwarzenberg, München, Wien, Baltimore 1977

Hayward, R.: Management of Acute Head Injuries. Blackwell, Oxford, London, Edinburgh, Melbourne 1980

Herrmann, H.-D.: Neurotraumatologie. Ed. Medizin, VCH, Weinheim, Basel, Cambridge, New York, N.Y., 1991

Hooper, R.: Patterns of Acute Head Injury. Arnold, London 1969

Jamieson, K. G.: A First Notebook of Head Injury. Second edition, Butterworths, London, Boston 1971

Jennett, B. und G. Teasdale: Management of Head Injuries. Davis, Philadelphia 1981

Kempe, L. G.: Operative Neurosurgery. Vol. 1: Cranial, Cerebral and Intracranial Vascular Disease. Springer, Berlin, Heidelberg, New York 1968

Kessel, F. K.: Die frischen Schädel-Hirnverletzungen. In: Kessel, F. K., L. Guttmann und G. Maurer: Neurotraumatologie. Band 1. Urban u. Schwarzenberg, München, Berlin, Wien 1969

Kiene, S. und J. Külz: Das Schädel-Hirntrauma im Kindesalter. Barth, Leipzig 1968

Klingler, M.: Das Schädel-Hirntrauma. Leitfaden der Diagnostik und Therapie. Thieme, Stuttgart 1968

Knöringer, P.: Operative Versorgung der Densfraktur von ventral durch Doppelgewindeschrauben. Neuroorthop. 4: 199–206 (1988)

Krauland, W.: Verletzungen der intrakraniellen Schlagadern. Springer, Berlin, Heidelberg, New York 1982

Krayenbühl, H. (Editor): Advances and Technical Standards in Neurosurgery. Vol. 1, Springer, Wien, New York 1974

Krayenbühl, H., P. E. Maspes und W. H. Sweet: Craniocerebral Trauma. Progress in Neurological Surgery, Vol. 10. Karger, Basel, New York 1981

Kretschmer, H.: Neurotraumatologie. Thieme, Stuttgart 1978

Lang, G., und R. Reding (Hrsg.): Schädel-Hirn- und Mehrfach-Verletzungen. 2. Aufl., Johann Ambrosius Barth, Leipzig 1985

Lange-Cosack, H. und G. Tepfer: Das Hirntrauma im Kindes- und Jugendalter. Springer, Berlin 1973

Lanksch, W., Th. Grumme und E. Kazner: Computed Tomography in Head Injuries. Springer, Berlin 1979

Lanz, R. und M. Rossetti: Katastrophenmedizin. Enke, Stuttgart 1980

Lewin, W. S.: The Management of Head Injuries. Williams & Wilkins, Baltimore 1966

Loew, F. und S. Wüstner: Diagnose, Behandlung und Prognose der traumatischen Hämatome des Schädelinnenraumes. Acta neurochir. Suppl. VIII, Springer, Wien 1960

Lorenz, R., H. P. Schmitt, G. Wagner und F. Amelung (Hrsg.): Neurotraumatologie. Standardisierte Nomenklatur der traumatisch bedingten Krankheiten und Schädigungen des Nervensystems. Springer Berlin, Heidelberg, New York, London, Paris, Tokio, Hongkong 1990.

Marshall, L. F. et al: Deterioration following spinal cord injury. A multicenter study. J. Neurosurg 66: 400–404 (1987)

Mc Laurin, R. L. (Manag. Edit.): Extracerebral Collections. In: Advances in Neurotraumatology, Vol. 1, Springer, 1986

Mifka, P.: Die Augensymptomatik bei der frischen Schädel-Hirnverletzung. De Gruyter, Berlin 1968

Müller, E.: Das traumatische Mittelhirnsyndrom und die Rehabilitation schwerer Schädel-Hirntraumen. Springer, Berlin, Heidelberg, New York 1982

Oestern, H.-J., H. Tscherne, J. Sturm und M. Nerlich: Klassifizierung der Verletzungsschwere. Unfallchirurg 88, 465 (1985)

Ommaya, A. K. und T. A. Gennarelli: Cerebral Concussion and Traumatic Unconsciousness. Brain 97, 633–654 (1974)

Peter, K., P. Lawin und F. Jesch: Der polytraumatisierte Patient. Intensivmedizin. Notfallmedizin, Anästhesiologie, Bd. 32, Thieme, Stuttgart, New York, 1982

Pfenninger, E.: Das Schädel-Hirn-Trauma. Anästhesiologie und Intensivmedizin: 203. Springer Berlin, Heidelberg, New York, London, Paris, Tokio 1988

Pfenninger, E. und J. Kilian: Die Oberkörper-Hochlagerung bei akutem Schädel-Hirn-Trauma. Anaesthesist 33, 115 (1984)

Plum, F. und H. B. Posner: The Diagnosis of Stupor and Coma. Edition 3. Davis Company, Philadelphia 1980

Popp, A. J., R. S. Bourke, L. R. Nelson and H. K. Kimelberg: Neural Trauma. Seminars in Neurological Surgery, Raven Press, New York 1979

Potter, J. M.: The Practical Management of Head Injuries. 3. Edition, Year Book Medical Publishers, Chicago 1974

Report on the traumatic coma data bank. Suppl. J. Neurosurg. Nov. 1991

Samii, M. and J. Brihaye: Traumatology of the Skull Base. Anatomy, Clinical and Radiological Diagnosis, Operative treatment. Springer, Berlin, Heidelberg, New York 1983

Schweiberer, L., L. T. Dambe und F. Klapp: Die Mehrfachverletzung: Schweregrad und therapeutische Richtlinien. Chirurg 49, 608 (1978)

Schwenzer, N.: Grundlagen der Kieferbruchbehandlung für Klinik und Praxis. Deutscher Ärzte-Verlag 1977

Sefrin, P. (Hrsg.): Notfalltherapie. 5. neubearbeitete u. erw. Aufl. Urban und Schwarzenberg, München, Wien, Baltimore 1991

Todorow, S.: Hirntrauma und Erlebnis. Huber, Bern 1978

Todorow, S. und A.-M. Feller: Über das Vorkommen benigner sekundärer Bewußtseinstrübung — das Einschlafsyndrom — nach Schädel-Hirn-Trauma bei Kindern. Z. Kinderchir. 36, 83 (1982)

Tönnis, W. und F. Loew: Einteilung der gedeckten Hirnschädigungen. Ärztl. Prax. 5, 13 (1953)

Tönnis, W. und J. Seiler: Erfahrungen in der Versorgung und Nachbehandlung von Schädel-Hirnverletzungen des Zweiten Weltkriegs. Arbeit und Gesundheit, Neue Folge Heft 93, Thieme, Stuttgart, New York 1980

Tscherne, H. und O. Trentz: Mehrfachverletzungen. In: Heberer, G., W. Köle und H. Tscherne (Hrsg.), Lehrbuch der Chirurgie. Springer, Berlin-Heidelberg-New York 1977

Vinken, P. J. und G. W. Bruyn: Injuries of the Brain and Skull, Part I. Handbook of Clinical Neurology, Bd. 23. North-Holland publishing Company, Amsterdam, Oxford 1975

Vinken, P. J. and G. W. Bruyn: Injuries of the Brain and Skull, Part II. Handbook of Clinical Neurology, Bd. 24. North-Holland Publishing Company, Amsterdam, Oxford 1976

Wieck, H. H.: Neurotraumatologie. Derzeitige Schwerpunkte. 8. Internationales Symposium, Erlangen. Thieme, Stuttgart, New York 1980

Zwimpfer, Th. J., M. Bernstein: Spinal cord concussion. J. Neurosurg 72: 894 – 900 (1990)

Sachverzeichnis

A

Abwehrreaktion 43, 64, 75, 79, 163
Aerozele 144
Ageusie 107
Alkalose 122
— respiratorische 84, 113
Alkohol 192
Alkoholiker 158, 192 ff.
Alkoholintoxikation 192
Amaurose 104, 105
— transitorische, kortikale 105, 180
Amnesie 26, 32, 81 – 83
— anterograde 26, 81
— kongrade 82
— retrograde 26, 82
Analgetika 118, 131
Anamnese 19
Anfälle, epileptische 34, 81, 90, 125, 140, 181
—, — Behandlung 125, 184
—, — Prophylaxe 125, 126
— fokale 34
Angiographie, zerebrale 188
—, — Hirntod 67, 69, 72
Anhidrose 97
Anisokorie 49, 56, 96, 180
Anosmie 34, 107, 108
Anoxie, zerebrale 93
Antriebsstörung 34, 38, 81
Apalliker s. Syndrom, apallisches
Aphasie 34, 83
Apnoe-Test 70
Areflexie 25, 207

Arteria basilaris 94
— cerebri media 72, 95
—, — posterior 56, 59, 94, 161
— meningia media 137, 166, 168
Aspiration 84, 109, 113, 116, 123, 173
Ataxie 34, 192
Atlasfraktur 199
Atemdepression 83, 113, 193
Atemstillstand 54, 66, 68, 83
— Prüfung 70, 86
Atemstörungen 32, 83 ff
Atmung, ataktische 53, 54, 55, 84 – 85
— eupnoische 44, 56, 83
— maschinenartige 49, 60, 84 – 85
—, — Blutgaswerte 49, 84
— oberflächliche, rasche 53, 54
— paradoxe 120
Atonie 25, 182
— der Harnblase 207
— Magen-Darm 206
Aufnahme, stationäre 130 – 131, 182 – 183
Aufwachstadium 33, 115, 118
Augenhintergrunduntersuchung 67
Augenmotorik, Störungen 44, 100 ff.
Augenmuskeln, Lähmung 102
Ausfälle, fokale neurologische 33 – 34, 131
Automatismus, oraler 63
Autoregulation, zerebrale 14, 36, 117, 122 – 123

Axon-Schäden 26
Azidose, metabolische 113, 175
— respiratorische 54, 113

B

Babinski-Zeichen 18, 33, 41, 44, 46, 49, 53, 56, 59, 80, 90, 92, 207
Bagatelltrauma 188
Bandscheibenvorfall, traumatischer 21, 211
Barbiturate s. Behandlung
Battle-Zeichen 106
Beatmung, maschinelle 84, 86, 120—121
Behandlung, konservative 115 ff., 188
— Allgemeinstation 130—131
— Barbiturate 20, 129
— hyperosmolare Infusionslösungen 127—128, 184
— Intensivstation 119—126
— Kinder 182—185
— Sofortmaßnahmen 115—119, 172
— Steroide 206, 208
Berstungsfraktur 136
Betablocker 124
Beuge-Streck-Synergismen 46, 47, 88
Beurteilung, Bewußtlosen 32
— Grundsätze 22—23
Bewußtlosigkeit s. Koma
Bewußtseinslage 18, 43, 77 ff.
Bewußtseinstrübung 31, 75 ff., 192
Biegungsbruch 137
blow-out fracture 105
Blinzel-Reflex 40, 44, 48, 63, 105
Blutalkoholprobe 192
Blutalkoholspiegel 192

Blutdruck 32, 42, 111
— hoher 49, 59, 111, 124
— labiler 63
— niedriger 27, 32, 54, 117, 124
— Hirntod 54
Blutgaswerte 49, 84
Blut-Hirn-Schranke 14, 123, 126, 128, 193
Blutstillung, temporäre 136, 172
Bluttransfusion 120
Blutung s. Hämatom
— subarachnoidale 110
Bohrlochtrepanation, exploratorische 165, 167, 168
Bradykardie 27, 111
Brillenhämatom 104
Bronchialtoilette 122, 189
Bulbi, fixierte 25, 55
— Divergenzstellung 48, 100
— Bewegungen, rhythmische 100
— schwimmende 33, 44, 100
— Schrägschiel-Stellung s. Hertwig-Magendie
Bulbusprotrusion 101, 104
Bulbus olfactorius 107
Bulldog-Reflex 64, 90

C

Carotis-Sinus cavernosus-Fistel 101, 104
Cheyne-Stokes-Atmung 43, 45, 47, 50, 83—85
Cisterna ambiens 37, 62
Cluster-Atmung 55, 85
Commotio cerebri s. Schädel-Hirnverletzung, leichte
Commotio spinalis 207
Coma grading 78
coma prolongé 63
coma vigile 63

Computer-Tomographie (CT) 34, 130, 139, 147, 154−155, 188, 204
— Indikationen 20
contre coup 14, 157
Contusio cerebri s. Hirnkontusion
coup-contre coup 14
Crutchfield-Klemme 209
Cushing-Reflex 36

D

Dehydratation 112, 183
Delirium 81
— tremens 193, 196
Dekompression, operative 170
Dekortikationshaltung 47, 63, 87, 89
s. auch Beuge-Streck-Synergismen
Densfraktur 198, 199, 211
Deviation, Augen, tonische 44, 59, 103
Deviation conjuguée 33
Dezerebrationshaltung 50, 63, 87, 91
s. auch Strecksynergismen
Diabetes insipidus 51, 112
— mellitus 51
Diaphragma
— Lähmung 207
Diplopie s. Doppelbilder
Divergenzparese 101
Divergenzstellung, Bulbi 33, 100
Doppler-Sonographie 72
Doppelbilder 101, 103
Dornröschenschlaf-Syndrom 65, 83, 182
Droh-Reflex 44, 48, 63, 105
Druck, intrakranieller 126
—,— erhöhter 35, 110, 126
—,— Messung 22, 73, 129
Durchgangs-Syndrom 32, 81

Dura mater 14, 142−143
— lyophilisierte 141, 170
Duraverletzung 14, 15, 106, 140, 142−143

E

Einklemmungssyndrom, Hirnstamm
—,— laterales (unkales) 56 ff., 89
—,— zentrales (axiales) 42 ff.
Einschlaf-Syndrom 179, 180
Elektroenzephalographie (EEG) 27, 34, 173
— Hirntod 67, 69, 71
Elektrolytstörungen 51, 109, 112
Enthirnungsstarre s. Dezerebrationshaltung
Entzugsdelir s. Delirium
Epilepsie s. Anfälle
Erbrechen 27, 107, 109, 132, 183
Erinnerungslücke s. Amnesie
Ernährung, parenterale 124
Erstuntersuchung 18 ff.
Exophthalmus s. Bulbusprotrusion
— pulsierender 105
Extensionsbehandlung, HWS-Frakturen 206, 209
Extremitätenfrakturen 175, 177
Extubation 116, 122

F

Falx 36−37
Felsenbeinfraktur 86, 103, 106, 146
Fieber 32, 48, 110
Fila olfactoria, Abriß 107, 108
Fissura-orbitalis-superior-Syndrom 101, 103
Flucht-Reflex 41, 46
Flüssigkeitszufuhr 124, 127, 183, 188

Fraktur (s. auch HWS!)
— frontobasale 108, 144—148
— klaffende 181
— laterobasale 144—148
— lineare 137, 181
— okzipitale 137, 138
— Schädelbasis 101, 103, 104, 112, 144—148, 181
— wachsende 138, 181
Frankel, Klassifikation 203
Froschmaul-Atmung 85
Fusionsschwäche s. Konvergenzschwäche

G

Galea 143
Galeahämatom s. Kopfschwartenhämatom
Gedächtnisinseln 82
Gedächtnisstörungen s. Amnesie
„Gegenhalten" 41, 43, 45, 87
Glasgow coma scale 79—80
Greif-Reflex 44, 63, 87
Grimassieren 86, 92, 202
Gyrus cinguli 37, 38
Gyrus parahippocampalis 37

H

Halo-Ring-Weste 210
„hangmen-fracture" 199
Haltungs-Reflex, pathologischer 63
Hämatom 138, 154
— epidurales 57, 59, 62, 138, 156—157, 160, 180
—,— infratentorielles 73, 109, 151
—,— Lokalisation 154, 156
— extrazerebrales 59, 156 ff.
—,— Lokalisation 156, 165, 166

— hintere Schädelgruppe s. infratentorielles
— intrakranielles 20, 138, 150 ff.
—,— Behandlung, operative 162 ff.
— intraorbitales 104
— intrazerebrales 159, 164, 188 (s. auch Kontusionsblutungen)
— subdurales 22, 158
—,— akutes 158, 160
—,— chronisches 186—188, 190, 193
Hämatomyelie 211
Hämatotympanon 106, 107
„Hände hoch!"-Reaktion 87
Harnblasen-Katheter 19, 118
Hb-Abfall 113, 120
Hemianopie 34, 105
Hemiparese 33, 44, 90
— homolaterale 58
— kontralaterale 58, 60, 88
Hemisphärenläsion 34, 44, 88
Herniation, tentorielle 38—40
—,— axiale 38, 96
—,— laterale (unkale) 37, 39, 56—61, 62
— tonsilläre 40
— zinguläre 37, 38
Hertwig-Magendie-Schrägschielstellung 51, 101
Hinterhauptsfraktur s. Fraktur, okzipitale
Hippus 100
Hirnabszeß 109, 134
Hirnatrophie 192
Hirndruckmessung s. Druck, intrakranieller
Hirndrucksteigerung s. Druck, intrakranieller
Hirndurchblutung s. Perfusion
Hirnerschütterung s. Schädel-Hirnverletzung, leichte
Hirngewebsazidose 36
Hirnkontusion 20, 21, 30 ff.

Hirnläsion
— strukturelle 16, 27
— umschriebene 34, 64, 139
Hirnmassenverschiebung 35ff., 159, 164
Hirnödem 14, 111, 126ff.
— Behandlung 136—140, 170
— CT 20
— inglobales 38, 127, 129
— perifokales 28, 127
— Prophylaxe 117, 127, 184
Hirnschädigung s. auch Hirnläsion
— primäre 16, 70, 115
— sekundäre 16, 70, 115
Hirnstammdysfunktion, Niveau 41, 90, 102, 203
Hirnstammeinklemmung 56, 127 s. auch Herniation
Hirnstammschädigung (Läsion) 30
— primäre 27, 35, 91, 92
— sekundäre 35
Hirnstamm-Kompressions-Syndrom 35ff.
— axiales 42
— laterales 42, 56ff.
— mesenzephales s. Mittelhirnsyndrom
— prodromales s. Zwischenhirnsyndrom, frühes
Hirnsubstanzdefekt 194
Hirntod, dissoziierter 65ff.
—,— Kriterien 66ff.
Horner-Syndrom 97
Hörverlust 107
Husten-Reflex 33, 48, 53
HWS-Fraktur 198ff., 208
— instabile 198, 209, 211
— stabile 198, 210
HWS-Trauma 21, 97, 110, 116, 197ff.
— Klassifikation 197—198
Hygrom, posttraumatisches 109
Hyperämie, zerebrale 129, 180

Hyperfunktion, vegetative 51, 63
Hyperglykämie 51, 80, 124
Hyperhidrosis 51, 63, 112, 193
Hyperkaliämie 113
Hyperosmolarität 128
Hyperpnoe, zentrale 36, 49, 59, 87, 113, 121
Hyperpyrexie 32, 51, 63, 100
Hypersalivation 48, 51, 63
Hypersekretion, bronchiale 51, 63
Hypertension, arterielle s. Blutdruck, erhöhter
Hyperthermie s. Hyperpyrexie
Hypertonus s. Blutdruck, erhöhter
Hyperventilation s. Hyperpnoe
Hypokapnie 113, 123
Hyponatriämie 112, 124
Hypothermie 66, 129, 183
— akzidentelle 110, 173
Hypoxie, zerebrale 36, 65, 120

I

Immobilisation, HWS 210
Impressionsfraktur 135, 159—163
Initialsyndrom, unmittelbares 25, 33
Innenohrkontusion 107
Intensivbehandlung 119ff.
Intervall, freies 17, 154, 179
Intoxikation 67, 68, 80, 100, 192
Intubation 116, 122, 138, 204, 206
— prolongierte 122
Intumescentia cervicalis 199
Ischämie, zerebrale 61, 80, 117

J

Jackson-Anfälle 34, 90
Jefferson-Fraktur 199

K

Kakosmie 107
Kalorienbedarf 113, 124, 125
Katabolismus, erhöhter 113, 124
Kauautomatismus s. Automatismus, oraler
Keilbeinfraktur 103, 146
Kernspintomographie 21–22, 158, 190, 204, 209
Klassifikation, SHV 15, 30
— Mehrfachverletzte s. Schweregrade
Klonus 207
Kollaps 63, 110, 111
Koma 25, 30, 50, 55, 62, 68, 75–77, 150, 182, 192, 197
— metabolisches 68, 80, 96
Kombinationsblutungen 159
Komplikationen, intra- und postoperative 168–169
— pulmonale 32, 189
Konfabulationen 83
Kontraktur 207
Kontusionsblutungen, intrazerebrale 27, 158, 193
— multiple 27, 164, 194
Kontusionsherde, multiple 27
Konvergenzschwäche 27, 100
Kopfschmerzen 27, 110, 131, 188
Kopfschwartenhämatom 136, 139
Kopfschwartenverletzung 134–136, 183
Kornealreflex 19, 33, 49, 68, 86, 92
Korneomandibular-Reflex 49
Korsakow-Syndrom 82
Krampfanfall s. Anfälle
Kraniotomie 165, 168–169
Krankengymnastik 125, 210
Kreislauflage 27, 111, 183
Kreislaufstillstand, zerebraler 67, 71

L

Laboruntersuchungen 19, 119, 175
Labyrinthschädigung 107, 109, 204
Lagerung 109, 115, 121
Lavage, peritoneale 19, 175
Leukozytose 113
Lippenschluß-(Orbicularis-oris-)-Reflex 63
Liquor 35, 128
— blutiger 34, 110, 144
Liquor-Drainage, äußere 170
Liquorfistel s. Liquorrhö
Liquorpunktion 34, 40
Liquorrhö 106, 108, 110, 144
s. auch Oto- u. Rhinoliquorrhö 144
— Antibiotika-Prophylaxe 145
— Tuba Eustachii 106, 146
Liquorszintigramm s. RIHSA-Szintigraphie
Lochbruch 137
Lungenödem 84
Luxation, HWS-Luxationsfraktur 198, 200, 211

M

Magensonde 48, 119
„Magnet"-Reflex 64
Mannit-Lösung s. Behandlung, hyperosmolare
„Maschinenatmung" s. Hyperpnoe, zentrale
Mehrfachverletzte 171–177
Meningismus 110
Meningitis 100, 109, 110, 144, 147
— Behandlung 147
Merkfähigkeitsstörung 32, 83, 188
Minerva-Gips 210

Miosis s. Pupillen, enge
Mittelgesichtsfraktur 104, 144
Mittelhirnsyndrom 48 ff.
— primäres 51, 91
Mittelohrverletzung 107
Mobilisation, frühe 132, 189
Monokelhämatom 104
Monoparese 33, 90
Monro-Kellie-Doktrin 35
Mortalität 53, 115, 181, 185, 189
Motorik, willkürliche
— Störungen 43, 86 ff.
— Untersuchung 18
Motorradunfall 90, 199, 204
Muskeleigenreflexe 7, 42, 66, 71, 90
Muskeltonus 180
— herabgesetzter 25, 27, 53, 55, 182
— erhöhter 43, 173, 182
Mutismus, akinetischer 63
Mydrease 56
s. auch Pupillen, weite
— primäre 96
— sekundäre 97, 165
— sympathische 93
Mydriatikum 68, 92
Myelographie 204

N

Nahtsprengung 181
Narkose 20, 119
Natrium-Retention 112
Nervus abducens 95, 103
— facialis, Lähmung 83, 103, 105
— oculomotorius 56, 93, 94, 95, 101
—,— Fasern, parasympathische 95, 102
—,— Lähmung 60, 102
— ophthalmicus 103
— opticus 103, 104, 105
— phrenicus 207
— trochlearis 103
Neurolept-Analgesie 119
Notfall-Trepanation 127, 164 ff
Nystagmus 27, 102, 107

O

Opiate 96
Opisthotonus 49, 50
s. auch Streck-Synergismen
Orbitafraktur 104, 105, 106
Orbitaspitzen-Syndrom 103
Organentnahme 67, 73
Organspender 67
Osteosynthese, primäre 177
Otoliquorrhö 106, 145

P

Palmomental-Reflex 63
Paraparese 92, 201, 203
Parasomnie 63
Paratonie s. „Gegenhalten"
Parese, zentrale 18, 33, 46
Parosmie 107
Perfusion, zerebrale 14, 36, 122—123, 189
Perfusionsdruck, zerebraler 36, 123
Perfusions-Szintigraphie 72
Perkussionstrauma 14
Pfannkuchenhämatom 20, 158
Plexus-brachialis-Läsion 90
Pneumatozephalus 108, 134, 144, 148
Pneumonie 84, 113
Poikilothermie 66, 110
Polydipsie 112
Polytrauma s. Mehrfachverletzte
Polyurie 52, 112
Ponsläsion 85, 87, 91

Potentiale, evozierte 69, 71
Priapismus 201
Primitiv-Schablone 63
Prognose 46, 48, 51, 53, 54, 61, 65, 77, 87, 151
— höhere Lebensalter 77, 185
— infauste 51, 85, 90
— Kinder 53, 77, 181
— Syndrom, apallisches 64, 65
Pseudoimpressionsfraktur 143
Psychose, symptomatische 81, 185
Ptosis 101
Puls 27, 32, 42, 111
— labiler 29, 111, 180
Pupillen 33
— enge 44, 45, 47, 93, 96
— entrundete 50, 93, 100
— reaktionslose 25, 50, 51, 53, 68
— weite, s. auch Mydriase 56, 60, 92, 154
Pupillenreaktion 19, 44, 92, 105, 193
— paradoxe 100
— konsensuelle 105
Pupillenstörungen 92 ff., 98, 99
— Läsion, Mittelhirn- 49, 98
—,— N. oculomotorius 60, 99
—,— Pons 99
—,— Tectum mesencephali 98, 100
—,— toxisch-metabolische 96, 99
—,— Zwischenhirn 98
Puppenkopfphänomen 33, 34, 41, 44, 47, 50, 102
s. auch Reflex, okulozephaler
Pyramidenbahn-Läsion 56, 88, 90, 112

Q

Quadrantenanopsie 105
Querschnitts-Lähmung, 200, 201, 213

R

Raum
— intratentorieller 40, 59
— supratentorieller 37, 40
Reanimation 93
Reanimationsphase 176
Reflex, okulokardialer 66
— okulozephaler, s. auch Puppenkopfphänomen 44, 48, 58, 68, 102
— vestibulo-okulärer 44, 45, 48, 50, 57, 102
Reifungsstufe, Gehirn 69, 182
Reizmiose 97
Relaxation 20, 68, 86, 121, 125
Reserveraum, intrakranieller 35
Rhinoliquorrhö 108, 144, 146, 181
Rigor 64
RIHSA-Szintigraphie 108, 144
Röntgen, Untersuchung 19, 119, 138, 204
Rückenmarksverletzung 22, 92, 116, 199, 206—208, 211

S

Salbengesicht 64
Saugautomatismus s. Automatismus, oraler
Saugreflex 63
Schädelbasisfraktur s. Fraktur
Schädeldachfraktur 136—138
s. auch Fraktur

Sachverzeichnis

Schädel-Hirn-Verletzung (SHV, SHT) 13
— diffuse 14
— geschlossene (gedeckte) 15, 139
— leichte 16, 25 – 27, 76, 105, 110, 130
— mittelschwere 16, 27 ff., 76
— offene 14, 133, 139, 144, 147
— penetrierende 13, 133, 152
— schwere 16, 27 ff., 76, 113, 121, 158
Schädelprellung 130
Schlaf-Wach-Rhythmus 63 – 64
Schleudertrauma, HWS 109, 199
Schmerzreaktion 41, 58, 74, 88, 202
Schnappatmung 54, 84
Schnauzreflex 63
Schock 32, 111, 118, 173, 175
— hypovolämischer 111, 117, 172, 174, 180
— spinaler 92, 207
Schußverletzung 13, 148 – 150, 153, 211
— Behandlung 149
Schweregrade, SHV 15 – 17, 76 – 78
— Mehrfachverletzte 174
Schwindel 107, 109, 132
— lageabhängiger 107
— vestibulärer 107, 109
Sedierung 20, 31, 117, 118, 184, 196
Sensibilitätsausfall, Niveau 201
Sinusverletzung 139, 141, 156, 168, 176
skew deviation s. Hertwig-Magendie-Schrägschielstellung
Somnolenz 76
Sondenernährung 124
Sonographie 19, 22, 175
Sopor 76, 179

Sorbit-Lösung s. Behandlung, hyperosmolare
Spätepilepsie 150
Spontanatmung, Beurteilung 86, 122
Sprechstörung, dysarthrische 34, 173
Stabilisierung
— HWS-Fraktur 208
— Operation 211
Stammganglien, Kontusion 30
Stauungspapille 157
Steroid s. Behandlung
Stirnhirnläsion 22, 34
Strabismus convergens 101
Strecksynergien 46, 49, 50, 58, 121, 181
— umgekehrte 87
Streßulcus, Prophylaxe 113, 125
Stupor 76, 182
— posttraumatic, in children s. Einschlaf-Syndrom
— psychoreaktiver s. Dornröschenschlaf-Syndrom
Subarachnoidalblutung s. Blutung, subarachnoidale
Subtraktions-Angiographie 72
Symptome, neurologische
—,— flüchtige 27, 33
—,— fokale 33 – 34, 139
Syndrom, apallisches 53, 62 ff., 113, 125
—,— Kinder 65, 182
— dienzephales s. Zwischenhirn-Syndrom
— mesenzephales s. Mittelhirn-Syndrom
— pontin-medulläres 53 ff.

T

Tachykardie 27, 51, 59, 111, 180
Tentorium 36–37
Tentoriumschlitz 37, 38–40, 57, 59
— Einklemmung s. Herniation, tentorielle
Tetraparese 92, 201, 203, 206
— schlaffe 92, 207
— spastische 63, 64, 207
Thoraxtrauma 121, 174
Thromboseprophylaxe 125
Tinnitus 107
„Tischtennisball"-Fraktur 181
Tomographie 204
Tonsilleneinklemmung s. Herniation, tonsilläre
Tracheotomie 122, 184
Traktion 206, 209
Translationstrauma 14, 179
Transport 61, 118, 162, 172, 177, 206
Trismus 90
Tubus
— endotrachealer 116, 183
— nasopharyngealer 115

U

Übelkeit 27, 109
Überwachung 27, 79, 196
— Allgemeinstation 130–131
Überwässerung 117, 183
Untersuchung 18 ff., 201 ff.
— Bewußtlose 41, 202
Unterkühlung s. Hypothermie

V

Ventrikelblutung 40, 153
Ventrikelpunktion 170
Verbrauchskoagulopathie 113, 177
Verlegung 118, 141, 162, 169, 172, 177
Verlauf, SHV, typischer 17–18, 80
Verlaufsdynamik 23, 78–80, 132, 162
Verletzungsmechanismus 13, 107, 179
Verwirrtheit 31, 81, 187, 188
Vigilanzstörung 75

W

Wasserretention 112
Wiederherstellung 18, 27, 46, 48, 53, 61, 77, 181, 182, 185
s. auch Prognose
Wirbel
— dislokation 211
— fraktur 208
— reposition 209
Würgereflex 33, 48, 53

Z

„Zahnrad"-Atmung 85
Ziliospinal-Reflex 41, 44, 49, 59, 97
Zungenbewegungen, rhythmische 90
Zwischenhirn-Syndrom
— frühes (prodromales) 43 ff.
— fortgeschrittenes (spätes) 46 ff.
Zyste, leptomeningeale 181